最新 臨床工学講座

医用電子工学

| 監修 | 一般社団法人
日本臨床工学技士教育施設協議会

| 編集 | 中島　章夫
　　　　福長　一義
　　　　佐藤　秀幸

医歯薬出版株式会社

【編　者】

なかじまあきお
中島章夫　杏林大学保健学部臨床工学科

ふくながかずよし
福長一義　杏林大学保健学部臨床工学科

さとうひでゆき
佐藤秀幸　国際メディカル専門学校臨床工学技士科

【執筆者および執筆分担】

なかじまあきお
中島章夫　杏林大学保健学部臨床工学科
第 1，8，9，15 章

さとうひでゆき
佐藤秀幸　国際メディカル専門学校臨床工学技士科
第 2 章

さとう　もとむ
佐藤　求　元群馬パース大学保健科学部臨床工学科
第 3 章

すがわらとしつぐ
菅原俊継　元北海道科学大学保健医療学部臨床工学科
第 4，11，12，14 章

ふくながかずよし
福長一義　杏林大学保健学部臨床工学科
第 5，6，7，10，13 章

This book is originally published in Japanese
under the title of :

SAISHIN-RINSHOKOGAKUKOZA IYODENSHIKOGAKU
(The Newest Clinical Engineering Series Study of Medical Electronics)

Editors :
NAKAJIMA, Akio et al.

NAKAJIMA, Akio
　Professor, Kyorin University

© 2025 1st ed.

ISHIYAKU PUBLISHERS, INC.
　7-10, Honkomagome 1 chome, Bunkyo-ku,
　Tokyo 113-8612, Japan

『最新臨床工学講座』の刊行にあたって

日本臨床工学技士教育施設協議会の「教科書検討委員会」では，全国の臨床工学技士教育養成施設（以下，CE養成施設）で学ぶ学生達が共通して使用できる標準教科書として，2008年から『臨床工学講座』シリーズの刊行を開始しました．シリーズ発足にあたっては，他医療系教育課程で用いられている教科書を参考にしながら，今後の臨床工学技士育成に必要，かつ教育レベルの向上を目的とした教科書作成を目指して検討を重ねました．刊行から15年が経過した現在，本シリーズは多くのCE養成施設で教科書として採用いただき，また国家試験出題の基本図書としても利用されています．

しかしながらこの間，医学・医療の発展とそれに伴う教育内容の変更により，教科書に求められる内容も変化してきました．そこでこのたび，臨床工学技士国家試験出題基準の改定〔令和3年版および令和7年版（予定）〕，臨床工学技士養成施設カリキュラム等の関係法令改正，タスク・シフト／シェアの推進に伴う業務拡大等に対応するため，『最新臨床工学講座』としてシリーズ全体をリニューアルし，さらなる質の向上・充実を図る運びとなりました．

新シリーズではその骨子として以下の3点を心がけ，臨床工学技士を目指す学生がモチベーション高く学習でき，教育者が有機的に教育できる内容を目指しました．

①前シリーズ『臨床工学講座』の骨格をベースとして受け継ぐ．
②臨床現場とのつながりをイメージできる記述を増やす．
③紙面イメージを刷新し，図表の使用によるビジュアル化，わかりやすい表現を心がけ，学生の知識定着を助ける．

医療現場において臨床工学技士に求められる必須な資質を育むための本教科書シリーズの意義を十分にお汲み取りいただき，本講座によって教育された臨床工学技士が社会に大きく羽ばたき，医療の発展の一助として活躍されることを願ってやみません．

本講座のさらなる充実のために，多くの方々からのご意見，ご叱正を賜れば幸甚です．

2024年春

日本臨床工学技士教育施設協議会　教科書検討委員会
最新臨床工学講座　編集顧問

序

　本「医用電子工学」は，電気電子の基礎を学ぶうえで，最新臨床工学講座「医用電気工学1」，「医用電気工学2」に引き続く書と位置づけられる．臨床工学技士やME技術を学ぶ者のみならず，広く電気電子工学の初学者を対象として，電子工学や電子回路の基礎を網羅できる内容としている.

　全体をアナログ回路（第1〜7章），ディジタル回路（第8〜14章），通信（第15章）の3つで構成した.

　アナログ回路の冒頭では，現代社会を成り立たせているといっても過言ではない半導体の基礎を元に，半導体のエネルギー準位の考え方などを概説することによって（第1章），半導体素子の特性の理解へとつながるよう工夫した．ダイオードやトランジスタは，素子としての基礎的な性質を理解したうえで（第2,5章），実際身のまわりで使われている回路（第3,4章）や特徴とその働き（第6,7章）について内容を掘り下げるとともに，オペアンプでは回路実験や回路シミュレーションで確認しやすいような基礎的かつ実用に即した回路例をあげ（第8章），回路動作を検証しながら理解を深められる内容とした．また電子回路素子（第9章）について概説し，身のまわりで用いられている各種半導体センサなどの特徴や応用例を理解できる内容とした．ディジタル回路では，臨床工学講座「医用情報処理工学」との重複分を精査し，0,1から始まるディジタル回路の基礎（第10章）からパルス発振回路（第14章）までの構成とした．論理回路では，各種論理ゲートを用いた回路の基礎を理解するとともに，ダイオードやトランジスタなどアナログ素子を用いた論理ゲートの働きについて理解を深めるなど，アナログ・ディジタル双方の回路を関連づけながら学べる内容とした．最後に，これらアナログやディジタルの技術を用いた通信や伝送路の仕組み（第15章）について学べる構成とした.

　工学系（電気・電子工学）では，アナログとディジタルについて別々に学習するのが一般的であるが，限られたカリキュラムのなかで医学と工学の基礎を学び，医療機器の専門家を目指す臨床工学技士やME技術者にとって，本書のようなアナログ・ディジタルのハイブリッド型教材は有効活用できると考えられる．限られた時間のなかで内容を理解する一助として，本文中の演習や例題などで予習を行い，講義や実習後に章末問題によって復習できる構成とし，巻末にその略解を示すことで，総合的な自己学習ができるよう配慮した．電子工学は電気工学と同様に，後に学ぶ医療機器（治療機器，生体計測装置や生体機能代行装置など）の原理・構造を理解し，安全に運用するのに必要となる基礎知識である．本書が少しでも読者諸氏の役に立てば，編者・著

者の喜びとするところである.

　最後に, 本最新臨床工学講座に関わった者の一人として一言述べさせていただく. 本書のみならず, 教科書を理解するには, 書かれている内容に興味を示し, 共感しなければならない, つまり, 執筆者・編者が伝えようとしている経験や知識を理解する力が求められると考える. とはいえ, 電気・電子工学の分野にて, 半導体を構成する原子の構造や, 目にみえない電流や電磁波などをどうやって経験・共感するかという問題がつきまとうのも事実である. したがって, 書かれている文章や内容から類推したり (疑似体験), 模擬したり (シミュレーション) して, それを自己の経験とする, つまり頭のなかで一生懸命に想像力を働かせることによって経験を生み出すことが必要であり, この経験が将来臨床工学技士として役立つ「工学的センス」につながると考えている.

　浅学のため厳密さを欠く表現や不測の誤りも多々あろうと思われるが, 大方のご批判やご指導をいただければ幸いである.

2025年2月

中　島　章　夫
福　長　一　義
佐　藤　秀　幸

最新臨床工学講座　医用電子工学
CONTENTS

「最新臨床工学講座」の刊行にあたって ……………………………………………… iii
序 ……………………………………………………………………………………………… v

第1章　半導体とは　　　　　　　　　　　　　　　　　　　　　　　1

1　半導体のはじまり ……………………………………………………………… 1
2　物質の構造と半導体 …………………………………………………………… 2
3　半導体の物質とその構造 ……………………………………………………… 5
4　n型半導体とp型半導体 ……………………………………………………… 10

第2章　ダイオード　　　　　　　　　　　　　　　　　　　　　　13

1　ダイオードの構造と図記号 ………………………………………………… 13
2　ダイオードの静特性 ………………………………………………………… 14
3　ダイオードの整流作用 ……………………………………………………… 16
4　定電圧ダイオード（ツェナーダイオード）……………………………… 19
　　章末問題 ………………………………………………………………… 20

第3章　整流平滑回路　　　　　　　　　　　　　　　　　　　　　21

1　整流回路 ……………………………………………………………………… 21
　　1．半波整流回路 …………………………………………………………… 21
　　2．全波整流回路 …………………………………………………………… 22
2　平滑化回路 …………………………………………………………………… 24
　　1．平滑化回路 ……………………………………………………………… 24
　　2．リップル率 ……………………………………………………………… 25
　　章末問題 ………………………………………………………………… 27

vii

第4章　波形整形回路 　29

1　微分回路 ……………………………………………………………… 29
2　積分回路 ……………………………………………………………… 30
3　クランプ回路 ………………………………………………………… 31
4　リミッタ回路 ………………………………………………………… 34
5　クリッパ回路 ………………………………………………………… 36
　　🎓 章末問題 ………………………………………………………… 38

第5章　トランジスタの基礎 　41

1　空乏層，拡散電流，ドリフト電流 ………………………………… 41
2　バイポーラトランジスタの基礎 …………………………………… 43
3　電界効果トランジスタの基礎 ……………………………………… 44
4　トランジスタの図記号 ……………………………………………… 46
5　トランジスタの特徴 ………………………………………………… 48
　　1．バイポーラトランジスタとユニポーラトランジスタ ………… 48
　　2．電流制御と電圧制御 …………………………………………… 48
　　3．デプレッション型とエンハンスメント型 …………………… 48
6　増幅度 ………………………………………………………………… 49
　　🎓 章末問題 ………………………………………………………… 50

第6章　バイポーラトランジスタ 　51

1　静特性 ………………………………………………………………… 51
　　1．入力特性 ………………………………………………………… 51
　　2．電流伝達特性 …………………………………………………… 51
　　3．出力特性 ………………………………………………………… 53
　　4．定電流特性 ……………………………………………………… 54
2　絶対最大定格 ………………………………………………………… 54
3　バイポーラトランジスタの基本回路 ……………………………… 55
　　1．トランジスタ回路解析のための簡単化ルール ……………… 55
　　2．エミッタ接地回路 ……………………………………………… 56

3. コレクタ接地回路（エミッタフォロア回路） ……………………… 56
　　4. ベース接地回路 …………………………………………………………… 57

4　信号増幅回路 …………………………………………………………………… 59

5　インピーダンス変換回路 ……………………………………………………… 69

6　その他の応用回路 ……………………………………………………………… 70

7　電力増幅回路 …………………………………………………………………… 74
　　1. A級シングル電力増幅回路 …………………………………………… 74
　　2. B級プッシュプル電力増幅回路 ……………………………………… 75
　　　📖 章末問題 ……………………………………………………………………… 78

第7章　電界効果トランジスタ　　79

1　接合形FET ……………………………………………………………………… 79
　　1. 伝達特性と出力特性 …………………………………………………… 80
　　2. 応用回路 …………………………………………………………………… 82

2　MOSFET ………………………………………………………………………… 85
　　1. 伝達特性と出力特性 …………………………………………………… 86
　　2. 応用回路 …………………………………………………………………… 87
　　　📖 章末問題 ……………………………………………………………………… 90

第8章　オペアンプ　　91

1　オペアンプとは ………………………………………………………………… 91

2　オペアンプの性質と基本動作 ………………………………………………… 93
　　1. オペアンプでできること ……………………………………………… 93
　　2. オペアンプの特徴 ……………………………………………………… 93

3　オペアンプの規格と種類 ……………………………………………………… 95
　　1. オペアンプの絶対最大定格 …………………………………………… 96
　　2. オペアンプの電気的特性 ……………………………………………… 96
　　3. オペアンプの種類 ……………………………………………………… 101

4　基本増幅回路 …………………………………………………………………… 102
　　1. 反転増幅回路 …………………………………………………………… 102
　　2. 非反転増幅回路 ………………………………………………………… 105
　　3. ボルテージフォロワ …………………………………………………… 107

5 応用回路 ·· 109

    1. 積分回路 ·· 109

    2. 微分回路 ·· 112

    3. 差動増幅回路 ·· 115

    4. 加算回路 ·· 117

    5. 比較回路 ·· 118

    6. 負帰還増幅回路の周波数特性 ····················· 120

    🎓 章末問題 ·· 122

第9章　電子回路部品・半導体センサ　　123

1 発光ダイオード（LED） ··································· 123

2 受光素子 ··· 125

    1. フォトダイオード（フォトトランジスタ） ····· 125

    2. 光導電セル（CdS セル） ······························ 127

3 三端子レギュレータ ·· 128

4 圧力センサ ·· 129

5 振動センサ，加速度センサ ······························ 130

6 温度センサ（サーミスタ，熱電対） ··················· 131

第10章　ディジタルの基礎　　133

1 ディジタル ·· 133

    1. ディジタル表示 ··· 133

    2. さまざまなディジタル ································ 134

    3. ディジタル信号 ··· 134

2 二進法 ·· 136

    1. 二進数 ·· 136

    2. 桁の重み ·· 136

    3. n 進法 ·· 136

    🎓 章末問題 ·· 138

第11章　論理回路　139

1　論理回路と論理代数 ……………………………………… 139
  1. 2値信号処理と真理値表 ……………………………… 139
  2. 論理代数の定理 ………………………………………… 140

2　論理ゲート …………………………………………………… 142
  1. ANDゲート ……………………………………………… 142
  2. ORゲート ………………………………………………… 143
  3. NOTゲート ……………………………………………… 144
  4. NANDゲート …………………………………………… 145
  5. NORゲート ……………………………………………… 145
  6. Ex-ORゲート（排他的論理和） ……………………… 146

3　論理式の簡単化 …………………………………………… 146
  1. 論理代数による簡単化 ………………………………… 147
  2. カルノー図による簡単化 ……………………………… 147
  3. ベン図による簡単化 …………………………………… 152
  4. 簡単化の指標 …………………………………………… 153

4　いろいろな論理回路 ……………………………………… 154
  1. 半加算回路 ……………………………………………… 154
  2. 全加算回路 ……………………………………………… 155
  3. 一致回路 ………………………………………………… 157
     🎓 章末問題 …………………………………………… 158

第12章　カウンタ回路　159

1　双安定回路 ………………………………………………… 159

2　フリップフロップ …………………………………………… 160
  1. RSフリップフロップ …………………………………… 160
  2. JKフリップフロップ …………………………………… 161
  3. Dフリップフロップ …………………………………… 164
  4. Tフリップフロップ …………………………………… 165

3　2^n進カウンタ …………………………………………… 166

4　n進カウンタ ………………………………………………… 168
     🎓 章末問題 …………………………………………… 169

第13章 AD変換，DA変換 171

1 AD変換 172
1. 標本化 172
2. 量子化 174
3. 符号化 175
4. AD変換器 175

2 DA変換 179
1. 復号化と補間 179
2. 低域通過フィルタ 179
3. アパーチャ効果 180
4. DA変換器 180

章末問題 181

第14章 パルス発振回路 183

1 パルスとは 183
2 発振とは 184
3 発振回路 186
1. LC発振回路 186
2. 水晶発振回路 187
4 マルチバイブレータとは 189
1. 無安定マルチバイブレータ 190
2. 単安定マルチバイブレータ 191
3. 双安定マルチバイブレータ 193

章末問題 194

第15章 通信 195

1 通信とは 195
2 電気通信の手段と歴史 195
3 変調・復調とは 200
1. 変調方式の種類 202
2. アナログ変調方式 202
3. 振幅変調の仕組み 203

4. 周波数変調の仕組み ……………………………………………………… 207
　　5. 変調回路 ………………………………………………… 211
　　6. 復調回路 ………………………………………………… 212
　　7. ディジタル変調方式 ……………………………………… 216
　　8. パルス変調方式 …………………………………………… 217

4　伝送路 ……………………………………………………… 220

5　保健医療分野における通信の応用 ……………………… 224

　　　🎓 章末問題 ………………………………………………… 227

付録　　　　　　　　　　　　　　　　　　　　　　　　　229

1　電気・電子に関する単位（物理量）と図記号 ………… 229

2　電気通信の歴史 …………………………………………… 232

3　電波の利用形態 …………………………………………… 233

4　令和3年版臨床工学技士国家試験出題基準（医用電気電子工学）
　　…………………………………………………………………… 235

　　　🎓 章末問題 解答 ………………………………………… 237

索引 ……………………………………………………………… 251

【最新臨床工学講座　編集顧問】
菊地　　眞（医療機器センター）
篠原一彦（東京工科大学）
守本祐司（防衛医科大学校）
中島章夫（杏林大学）
福田　　誠（近畿大学）
堀　　純也（岡山理科大学）
浅井孝夫（順天堂大学）

第1章 半導体とは

1 半導体のはじまり

半導体（semiconductor）は，19世紀後半に無線電信の**検波器**として半導体結晶である**方鉛鉱**（図1-1）が使用されるようになったのが最初といわれている．20世紀前半に真空管（図1-2）が実用化されると，検波器としての半導体結晶は利用されなくなった．しかし，第二次世界大戦中に実用化されたレーダは，非常に高い周波数を用いていたため小さな目標を検出することができず，小さな鉱石検波器の方が適していることから鉱石検波器が見直されるようになった．

第二次世界大戦中に，レーダの性能を改良するために米国のAT&Tベル研究所でレーダの検波器として**ゲルマニウム**半導体ダイオードが1939年に発明され，さらに第二次世界大戦後の1948年に，AT&Tベル研究所のウィリアム・ショックレーらのグループにより，半導体を使用したトランジスタが発明された．この初期型トランジスタの構造は，ゲルマニウムに細い針を接触させた**点接触型トランジスタ**といわれるものであった．半導体から作られるトランジスタは，**真空管**と同じように電気信号を増幅する素子で，世界の産業を支えているもっとも重要な素子といっても過言ではない．

トランジスタは，その後**電界効果トランジスタ**へと発展し，1958年

keyword
方鉛鉱（PbS）
鉛を主成分とした鉱石で，「インジウム（元素記号In・原子番号49番）」とよばれている銀白色の金属を副産物として取り出すことができる．インジウムは電気を通しにくい性質だが，半導体の整流効果（電流を一方にだけよく通す性質）をもつことが発見された．初期のラジオ受信機では，方鉛鉱の結晶表面に細い金属線をわずかに接触させたものが用いられた．

keyword
真空管
半導体が登場するまで（1970年代）の電気電子回路における整流・変調・検波・増幅などの役割を担っていた．電極の本数により，2極は現在のダイオードと同じ整流作用，3極はトランジスタと同じく電流の増幅作用をもつ．現在日本では，真空管はほとんど製造されていないが，趣味のオーディオアンプ用などに用いられている．

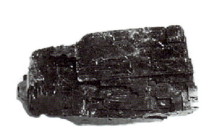

図1-1 方鉛鉱

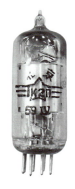

図1-2 真空管

TOPICS

トランジスタ (transistor) の語源

トランジスタの語源は,「変化する抵抗を通じての信号変換器」(transfer of a signal through a varister) を略した造語といわれている．

keyword

ムーアの法則（図1-3）

『最小部品コストに関連する集積回路におけるトランジスタの集積密度は，18〜24ヵ月ごとに倍になる』という経験則のことを指す．半導体メーカであるインテル社の創始者であるゴードン・ムーア博士が，1965年に提唱した．この法則によると，半導体の性能は指数関数的に向上していくことになるが，最近は集積密度の向上率は鈍化してきていて，むしろ『集積密度』を『性能向上』に置き換えると現在でも成立しているといわれている．ムーアの法則は観察と予測によって作られたもので，広く受け入れられてきたが，現在のIT業界ではムーアの法則は限界にきており，将来の半導体チップには当てはまらないと考えられている．

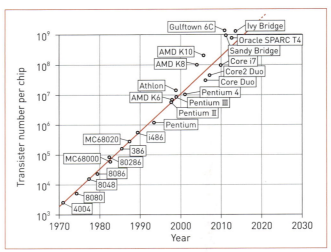

図1-3 ムーアの法則
主要な CPU におけるトランジスタ数の推移（各々初出荷時点での数）
参考）http://ja.wikipedia.org/wiki/ムーアの法則 一部改

には複数のトランジスタを小さな半導体基板上に作りこんで一つの部品に仕上げた**集積回路**（**IC**, integrated circuit）へとつながっていく．テキサス・インスツルメント社のジャック・キルビーが発明したとされるICの製造技術は驚異的な発展をとげ（図1-3），今日のコンピュータや通信機器，家電製品をはじめ多数使用されており，情報化社会を支える重要な技術として育ってきた．

2 物質の構造と半導体

　半導体という物質を理解するために，まず物質というものの基本を理解していこう．我々の身の回りにある物質は，原子や分子が集まって構成されている．この原子や分子は質量と体積をもつため，物質は必ず質量と体積をもつ．そして，構成要素と環境条件によって，**固体**，**液体**，**気体**など異なる形態を示す．

　まず，**電子**とは，物質を構成する**素粒子**の一つである（図1-4）．電子は負（マイナス）の電荷をもっていて，電気の根源になる物質である．**陽子**は素粒子の一つで，原子核の構成要素の一つでもあり，たとえば水素原子は1個の陽子，炭素原子は6個の陽子をもっている．陽子も電子と同じ量の電荷をもっているが，その極性は電子と反対の正（プラス）である．原子は，陽子と**中性子**で作られる原子核とその周辺にある電子

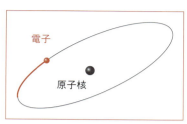

図1-4　原子モデル

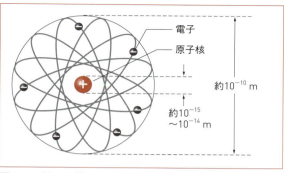

図1-5　原子の構造

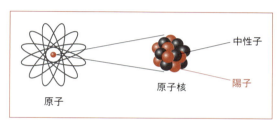

図1-6　原子核の構成

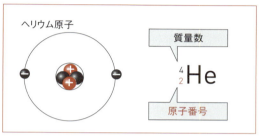

図1-7　元素の表記方法（例：ヘリウム）

によって構成される（図1-5）．原子核は原子の中心に位置する非常に小さい塊で，陽子と中性子で構成されている．中性子は陽子とほぼ同じ大きさで，通常原子核の中にある電荷をもたない粒子である（図1-6）．

原子を構成する3つの粒子（電子，陽子，中性子）の関係をまとめてみると，陽子の数と電子の数は常に等しくなっている．また，電気量は，陽子がプラスで電子がマイナスとなるが，その大きさ（1.602×10^{-19} C）は同じである．したがって，原子全体ではプラスとマイナスの電荷が打ち消しあって，ちょうど中性となっている．原子の質量の大小は，電子の重さは非常に小さいため，原子核の中の陽子の数と中性子の数の和によって決まり，これらの数の和を**質量数**とよんでいる（図1-7）．

分子とは，**共有結合**によって結合し，あるいは化学結合をせずに原子単独で存在している，まとまりをもった原子の集団である（図1-8）．通常，電気的には中性である．分子はそれぞれ固有の形をもっているため，物質としての性質に大きく影響する．

物質の状態のことを**相**という．何らかの外的要因（主に温度が変化すること）によってある相が他の相へ変化することを相転移といい，物質の状態には気体，液体，固体の3つがあり，これを**三態**という（図1-9）．

まず気体とは，原子・分子が自由かつランダムに動き回っている状態を指す．液体の状態と比べ，より自由に原子または分子が動ける状態である．液体から気体へ相転移する転移温度を**沸点**という．

物質の構造と半導体

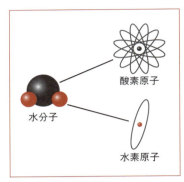

図1-8　分子モデル

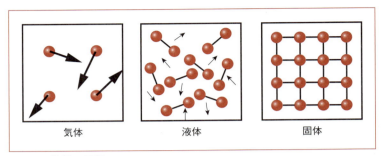

図1-9　物質の三態

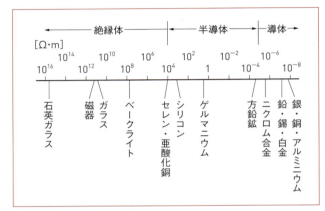

図1-10　各種物質の抵抗率

電気の通しやすさ
医用電気工学2「第5章　電流と抵抗」参照.

　次に液体とは，物質内の原子（分子）の結合する力が，熱振動よりも弱くなり，原子（分子）が一部結合した状態を指す．液体状態では，原子，分子は部分的に結合していても，比較的自由かつランダムに動き回っている状態である．

　最後に固体とは，物質内の原子（分子）間の結合する力が，熱振動よりも強い状態になり，原子（分子）の大部分が完全に結合した状態を指す．

　それでは，半導体とはどのような物質だろうか．半導体とは，前述した物質の状態からみると固体になる．電気の通しやすさからみると，電気をよく通す**導体**と，電気を通さない**絶縁体**との中間にある物質（元素）のことである（図1-10）．電気をよく通す金属は導体であり，電気を伝えにくいガラスや紙などは**絶縁物**（絶縁体）とよばれている．これらに対して，半導体は導体と絶縁体の中間の抵抗率をもち，純粋な半導体は金属と比べると電気を通しにくいが，微量の不純物を入れると電気を通しやすくなる．また，温度が上がると抵抗値が減るという性質ももっている．

3 半導体の物質とその構造

　半導体は，単に抵抗率が導体と絶縁体との中間であるというだけでなく，半導体独特の性質をもつ．半導体の代表的な元素が，**シリコンやゲルマニウム**である（**図1-11**）．歴史的には先にゲルマニウムが使用されたが，現在ではシリコンが圧倒的に多く使われている．通常，珪石，石英，水晶，長石（これらはすべて SiO_2）の形で存在し，地殻中で酸素に次いで多くある元素である．

　シリコン（ケイ素）は，周期表の14族に属していて（**図1-11**），原子核の回りに合計14個の電子をもっている（**図1-12**）．原子構造において，電子が位置している（飛び回っている）場所を**電子殻**という．この電子殻は何重かに分かれていて，内側からK殻〔電子2個〕，L殻〔電子8個〕，M殻〔電子18個〕，……とよばれている．実際の電子殻は，図1-12のモデルとは異なっていて，たとえばL殻は1つの軌道ではなく，4つの小軌道（s軌道が1個，p軌道が3個）が立体的に合体している構造をとっている（**図1-13**）．小軌道の電子の収容数はすべて各々2個となるため，L殻の電子収容数は8個になる（**表1-1**）．

　電子は，原則として内側から入っていく．一番外側の電子殻にある**最外殻電子**は，**価電子**とよばれ，エネルギー準位（Tips参照）を構成する．

周期＼族	12	13	14	15	16
2		5 B ホウ素	6 C 炭素	7 N 窒素	8 O 酸素
3		13 Al アルミニウム	14 Si ケイ素	15 P リン	16 S 硫黄
4	30 Zn 亜鉛	31 Ga ガリウム	32 Ge ゲルマニウム	33 As 砒素	34 Se セレン
5	48 Cd カドミニウム	49 In インジウム	50 Sn スズ	51 Sb アンチモン	52 Te テルル
6	80 Hg 水銀	81 Tl タリウム	82 Pb 鉛	83 Bi ビスマス	84 Po ポロニウム

図1-11　半導体材料として使われるおもな元素
濃い赤色：単体で半導体として用いられる元素．
淡い赤色：化合物半導体として用いられる元素．

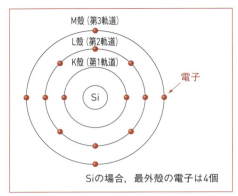

図1-12 シリコン（Si）の原子構造（ボーアの原子モデル）

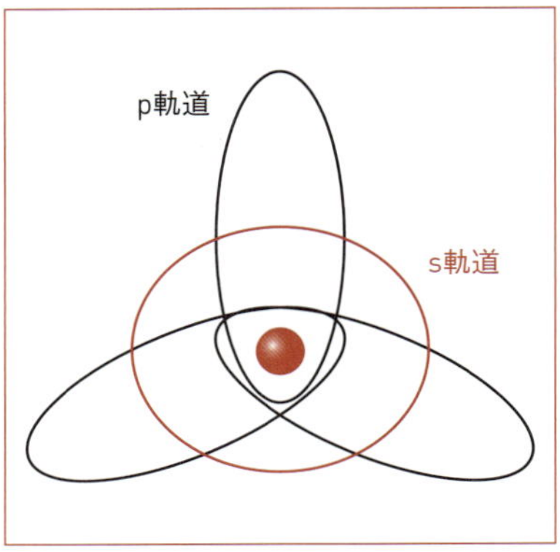

図1-13 L殻の近似電子モデル

表1-1 近似電子モデルにおける電子殻の収容数

殻番号	1	2		3		
殻名	K殻	L殻		M殻		
小軌道	1s	2s	2p	3s	3p	3d
	2	2	6	2	6	10
収容数	2	8		18		

　Siの原子構造において，原子核に近いK殻にある2つの電子は，原子核に強く引きつけられて原子核から離れることはできない．しかし，もっとも外側にある価電子は原子核との結びつきがあまり強くないため，熱や光，電界などの外部からエネルギーが加わると，この原子核との結びつきから離れて物質中を移動しはじめる．これを導体や絶縁体と比較して考えると，銅や銀などの導体（金属）の価電子は，原子核との結びつきが弱く，電子が自由に動きやすいので，わずかな電圧を加えても電流は流れる．これに対して絶縁体では，原子核と価電子との結びつきが強いので，電圧を加えても電流が流れにくい（抵抗が大きい＝絶縁）．

　純粋なシリコン（Si；ケイ素）は一定の化学成分をもっていて，原子やイオンが規則正しく配列している固体（結晶）を作っている．最外殻にある4個の価電子は原子同士の結合の手となり，これを**共有結合**という（図1-14）．共有結合の各原子は，周囲の4個のSi原子と各々1個ずつ価電子を共有しあい，あたかも8個ずつの価電子をもっているかのような状態で結合している．このような状態がもっとも安定した状態で，電子は各原子から離れて自由に動き回ることはできない．共有結合は14族に特徴的な結合で，シリコンやゲルマニウムなど，4本の手によりお互いに結合し，立体的な格子（ダイヤモンド構造）の結晶を作る（図1-15）．

エネルギー準位

2つの原子が近づくと，それら原子間に働く力（相互作用）により，準位が2つに分かれる（2つのエネルギー準位に分裂）．さらに原子が集合して固体を作ると，1本だった原子のエネルギー準位はN本に分かれ，エネルギーレベルがある幅をもち，これがエネルギーバンド（分裂した準位の最大と最小のエネルギー準位）となる．バンドの外では電子は存在できず，これを禁制帯という（図a）．電子はエネルギーの低いバンドから充足していくが，この電子が絶対零度で存在することのできる最大のエネルギーをフェルミエネルギー（E_f）という．

金属，半導体，絶縁体のエネルギーバンドの比較を図bに示した．電子は原子核に近い方から埋まっていく．たとえば，表1-2の原子のなかで，原子番号10のNeは，原子核に近いK殻に2個，次のL殻に8個入り，エネルギーの高い軌道（空帯）は存在しない．K殻とL殻の軌道は電子が充満しているので，充満帯（価電子帯）といい，電子が移動しやすいところを伝導帯という．導体の場合は，充満帯から伝導帯の間が重なっている構造となっているため，伝導帯中の電子が動き，電流が流れる（抵抗率が低い）．一方，絶縁体は，充満帯から伝導帯までの禁制帯の幅（エネルギーギャップ：E_g）が広く，電流は流れない．これら2つの物質と比較して，半導体はE_gはあるがその幅が狭いため，光や熱エネルギーなどが電子に加わると，充満帯から伝導帯へ電子が移動する．充満帯で電子が抜けた孔は，電気的にプラスを帯びており，これを正孔という．

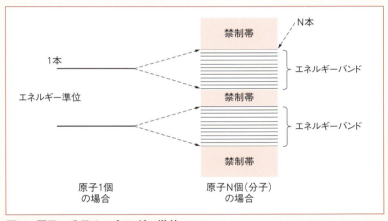

図a　原子，分子のエネルギー準位

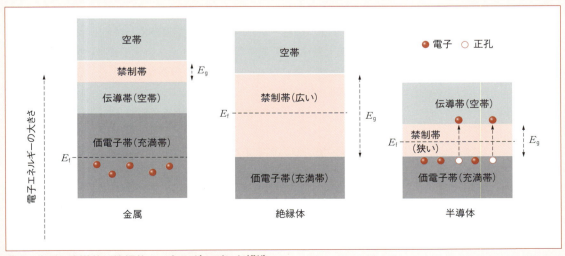

図b　金属，半導体，絶縁体のエネルギーバンド構造

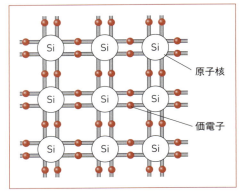

図1-14 シリコン（Si）の共有結合の概念図

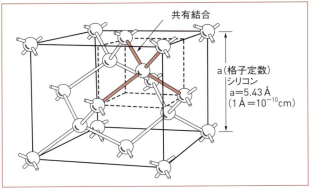

図1-15 シリコン（Si）のダイヤモンド構造

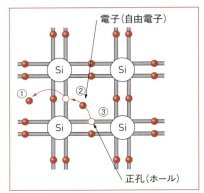

図1-16 価電子の移動

　さて，Si結晶中では電子は原子核に束縛されていて自由に動き回れないと述べたが，実際には熱や光などのエネルギーを加えることによって，価電子のエネルギーが高くなると，その価電子は結晶中に飛び出して**自由電子**となる．価電子が自由電子として飛び出したあとは，あな（ホール）になる（図1-16）．このあなは，マイナスの電子が抜けてできたため，電気的にはプラスになる．このプラスのあなのことを，**正孔（ホール）**という（図1-16中の③）．正孔はプラスのため，マイナスの電子を引き込み，電子が正孔に入ればプラスマイナスが相殺されて，正孔はなくなる．

　今，図1-16の②の価電子が飛び出して，自由電子①になったとする．この動きにより②のあなは正孔になる．ほぼ同時期に，③の価電子が飛び出したとすると，その価電子も自由電子になり，移動して②の正孔を埋めたとすると，電気的に中性となる．一方，③の価電子が抜けたあなは，正孔になる．このように，価電子が飛び出して自由電子が移動する軌跡を考えてみると，実際に移動したのは電子であるが，結果だけをみてみると，みかけ上，正孔が②から③に移動したようにみえる．結晶に

価電子とイオン

　原子の電子では，HeやNe，Arのような最外殻に電子がすべて埋まっている構造（閉殻）をもつ状態が化学的にもっとも安定している．裏返せば，他の電子配置をもつ原子は，この閉殻の電子配置になろうとしている．たとえば，生体中に存在するイオンで考えてみると，ナトリウム原子 $_{11}$Na には電子が11個存在し，その電子配置はK殻が2個，L殻が8個，M殻が1個である．そこでナトリウム原子は，価電子が0個である閉殻になろうとするために，M殻にある電子1を放出してNeと同じようになろうとする．電気的に考えると，原子からマイナスの電荷をもつ電子が放出されると，陽子のもつプラスの電荷がその分多くなり（陽イオン），ネオンと同じ電子配置をもった"1価の陽イオンであるナトリウムイオン"となる（表1-2）．

$$Na - e^- \rightarrow Na^+$$

　一方，塩素原子 $_{17}$Cl は電子が17個存在し，その電子配置はK殻が2個，L殻が8個，M殻が7個である．そこで塩素原子は，価電子が0個である閉殻になろうとするために，M殻に電子1を取り入れてArと同じようになろうとする．電気的に考えると，原子からマイナスの電荷をもつ電子が取り込まれると，電子のもつマイナスの電荷がその分多くなり（陰イオン），アルゴンと同じ電子配置をもった"1価の陰イオンである塩素イオン"となる（表1-2）．

$$Cl + e^- \rightarrow Cl^-$$

　このように，原子がどのようなイオンになるかは，原子の価電子数によって決まる．価電子別に，主な原子の性質とイオンの種類をまとめたものを表1-3に示す．濃い色の部分以外のイオンは，実際には存在しにくくなっている．

表1-2　原子の電子配置と価電子数

電子数	殻 名	K殻	L殻	M殻	価電子数
	収容数	2	8	18	
原　子	$_2$He	2			0
	$_{10}$Ne	2	8		0
	$_{11}$Na	2	8	1	1
	$_{17}$Cl	2	8	7	7
	$_{18}$Ar	2	8	8	0

表1-3　価電子別の原子の性質とイオン種類

価電子数	最外殻電子の性質	イオンの種類
1	1個捨てたい	1価の陽イオン
2	2個捨てたい	2価の陽イオン
3	3個捨てたい	3価の陽イオン
4	4個欲しい	4価の陽イオン・陰イオン
5	3個欲しい	3価の陰イオン
6	2個欲しい	2価の陰イオン
7	1個欲しい	1価の陰イオン
0	安定している	なりにくい

電界を加えた場合，電子は電界とは逆方向へ移動するため，正孔は電子とは逆に電界の方向へ移動することになる．プラスの電荷をもった正孔が移動することになるので，これに伴い電流も生じることになる（これを正孔電流ともよぶ）．

このように，自由電子や正孔は，電流を流す担い手（運び屋）となるので，自由電子や正孔のことを**キャリア**とよぶ．シリコンのような純粋な結晶構造をもった半導体を**真性半導体**（または元素半導体）とよぶ．真性半導体にもキャリアは存在するが，非常に数が少ないのでほとんど電流を流すことができず，絶縁体に近い性質をもっている．

4 ｜ ｎ型半導体とｐ型半導体

2節で述べたように，物質は電気を通すか通さないかによって，導体，半導体，絶縁体に分類される．半導体は電気を通す導体や電気を通さない絶縁体に対して，それらの中間的な性質を示す物質で，周囲の電界や温度によって電気的特性が敏感に変化する性質をもつことを学んだ．また前節で述べたように，まったく不純物を含まない純粋な半導体を真性半導体といい，電気的には絶縁体に近い性質をもっている．この真性半導体に対して，ある特定の不純物をごく少量添加（ドーピング）した場合，そのときの条件（不純物の種類と量や温度）によって特異な性質を示す半導体が作られ，これを**不純物半導体**とよぶ．不純物として加える元素の種類によって，**ｎ型半導体**と**ｐ型半導体**があり，電気を流す仕組みが異なる（図1-17）．

Si結晶を作るときに，不純物として5個の価電子をもった元素，たとえば**ヒ素**（As）を添加すると，Si原子が共有結合で配置される位置に，As原子が入り込む（図1-17(a)）．このとき，5個の価電子のうち4個は周囲のSi原子と共有されるが，残る1個の電子は，共有する相手がいないため，(a)の①のように結晶中で宙ぶらりんな状態となる．このような電子は，外部からの熱や光，電界などのエネルギーが加わると，容易にAs原子から離れて結晶中へ飛び出していくことができる．この電子が，電気伝導を生じさせる自由電子となる．つまり，ごくわずかのAsをSiに加えることによって，電流が流れやすい状態になるのである．

この場合，マイナスの電荷（negative charge）をもった電子が電気伝導を担うキャリアとなって生じるため，ｎ型半導体とよぶ．結晶をｎ型にする不純物を**ドナー**とよび，ヒ素（As）の他，**リン**（P）や**アンチモン**（Sb）などの5価の価電子をもった原子からなる物質が用いられる（図1-17）．

10　第1章　半導体とは

	n型半導体	p型半導体
不純物の種類	ヒ素（As），リン（P），アンチモン（Sb）	インジウム（In），ガリウム（Ga），アルミニウム（Al）
価電子の数	5	3
呼び名	ドナー	アクセプタ
構造	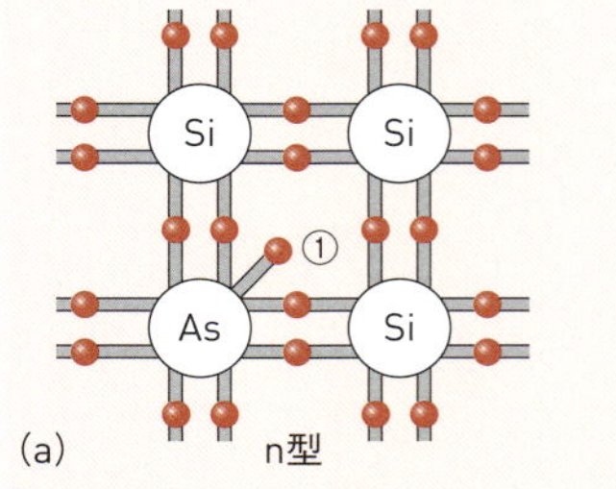 (a) n型	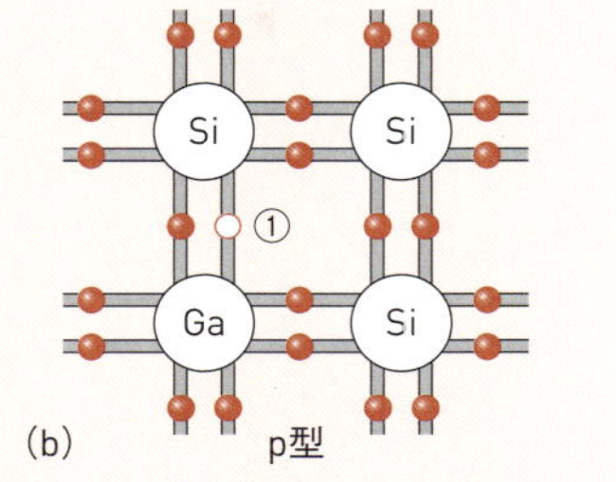 (b) p型
エネルギーバンド構造	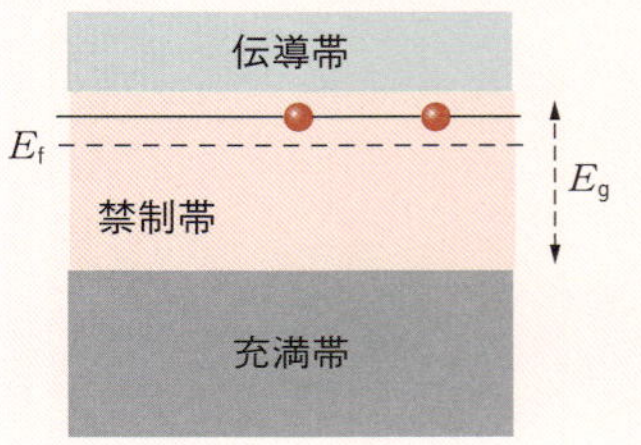	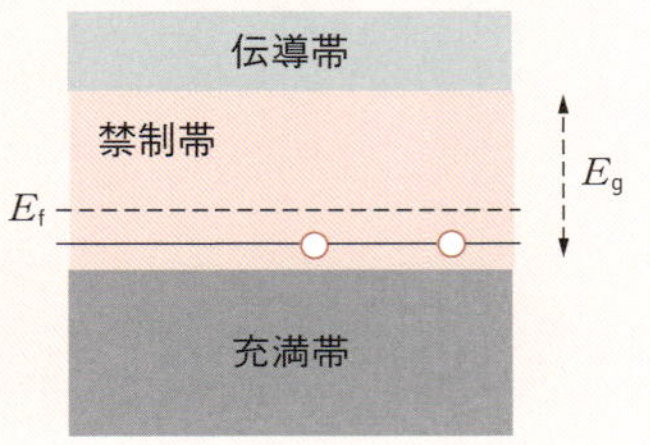

禁制帯の幅（E_g[eV]）

Ge	0.785
Si	1.206
GaAs	1.53
InAs	0.35
GaP	2.32
InP	1.29
GaN	3.4

図1-17　n型半導体とp型半導体

　一方，3価の価電子をもつ元素，たとえば**インジウム**（In）を不純物として添加した場合の結晶は，**図1-17(b)** のようになる．先ほどのn型半導体の結晶と同じように考えてみると，3価の価電子をもつ不純物原子は，周囲の4個のSi原子と完全な結合ができない（→電子が1個足りず，共有結合の手が1つ余った状態）．したがって，この不純物原子のまわりは，はじめから電気的にプラスの状態となっており，正孔が1つあることになる．この正孔には近くの結合部分の電子が容易に移動できる状態なので，正孔がSi結晶中の他の結合部分まで移動して，また別の正孔を作ることになる．**図1-16** でも説明したように，結晶内に電子の欠落した部分ができ，電子の移動方向と反対方向にプラスの電荷をもった正孔が自由に動き回るようにみえる．つまり，ごくわずかのInをSiに加えることによって，あたかも正の電荷をもった正孔が移動して電流が流れやすい状態になるのである．この場合，正孔（positive hole）が電気伝導を担うキャリアとなるので，p型半導体とよぶ．結晶をp型にする不純物を**アクセプタ**とよび，インジウム（In）の他，**ホウ素**（B）や**アルミニウム**（Al），**ガリウム**（Ga）などの3価の価電子をもった原子からなる物質が用いられる（**図1-17(b)**）．

　このように，5価や3価の元素を加えることによって作られる不純物半導体であるn型半導体やp型半導体は，真性半導体に比べて電流は流

れるようになるが，これだけでは半導体としての特徴が出せない．これらn型半導体やp型半導体を組み合わせて使用することによって半導体固有の特徴が生まれ，ダイオードやトランジスタとよばれるものになる．これらダイオードやトランジスタの特徴や動作原理については，次章以降で解説される．

第2章 ダイオード

1 ダイオードの構造と図記号

　p型半導体とn型半導体を接合し，それぞれの領域に電極端子を接続した電子デバイスを**pn接合ダイオード**，または単にダイオードという．4価の半導体構成原子中に不純物原子として**3価原子（アクセプタ）**および**5価原子（ドナー）**を混入した直後，接合境界では拡散現象により移動してきた正孔（ホール）と自由電子の**再結合**（正孔内に自由電子が入り込み，キャリアが消滅して価電子に戻ること）が生ずる（図2-1(a)）．その結果，接合面付近にはキャリアの存在しない領域ができ，この領域を**空乏層**とよぶ．空乏層は電気的な壁としてpn接合間に存在し，それぞれの半導体領域からのキャリアの移動を妨げる．結果，pn接合は図2-1(b)のような構造で結晶化する．ダイオードは，この電気的な壁である空乏層を外部電圧によって取り除いたり広げたりすることで，接合間のキャリアの移動を制御する**整流素子**である．

　ダイオードには用途によってさまざまな種類が存在するが，一般的な整流素子としての図記号は，図2-2のように描かれる．矢印の示す方向（図2-2中，左から右）を**順方向**とよび，半導体領域のp型からn型方向を示している．それと反対の方向（図2-2中，右から左）を**逆方向**とよぶ．ダイオードは，順方向に電流をよく流し，逆方向には電流をほとんど流さない．p型半導体側に接続される電極端子を**アノード**（anode），n型

keyword

空乏層

不純物を含む4価原子内でキャリアの再結合が起こると，3価で電気的中性なアクセプタ原子がマイナスイオン化し，5価で電気的中性なドナー原子はプラスイオン化する．そのため空乏層内に内部電界が生じ，キャリアの移動を妨げることになる．

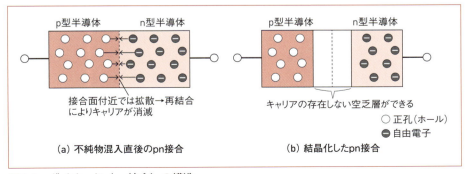

図2-1　ダイオード（pn接合）の構造

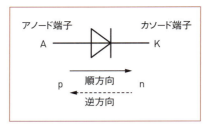

図2-2　ダイオードの図記号

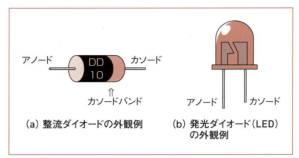

図2-3　ダイオードの外観例

半導体側に接続される電極端子を**カソード**（cathode）とよぶ．カソードよりもアノードの電位が高くなるように電圧を加えることを**順方向バイアス**といい，加わる電圧を**順方向電圧**，流れる電流を**順方向電流**とよぶ．反対に，カソードが高電位になるように電圧を加えることを**逆方向バイアス**といい，加わる電圧を**逆方向電圧**，流れる電流を**逆方向電流**とよぶ．ダイオード動作において，電圧を加える方向が大変重要なため，図2-3のように素子の外観上でも区別できるような配慮がなされている（カソードバンドが記されたり，電極端子の長さに差がある）．

2　ダイオードの静特性

　ダイオードに直流電圧源を接続し，電圧を印加するとどうなるだろうか．まずは図2-4(a)のように順方向バイアスとなるような状態を考える．p型半導体中の正孔は正電荷として振舞い電源の正極に反発し，p側からn側に向かって移動する．n型半導体中の自由電子は負電荷であり，電源の負極と反発し，n側からp側に向かって移動する．pn接合面には空乏層が電気的な壁として存在しているが，順方向の電圧は空乏層を縮小・消滅させる方向の電圧なので，隔たれていたそれぞれの領域からの**多数キャリア**（p型半導体内の正孔，n型半導体内の自由電子）の

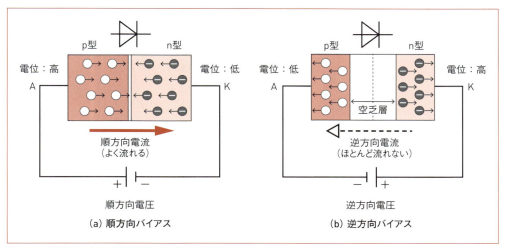

図2-4 順方向バイアス，逆方向バイアス

他方への移動が容易となる．正孔と自由電子は移動の途中で再結合し，キャリアが消滅するが，電源の正極からは正孔が，負極からは自由電子が常に供給され，電源が接続されている間はpn接合間で絶えず多数キャリアの循環が行われる．ダイオード全体でみると，この多数キャリアの移動によりアノードからカソード方向に順方向電流が流れることになる．

次に，図2-4(b)のように逆方向バイアスを考えてみる．p型半導体内の正孔は電源の負極に引き寄せられ，n型半導体内の自由電子は電源の正極に引き寄せられるため，pn接合間での多数キャリアの移動が生じない．逆方向電圧は空乏層の幅を増大させる方向の電圧であり，ダイオード全体でみたときに，カソードからアノード方向には電流がほとんど流れない．"ほとんど流れない"と表現したが，実際には少数キャリア（p型半導体内の自由電子，n型半導体内の正孔）の移動に伴うごくわずかな電流（nA～数μA程度の微弱電流）が流れる．

図2-5に一般的なダイオードの**静特性**（電流−電圧特性）を示す．これは，順方向バイアス，および逆方向バイアス印加時に流れる電流の変化をグラフ化したものである．グラフの第1象限が順方向特性であり，順方向電圧がある一定の電圧（図中V_F）に達するまでは電流がほとんど流れず，V_Fを境に順方向電流が急激によく流れる状態を示している．順方向電流を流すためには，pn接合面にできた空乏層を外部電界により取り除く必要があり，そのために必要な電圧がV_Fといえる．シリコンを母材としたダイオードでは，その値は0.6～0.7 V付近となるが，ダイオードを構成する半導体材料や混入した不純物の濃度などによってV_Fの値は異なってくる．V_Fより大きな電圧領域では，電流量は指数関数的に増大する．

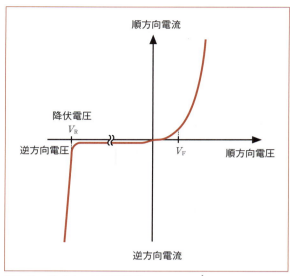

図2-5　ダイオードの静特性

keyword
降伏現象（ブレークダウン）
降伏現象は，逆方向への高電界エネルギーにより電子が加速され，原子に衝突を繰り返すことで大量キャリアが発生するなだれ降伏（アバランシェ降伏）と，不純物濃度が高いpn接合でp型中の価電子が空乏層を通り抜けてn型領域に侵入することでキャリアが生じるツェナー降伏（トンネル効果）のいずれかの関与によって起こる．

　図2-5の第3象限が逆方向特性である．前述のとおり，逆方向電圧の増加に伴い空乏層幅が増大するため，逆方向電流はほとんど流れない．しかし，ある逆方向電圧 V_R をこえると急激に逆方向電流が流れることになる．この現象を**降伏現象（ブレークダウン）**とよび，降伏現象を起こす逆方向電圧のことを**降伏電圧**とよぶ．一般的な整流を目的とするダイオードにおいてこの現象は望ましい特性ではないため，整流用ダイオードの降伏電圧は数十Vや100Vをこえるオーダーのものが使用される．この降伏現象を積極的に利用するダイオードは**ツェナーダイオード（定電圧ダイオード）**とよばれる（4節参照）．

3　ダイオードの整流作用

　ダイオードの**整流作用**は電子デバイスとして広く利用されており，とくに交流を直流に変換するために重要な役割を果たす．ここでは整流方式のもっとも基本的な**半波整流方式**の仕組みについて説明する．なお，実際のダイオードの電気特性例は図2-5に示したが，ダイオードを用いた回路の動作は**理想的な整流特性（理想ダイオード）**を仮定して解析していくことが多いため，本節においてもそれを用いて説明する．理想ダイオードは順方向電圧0V以上で完全に導通し，順方向電流をいくらでも流すことができる導線と等価なものとして扱う．言い換えると，**順方向抵抗値が0Ω**，またはスイッチONの状態とみなせる（図2-6(a)）．

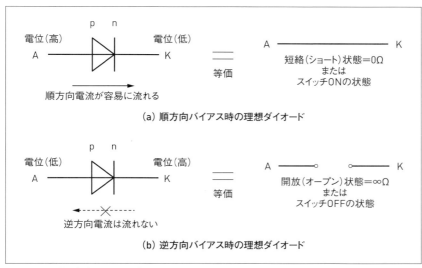

図2-6 理想ダイオードの考え方

逆方向電圧の印加時にはその大きさによらず，完全に非導通な状態で逆方向電流がまったく流れない断線状態と等価なものとして扱う．こちらは，**逆方向抵抗値が無限大**，またはスイッチOFFの状態とみなせる（図2-6(b)）．

図2-7(a)は**半波整流回路**とよばれ，入力として加えた交流信号（図中v_i）の正極性部分のみが出力（図中v_o）として現れる回路である．

入力の極性が正のとき，ダイオードには順方向電圧が加わり導線状態となる（図2-7(b)）．この間は入力電圧v_iの変化と負荷Rに応じた順方向電流i（次式）が図に示す方向に流れ，オームの法則に基づく出力電圧v_oを得る．

$$i = \frac{v_i}{R}[\text{A}]$$
$$v_o = R \times i = R \times \frac{v_i}{R} = v_i[\text{V}]$$

結局のところ，順方向バイアス時はダイオードが導線化している期間であると考えると，入力電圧v_iがすべて出力に加わることになる．

入力の極性が負のとき，ダイオードには逆方向電圧が加わり断線状態となる（図2-7(c)）．この間は回路が断線しているため電流（$i=0$）が流れず，出力電圧も0Vとなる．

$$i = 0\text{A}$$
$$v_o = R \times i = R \times 0 = 0\text{V}$$

負荷Rにおける出力電圧はあくまで0Vであるが，入力電圧v_iは断線しているダイオードに対して逆方向電圧として加わっている期間であり，ダイオードの端子間電圧を観測すれば，図2-7(g)のような波形が加わっていることも確認できる．

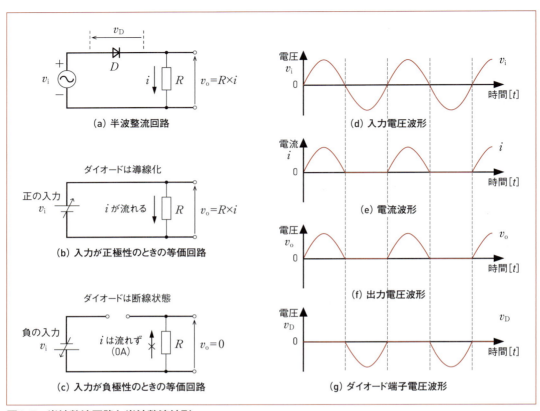

図2-7 半波整流回路と半波整流波形

　交流電圧の正・負極性の切り替わりに応じてダイオードへの順方向・逆方向電圧も切り替わるため，出力電圧波形として図2-7(f)のように入力電圧波形の正極性のみが切り出された**半波整流波形**を得ることができる．このように，ダイオードを1つ用いることでも交流の極性を整えることができ，少なからず交流を直流に近づけることができる．交流の全成分を整流する効率的な整流方式である**全波整流方式**，および整流後の波形をより直流に近づけるための平滑化の仕組みについては次章にて詳しく説明する．

4 定電圧ダイオード（ツェナーダイオード）

　図2-5でも示した通り，逆方向特性において降伏現象が生ずる．現象のメカニズムはやや複雑であるが，**ツェナーダイオード**（図2-8）は，この降伏現象を積極的に利用するダイオードである．通常のダイオードよりもpn接合内に混入されている不純物濃度が高く，数V程度の低い逆方向電圧領域でも降伏現象が起こるように調整されている．降伏現象を起こす境界電圧を**降伏電圧**または**ツェナー電圧**とよぶ．逆方向電圧がツェナー電圧をこえる領域では，ツェナーダイオードの端子電圧はほぼ一定値に保たれ，大きな逆方向電流が流せる状態となる（図2-9）．理想的な整流ダイオードが順方向バイアス時に導線化するように，理想的なツェナーダイオードはツェナー電圧（一定）を自身の端子電圧として確保しつつ，逆方向に導線化する状態と等価といえる．一定電圧を保つ電気特性から，ツェナーダイオードのことを**定電圧ダイオード**ともよぶ．

　ただし，実際にはダイオードを破壊しないよう逆方向電流の最大許容値が定められているため，その範囲内で一定電圧が保持されるように使用する必要がある．実用的な用途として，交流-直流変換を目的とした電源回路の最終段階でトランジスタなどと組み合わせた定電圧安定化回路内で用いられ，一定の直流レベルを保持するための役割を担う．

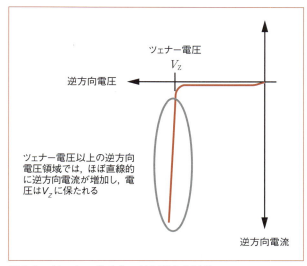

図2-8　ツェナーダイオードの図記号　　図2-9　ツェナーダイオードの逆方向特性

📖 章末問題

問題1 次の回路の出力電圧波形を描け．ただし，ダイオードは理想的とし，入力は実効値100V，周波数50Hzの正弦波交流である．

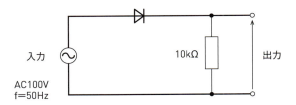

問題2 ツェナー電圧6Vの理想的なツェナーダイオードを用いた次の回路に流れる電流 I [mA] を求めよ．

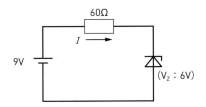

(解答は237頁)

第3章 整流平滑回路

　交流電圧から直流電圧を作ることを考えてみる．多くの電気器具の動作に必要なのは直流であるが，送電の仕組みを考えた場合は変圧器を使用できる交流の方が有利なので，実際の電源は，交流で送られてきた電気から，変圧→整流→平滑化→定電圧化→安定化という段階を経て直流を得ることになる（図3-1）．本章では，**整流**と**平滑化**を説明する．

1　整流回路

1. 半波整流回路

　わが国の商用交流の周波数は東日本で50 Hz，西日本で60 Hzであり，1秒間に数十回，正負が入れ替わっている．そのような電源を使い，最終的に変動しない一定電圧を作りたい．その（変圧の後の）第一段階として交流の正の部分だけを取り出すのが**整流回路**である．

　図3-2(a)に，ダイオードを1個だけ使用した**半波整流回路**を示した．

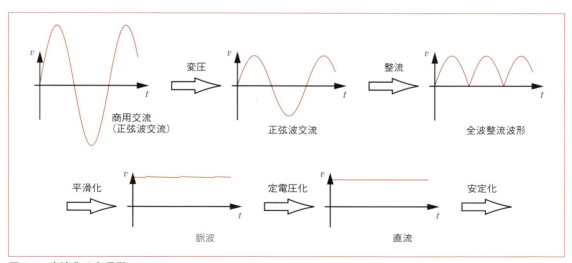

図3-1　直流化の各段階
正弦波交流から整流回路，平滑化回路，定電圧化回路を経て直流電圧になるまで．なお，実用上は定電圧化の後に安定化回路を使うことでようやく直流電源として使えるようになる．

整流回路　　21

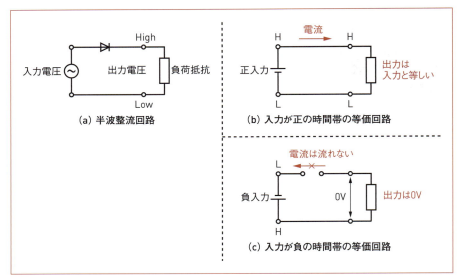

図3-2 半波整流回路とその動作

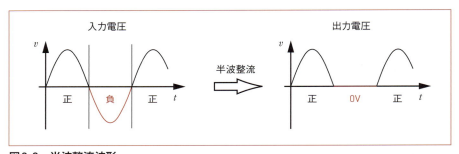

図3-3 半波整流波形
図3-2の(b),(c)に対応して，出力電圧が入力電圧と等しい時間帯と出力電圧が0Vになる時間帯が交互になる．

　　　　どのように整流ができるのかみるために，図3-2(b)には入力が正の時間帯を，図3-2(c)には入力が負の時間帯の回路の動作状況を示した．電源が正の時間帯はダイオードが導通し，入力電圧がそのまま出力電圧となる（順方向の電圧降下が0Vという理想的なダイオードを考えている）．逆に，電源が負の時間帯は電流が流れず，出力電圧は0Vとなっている．もちろん0Vの時間帯は電源装置として働いていないわけだが，「ともかく負電圧が出力されることはなくなった」といえる．

2. 全波整流回路

　図3-4に**ダイオードブリッジ型全波整流回路**を示した．この全波整流回路は4つのダイオードを使い，2つずつの組のダイオードがセットで導通と非導通を繰り返す[注1]．出力部分を右側に描いているために名前の由来がわかりにくいかもしれないが，出力は**ホイートストンブリッジ**などと同じブリッジ部になっている．

注1
学校の実験室などを利用できる環境の読者は，発光ダイオードでこの回路を組み，1Hz程度の入力をしてみるとよいだろう．

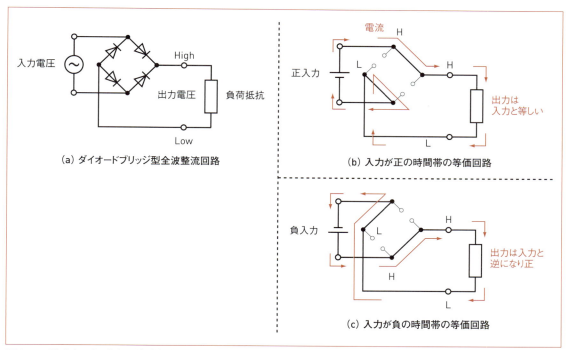

図3-4 ダイオードブリッジ型全波整流回路

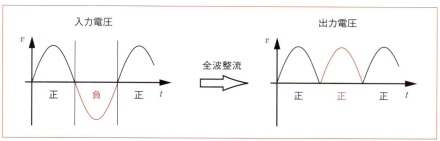

図3-5 全波整流波形
図3-4，図3-6の（b），（c）に対応して，出力電圧が入力電圧と等しい時間帯と反転している時間帯が交互になり，（ほんの一瞬を除いて）出力は常に正となる．

　半波整流回路では，いわば，負電圧の入力を利用できずに無駄にしていたが，全波整流回路では，より複雑な回路構成をとることで負電圧入力の時間帯にも正電圧の出力を得ることができる．入力電圧の正負によってダイオードの導通，非導通が変化し，電流の通るコースが変わっているのがわかるだろう．その結果，出力部では必ず一定方向に電流が流れる．ここでは負荷抵抗をつけて電流の流れ方を説明したが，もちろん，これは出力電圧が正電圧になったということである．

　図3-6に示した**中点タップ式トランス型全波整流回路**は，トランスの中点タップを利用している．余計なトランスが増えたようにみえるかもしれないが，実際には半波整流回路やダイオードブリッジ型全波整流回

整流回路　23

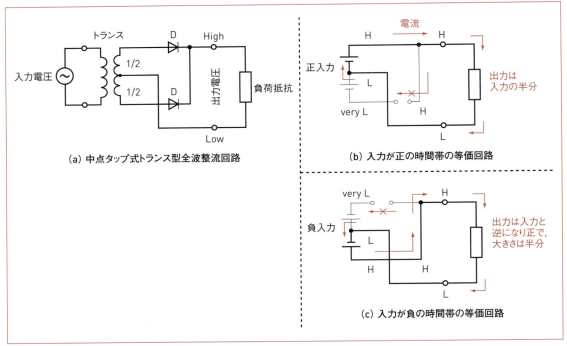

図3-6　中点タップ式トランス型全波整流回路

路も，トランスによる変圧の直後に整流回路が使われるのが普通なので，大きな違いではない．動作状況は図3-6(b)，(c)に示した通りで，二次側コイルの上半分または下半分だけが出力部につながるように切り替えが行われる．このため二次側電圧の半分だけが出力されることになるが，そもそも変圧を行っているので「電圧値が半分になってしまうデメリット」が存在するわけではない．

2　平滑化回路

1. 平滑化回路

　これまで説明した全波整流回路や半波整流回路では，出力電圧が負になることはなくなったものの，直流とは程遠い凸凹とした脈波である．より一定電圧に近い出力を得るために「キャパシタの充放電には時間がかかる」ことを利用したのが**整流平滑化回路**である（図3-7(a)）（説明の都合上，半波整流からの平滑化回路を描いたが，もちろん全波整流から平滑化を行う方が効率はよい）．

　図3-7(a)の回路の場合，入力電圧が正方向で大きな電圧になっている時間帯（図3-7(b)）ではダイオードは導通し，キャパシタへの充電

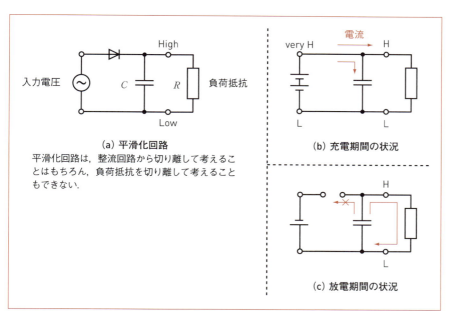

図3-7 平滑化回路（半波整流の場合）

は**非常に速やかに**行われる．したがって，キャパシタ電圧すなわち出力電圧は入力電圧の最大値まで上がる．

ところが，図3-7(c)のように入力電圧が負の時間帯（または正であってもキャパシタ電圧よりも低い時間帯）においては，キャパシタは放電をしたいのだが，ダイオードを通っての放電はできない（放電方向はダイオードにとって逆方向電圧となるため）．その結果，キャパシタの放電は負荷抵抗を通って行われるので「非常に速やか」には行われず，時定数 $\tau = CR$ を目安とする時間がかかってしまう．

ここで，時定数 τ が入力電圧の周期より十分に長いなら，放電が十分に進まないうちに再び入力電圧が大きくなり充電が行われてしまう．つまり，キャパシタ電圧すなわち出力電圧がほぼ一定値のままとなる．これが平滑化である．このとき，平滑化された出力電圧は入力電圧の（実効値ではなく）最大値にほぼ一致することになる．

2. リップル率

図3-8に，τ が小さく平滑化が中途半端な出力電圧（悪い例）と，τ が十分に大きい平滑化出力電圧（良い例）を描いたが，この「平滑化の成功度合い」を表す数値として**リップル含有率**（単に**リップル率**ともいう）γ がある．

$$\gamma = \frac{V_{AC}}{V_{DC}}, \quad リップル率 = \frac{交流成分の大きさ(実効値)}{直流成分の大きさ} \quad (3\text{-}1)$$

リップルとは「さざ波」のことで，「それなりに平らに（一定値に）なっ

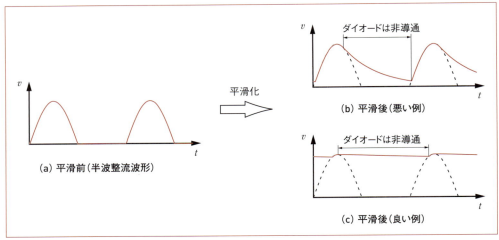

図3-8 平滑化（半波整流の場合）
(a)の半波整流波形を平滑化した場合の出力が(b)，(c)となる．
時定数が小さい回路構成の場合，(b)のように放電が速やかに行われて出力電圧が下がってしまうが，時定数を長くすれば(c)のように放電がほとんど行われず出力電圧は直流に近づく．

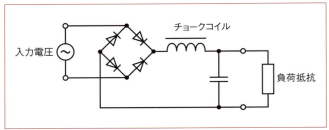

図3-9 チョークコイルを使った平滑化
全波整流からキャパシタとチョークコイルによって平滑化する回路．

てきているが，まだ小さな変動が残っている」という意味合いで使われ，リップル率が小さいほど直流に近いことを表している．たとえば，半波整流波形ではリップル率は1.21，全波整流波形ではリップル率は0.48となる[注2]．

リップル率を小さくして平滑化を進めるには，時定数が入力の周期より十分大きければよいわけだが，入力周期は前段までの機器の特性，負荷抵抗Rは後段の機器の特性であって，電源回路としてはそれらに応じて大きなキャパシタを用意することになる．

この場合，充電時間に非常に大きい電流が流れることがあり，前段の整流回路が破壊されるおそれがある．そのため，チョークコイルを入れる場合もある（図3-9）．とくにインダクタ（コイル）は元来，電流の変化を妨げる性質があるため，それ自体が平滑化に役立つ．

注2
ここで分母の「直流成分の大きさ」は電圧の平均値で定義されるので問題ないが，分子の「交流成分の大きさ」の方は「変動分の実効値」とされる場合と「変動分のピークトゥピーク値」とされる場合がある．本書では前者の立場をとる．

リップル率の理論値の導出

リップル率は，実際には理論計算で出すようなものではないが，半波整流と全波整流に関しては計算で求めることができる．

まず，一周期にわたる平均を計算し直流成分を求めると，

$$\begin{aligned} V_{DC全波} &= \frac{1}{T}\int_{0s}^{T} v_{全波}(t)\,dt \\ &= \frac{1}{2\pi}\int_{0}^{2\pi} V_{max}|\sin x|\,dx \\ &= \left(\frac{2}{\pi}\right)V_{max} \end{aligned} \quad (3\text{-}2)$$

となり，半分の時間は出力が 0 V になる半波整流では，この半分の

$$V_{DC半波} = \left(\frac{1}{\pi}\right)V_{max} \quad (3\text{-}3)$$

となる．交流成分は全体電圧から直流成分を引いた量の実効値なので，

$$\begin{aligned} V_{AC全波} &= \sqrt{\frac{1}{T}\int_{0s}^{T}(v_{全波}(t)-V_{DC全波})^2\,dt} \\ &= V_{max}\sqrt{\frac{1}{2\pi}\int_{0}^{2\pi}|\sin x|^2 - 2\cdot\left(\frac{2}{\pi}\right)\cdot|\sin x| + \left(\frac{2}{\pi}\right)^2\,dx} \\ &= \sqrt{\frac{1}{2} - \frac{4}{\pi^2}}\cdot V_{max} \end{aligned} \quad (3\text{-}4)$$

となる．同様に半波整流に関しても，

$$\begin{aligned} V_{AC半波} &= \sqrt{\frac{1}{T}\int_{0s}^{T}(v_{半波}(t)-V_{DC半波})^2\,dt} \\ &= \sqrt{\frac{1}{T}\left(\int_{0s}^{T/2}(v_{半波}(t)-V_{DC半波})^2\,dt + \int_{T/2}^{T}(0\,V-V_{DC半波})^2\,dt\right)} \\ &= \sqrt{\frac{1}{4} - \frac{1}{\pi^2}}\cdot V_{max} \end{aligned} \quad (3\text{-}5)$$

となり，これらの割り算によって概算値 1.21 や 0.48 を求めることができる．

章末問題

問題1 図3-4 (b), (c) を理想的でないダイオードで組んだ回路で確認する．ダイオードの順方向電圧を 0.7 V とするとき，下図の各部に電位，負荷抵抗の両端電位差を書き込み，非導通のダイオードに×印をせよ．

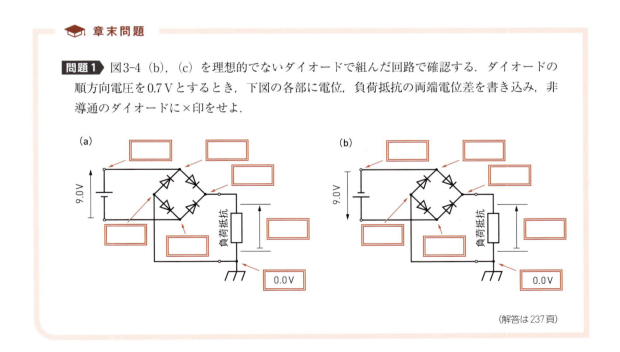

(解答は237頁)

平滑化回路

第4章 波形整形回路

さまざまな入力波形を整形して，必要とする波形をつくりだす回路を**波形整形回路**という．本章では，波形整形回路のなかで基本的な抵抗とコンデンサを用いた**積分回路**や**微分回路**，また，微分回路や積分回路を応用してつくられる**クランプ回路**や**リミッタ回路**についても学ぶ．

1 微分回路

抵抗RとコンデンサCを接続した微分回路を図4-1に示す．この回路に，矩形波（単パルス入力電圧V_iを入力したときの出力V_oについて考えてみる．

まず，入力電圧V_iは抵抗とコンデンサの各々の電圧降下の和となるので，

$$V_i = iR + \frac{1}{C}\int i\,dt \ [\text{V}] \tag{4-1}$$

となる．したがって電流iは，

$$i = \frac{V_i}{R}e^{\frac{-t}{CR}} \ [\text{A}] \tag{4-2}$$

となる．V_oはRの両端の電圧であるから，

$$V_o = iR = V_i e^{\frac{-t}{CR}} \ [\text{V}] \tag{4-3}$$

> **微分・積分回路**
> オペアンプを用いた回路（第8章オペアンプ 6．微分・積分，加算回路）や，医用電気工学2「第6章キャパシタ（コンデンサ）8．キャパシタの充放電」も参照のこと．

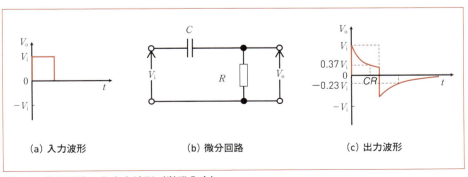

(a) 入力波形　　(b) 微分回路　　(c) 出力波形

図4-1　微分回路の入出力波形（単発入力）

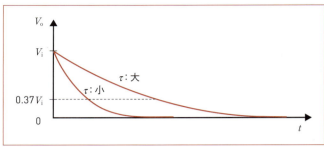

図4-2　時定数（CR）と出力電圧の関係

となる．この回路の出力波形は式（4-3）からもわかるように，時間が経過すると指数関数的に減少する．ここで，$t = CR$とすると，V_oは$V_i/e ≒ 0.37 V_i$（$e ≒ 2.7$）となる．このCR [s] のことを時定数τといい，微分回路にステップ電圧を入力したならば，出力電圧は入力開始時からτ秒経過すると元の電圧の約37％に減少する．

図4-2のように，出力電圧の時間変化はτ（CR）により決まり，τが大きいほど緩やかに減少する．つまり，急激に出力電圧を減少させたいときにはτを小さく，逆に緩やかに出力電圧を減少させたい場合にはτを大きくすればよいことになる．このように，微分回路ではτによって出力波形を制御できる．

2　積分回路

微分回路は抵抗Rの両端を出力としていたが，コンデンサCの両端を出力とする回路を積分回路という．図4-3の積分回路に，矩形波v_iを入力したときの出力V_oについて求める．

V_iおよび電流iは微分回路と同様に式（4-1），および式（4-2）となる．V_oはCの両端の電圧となることから，

$$V_o = V_i - iR = V_i\left(1 - e^{\frac{-t}{CR}}\right) \text{[V]} \tag{4-4}$$

となる．微分回路と同じように$t = CR$のとき，V_oは$V_i/(1-e) ≒ 0.63 V_i$となり，V_iの約63％となる．

式（4-4）より，この回路の出力波形は微分回路とは異なり，時間が経過すると指数関数的に増加することがわかる．積分回路も微分回路と同様に出力電圧の時間変化は時定数（$\tau = CR$）により決まり，τが大きいほど緩やかに増加する．

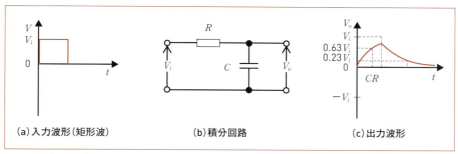

図4-3 積分回路の入出力波形（単発入力）

3 クランプ回路

微分回路の抵抗RにダイオードDを並列に接続した場合，どのような働きをする回路になるのかを考えてみる．ただしDは理想的なものとする．

まず，Dを図4-4(a)のような向きで接続した回路に，矩形波V_iを入力したときの出力V_oについて考えてみる．

この回路では，$V_i<0$の条件においてDに順方向電圧が加わる．この条件では，回路を図4-4(b)のように書き換えることができる．抵抗Rに導線（ダイオードの抵抗が0）が並列に接続されているため，抵抗に電流が流れず，V_oは0Vとなる．また，時定数はごく小さいもの（≒0s〈ゼロ秒〉）として考えることができるため，コンデンサCには瞬時に電荷が蓄えられる．

次に，$V_i≧0$のときの動作を考える．Dには逆方向電圧が加わり電流が流れないので，図4-4(c)の回路と等価な回路として考えることができる．Cに蓄えられた電荷はRを通して放電され，さらにV_iがRに加わる．ここで時定数が入力電圧V_iの周期よりも十分大きいならば，コンデンサCに蓄えられた電荷はほとんど放電されないので，V_oは$V_i+V_i=2V_i$となる．

このように，微分回路の抵抗にダイオードを並列に接続すると，出力電圧をある一定のレベルに固定することができる．このような回路を**クランプ**（Clamp）**回路**という．図4-4の回路では，0Vを基準に矩形波入力をプラス側にシフトさせた出力が得られることから，出力V_oは0V以上にクランプされたという．

次に，図4-4(a)の回路のダイオードDの向きを反転させた図4-5(a)の回路に，矩形波V_iを入力したときの出力V_oについて考える．

Dの向きが図4-4(a)の回路と反対なため，$V_i>0$のときに順方向電圧

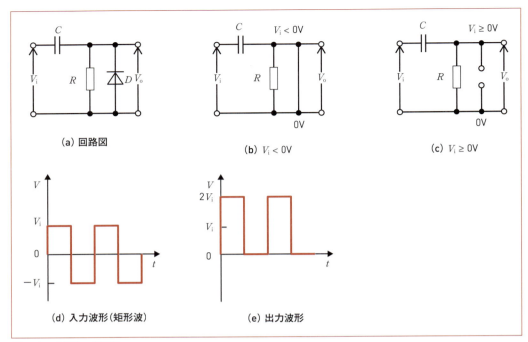

図4-4 クランプ回路

がかかり電流が流れる．これは，図4-5(b)の回路と等価な回路として考えることができる（ダイオードの抵抗は0Ω）．図4-4(b)の回路と同様に，この条件では $V_o=0\,\mathrm{V}$ となり，C には瞬時に充電される．

　$V_i \leq 0$ のとき，D に**逆方向電圧**が加わるため電流は流れず，図4-5(c)の回路と等価になる．C に蓄えられた電荷は R を通して放電され，さらに入力パルス $-V_i$ が R に加わる．ここで時定数が V_i の周期よりも十分大きいとすると，C に蓄えられた電荷はほとんど放電されず，V_o は $-V_i + (-V_i) = -2V_i$ となる．このように，図4-4(a)の回路のダイオードの向きを反転させると，出力は0V以下にクランプされる．

　次に，図4-5(a)の回路のダイオード D に直列にバイアス電源 E が接続された回路に，入力電圧 v_i を入力したときの出力 V_o について考える．

　図4-6(a)のように，E により D のカソード端子の電位がバイアスされるため，$V_i > E$ のときに D に電流が流れる．このとき，等価回路は図4-6(b)となり，C には瞬時に $V_i - E$ だけ充電される．また，V_o は E となる．

　次に，$V_i \leq E$ のとき，D に**逆方向電圧**が加わるため電流は流れず，図4-6(c)の回路と等価になる．C の電荷は抵抗 R を通して放電され，さらに $-V_i$ が R に加わる．ここで時定数が V_i の周期よりも十分大きいとすると，C はほとんど放電されず，V_o は $-V_i - (V_i - E) = -2V_i + E$ となる．

　このように，図4-5(a)の回路にバイアス電源を接続することにより，出力はバイアス電圧以下にクランプされる．

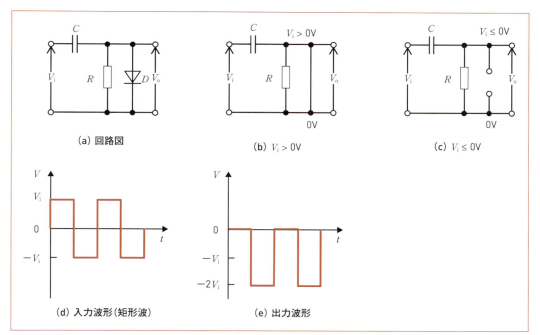

図4-5　ダイオードを反転させたクランプ回路

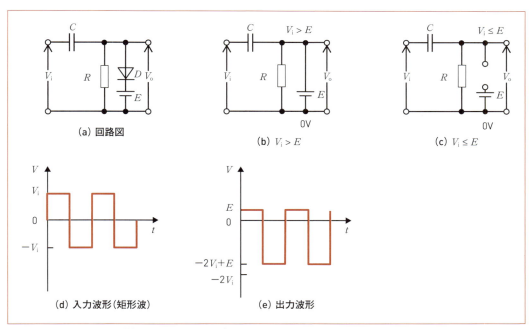

図4-6　バイアス電源が接続されたクランプ回路

クランプ回路　33

4 リミッタ回路

　抵抗R，ダイオードD，バイアス電源Eが接続された**図4-7(a)**の回路に，正弦波V_iを入力したときの出力V_oについて求める．ただし，Dは理想的なものとして扱う．

　DにはEにより**逆方向**のバイアスがかかっている．そのため，$V_i > E$のとき，Dに順方向電圧がかかり電流が流れる．このときの等価回路は**図4-7(b)**のようになり，V_oはバイアス電源Eとなる．

　逆に$V_i \leqq E$のとき，Dには逆方向電圧がかかっているため，電流が流れない．したがって，**図4-7(c)**のような等価回路で表すことができ，$V_o = V_i$となる．

　このように，ある値以上またはある値以下の波形を取り除く回路を**リミッタ**（Limit）**回路**という．この回路では，バイアス電源より大きい正弦波が取り除かれる．

　次に，図4-7(a)の回路のDとEの向きを反転させた**図4-8(a)**の回路に正弦波V_iを入力したとき，出力V_oがどのようになるのかを考える．

　図4-7(a)の回路と同様に，DにはEにより逆方向のバイアスがかかっているため，$V_i < -E$のとき，Dに順方向電圧がかかり電流が流れる．このときの等価回路は**図4-8(b)**のようになり，V_oは$-E$となる．

　逆に$V_i \geqq -E$のとき，Dには**逆方向電圧**がかかり，**図4-8(c)**のような等価回路で表すことができ，$V_o = V_i$となる．

　図4-7(a)の回路では，Eより大きいV_iが取り除かれたが，図4-8の回路のようにDとEの向きを反転させることにより，$-E$より小さいV_iが取り除かれる．

　図4-7(a)と図4-8(a)の回路が組み合わされた**図4-9(a)**の回路について考える．2つのダイオードD_1とD_2は理想的なものとする．

　2つのダイオードD_1とD_2には，それぞれバイアス電源E_1とE_2により逆方向バイアスがかかっている．$V_i > E_1$のとき，D_1には順方向電圧がかかるため電流は流れるが，D_2には逆方向電圧がかかるため電流は流れない．このときの等価回路は**図4-9(b)**のようになり，V_oはE_1となる．

　次に$V_i < -E_2$のとき，D_1には電流は流れず，D_2には電流が流れる．等価回路は**図4-9(c)**のようになり，出力V_oは$-E_2$となる．

　また，$E_1 \geqq V_i \geqq -E_2$のとき，2つのダイオードD_1とD_2にはそれぞれ逆方向電圧が加わるため，電流が流れない．したがって，**図4-9(d)**のような等価回路となり，V_oはV_iと同様の波形が現れる．

　このように，図4-7(a)と図4-8(a)の回路を組み合わせると，E_1より大きいV_iが取り除かれることに加えて，$-E_2$より小さいV_iも取り除か

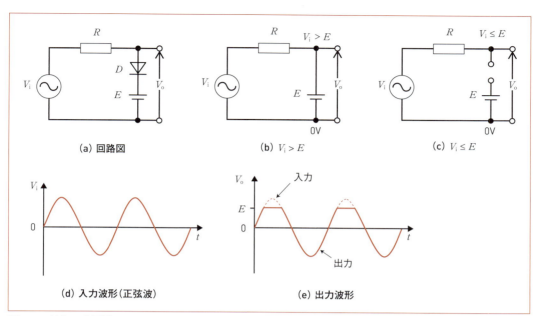

図4-7 リミッタ回路

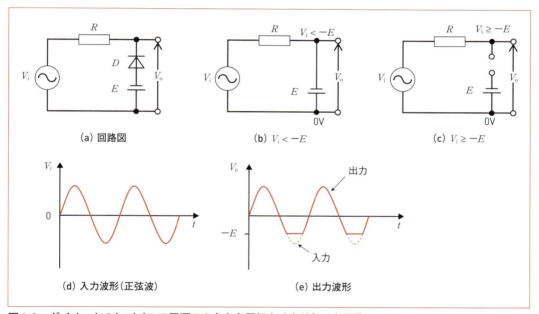

図4-8 ダイオードDとバイアス電源Eの向きを反転させたリミッタ回路

れる．すなわち，バイアス電源E_1と$-E_2$の2つの値の間の波形だけを出力する．

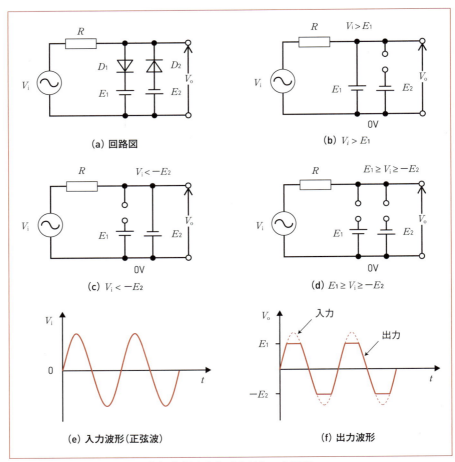

図4-9 図4-7(a)と図4-8(a)を組み合わせたリミッタ回路

5 クリッパ回路

　図4-7(a)のリミッタ回路のダイオードDの向きを反転させた図4-10(a)の回路に正弦波V_iを入力したとき，出力V_oがどのようになるのかを考える．このDも理想的なものとして扱う．

　$V_i < E$のときDに順方向電圧がかかり，図4-10(b)と等価な回路と考えることができる．このとき$V_o = E$となる．

　$V_i \geq E$のときにはDに逆方向電圧がかかるため，図4-10(c)と等価な回路と考えることができ，$V_o = V_i$となる．

　図4-7(a)の回路はある一定値（バイアス電圧E）以上の波形が取り除かれるリミッタ回路であったが，ダイオードの向きを反転させることにより，Eより大きい波形を取り出す（クリップする）回路となる．こ

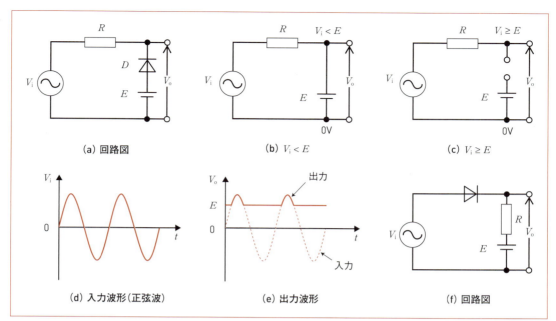

図4-10　クリッパ回路

のような働きをする回路を**クリッパ**（Clip）**回路**という．

図4-10(f)に図4-10(d)が入力された場合，$V_i > E$ のとき D には順方向電圧が加わり，D は導線として考えることができるため V_o は v_i と同様な波形となる．一方，$V_i < E$ のとき D には逆方向電圧が加わり，この回路には電流が流れないため V_o は E となり，出力波形は図4-10(e)と同様になる．

図4-8(a)の D の向きを反転させた図4-11(a)の回路について考える．$V_i > -E$ のときダイオード D に順方向電圧がかかるため，図4-11(b)と等価な回路と考えることができ，$V_o = -E$ となる．

$V_i \leq -E$ のときには D に逆方向電圧がかかり，図4-11(c)と等価な回路と考えることができ，$V_o = V_i$ となる．

このように，この回路はある一定値（バイアス電源電圧 $-E$）以下の波形を取り出すクリッパ回路であることがわかる．

図4-11(f)に図4-11(d)が入力された場合，$V_i < -E$ のとき D には順方向電圧が加わり，D は導線として考えることができるため V_o は V_i と同様な波形となる．一方，$V_i > -E$ のとき D には逆方向電圧が加わり，この回路には電流が流れないため V_o は $-E$ となり，出力波形は図4-11(e)と同様になる．

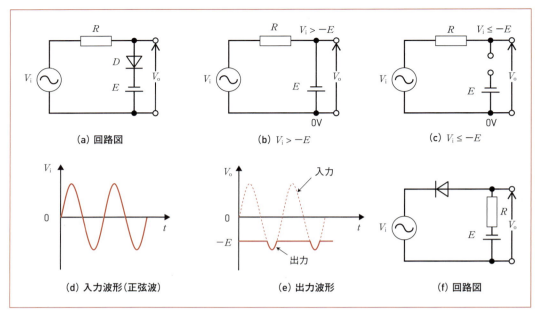

図4-11 ある一定値以下の波形を取り出すクリッパ回路

章末問題

問題1 下図の積分回路の時定数を求めよ．また，この回路に単パルス V_i が入力されたときの出力波形 V_o を描け．

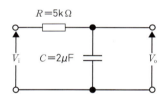
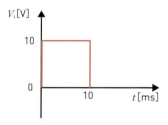

問題2 時定数が $10\,\mu s$ の微分回路に右図の単パルス V_i が入力された．このときの出力波形 V_o を描け．また，時定数が1/10，10倍になったときの出力波形 V_o はどうなるのかを描け．

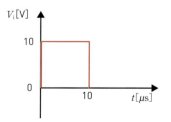

問題3 微分回路の抵抗に並列にダイオードが接続された右図の回路に基本周波数100 Hz, 5 V$_{PP}$の矩形波V_iが入力された．出力波形V_oを描け．ただし，ダイオードDは理想的なものとする．

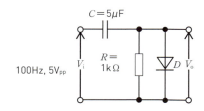

問題4 右図の回路に基本周波数1 kHz, 5 V$_{PP}$の矩形波V_iが入力された．出力波形V_oを描け．ただし，ダイオードDは理想的なものとし，バイアス電源Eの内部抵抗は無視するものとする．

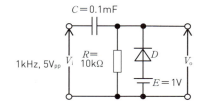

問題5 右図の回路に1 kHz, 10 V$_{PP}$の正弦波V_iを入力した．出力波形V_oを描け．ただし，ダイオードDは理想的なものとし，バイアス電源Eの内部抵抗は無視するものとする．

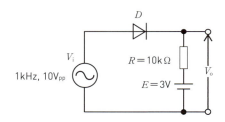

問題6 右図の回路に1 kHz, 10 V$_{PP}$の正弦波V_iを入力した．出力波形V_oを描け．ただし，ダイオードD_1, D_2は理想的なものとし，バイアス電源E_1, E_2の内部抵抗は無視するものとする．

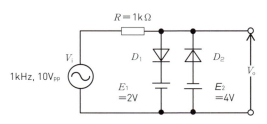

（解答は237-241頁）

クリッパ回路

第5章 トランジスタの基礎

ダイオードは，2端子間の電流の流れを一方通行にする働きがあった．これから学ぶトランジスタは3端子の半導体で，1つの端子の電圧を監視して，残りの2端子間の電流を制御する働きがある．

1 | 空乏層，拡散電流，ドリフト電流

トランジスタの働きに**空乏層**は欠かすことができない．図5-1に，pn接合と空乏層について示した．まずは，前章までを参照して理解を深めてもらいたい．**拡散電流**は，自由電子の濃度差およびホールの濃度差による電流である．**ドリフト電流**は電界による自由電子，ホールの移動である．n型の多数キャリアである自由電子は，濃度の低いp型半導体へと移動する．この電子は，p型半導体の多数キャリアであるホールと再結合する．電子を失った**ドナー**はプラスイオンとなり，電子を得た**アクセプタ**はマイナスイオンとなる．このとき，ドナーイオンからアクセプタイオンに向けて，すなわち多数キャリアの拡散を妨げる向きに電界が発生する．一連の移動がある程度進むと，pn接合近傍は再結合によりキャリアが不足し，内部電界が残る．この領域を**空乏層**とよぶ．

pn接合ダイオードは，整流器として働くことを第3章で学んだ．図5-2に示したように，整流の舞台はpn接合近傍で，役者は自由電子とホールである．ダイオード内部では，外部から与えた電界はほぼ空乏層にかかり，空乏層の幅（**電位障壁**）を変化させる．外部から順方向電圧を加えると，空乏層が薄くなる．すると，キャリアの密度勾配（距離当たりの濃度差）が大きくなり，大きな拡散電流が流れる（実線矢印）．逆方向電圧を加えると，空乏層が厚くなる．すると，少数キャリア（p型内の電子，n型内のホール）による小さなドリフト電流が流れる（点線矢印）．

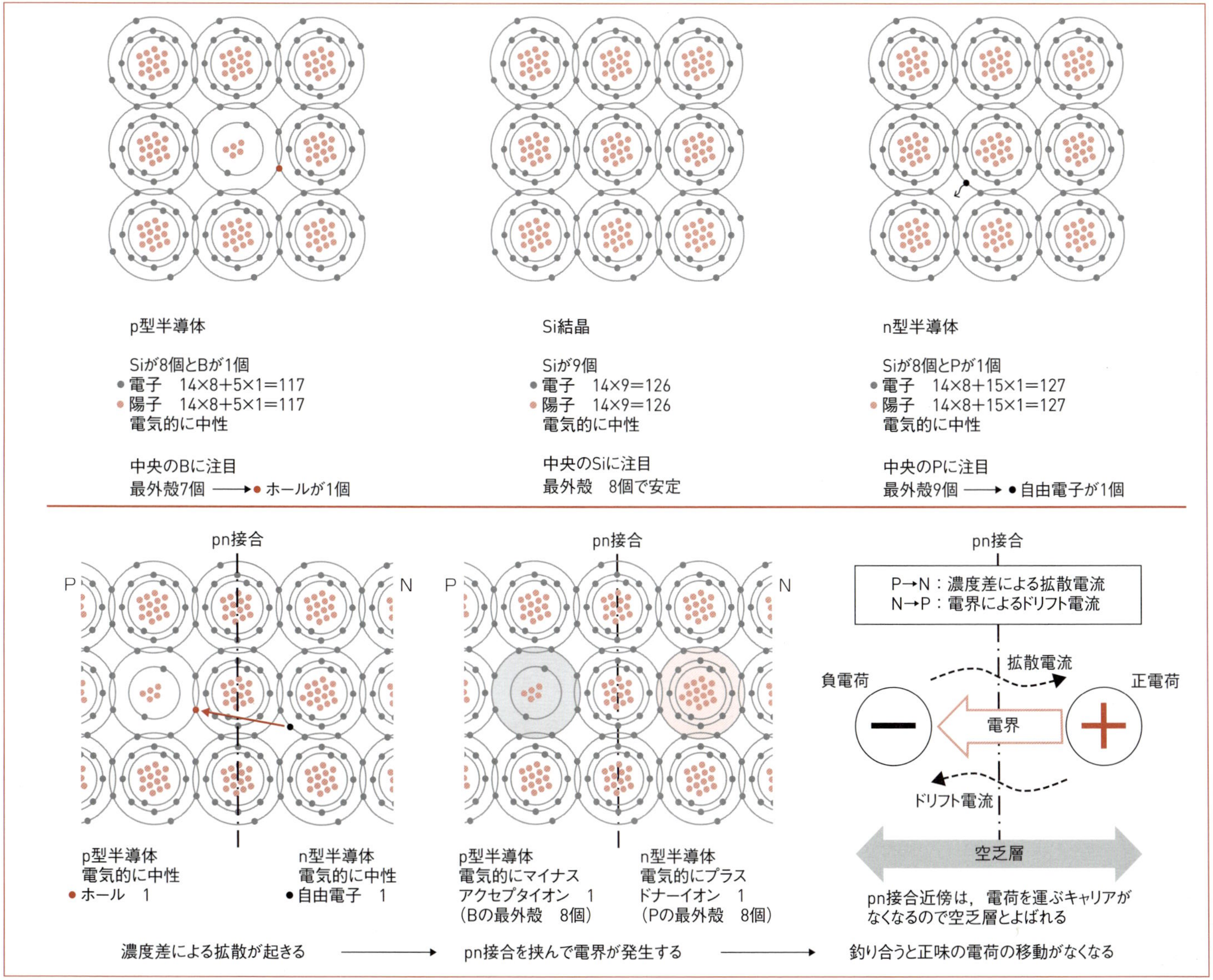
p型半導体
Siが8個とBが1個
● 電子 14×8+5×1=117
● 陽子 14×8+5×1=117
電気的に中性
中央のBに注目
最外殻7個 ──→ ● ホールが1個
Si結晶
Siが9個
● 電子 14×9=126
● 陽子 14×9=126
電気的に中性
中央のSiに注目
最外殻 8個で安定
n型半導体
Siが8個とPが1個
● 電子 14×8+15×1=127
● 陽子 14×8+15×1=127
電気的に中性
中央のPに注目
最外殻9個 ──→ ● 自由電子が1個
pn接合
P
N
p型半導体
電気的に中性
● ホール 1
n型半導体
電気的に中性
● 自由電子 1
濃度差による拡散が起きる ──→
pn接合
P
N
p型半導体
電気的にマイナス
アクセプタイオン 1
(Bの最外殻 8個)
n型半導体
電気的にプラス
ドナーイオン 1
(Pの最外殻 8個)
pn接合を挟んで電界が発生する ──→
pn接合
P→N：濃度差による拡散電流
N→P：電界によるドリフト電流
拡散電流
負電荷
正電荷
電界
ドリフト電流
空乏層
pn接合近傍は，電荷を運ぶキャリアがなくなるので空乏層とよばれる
釣り合うと正味の電荷の移動がなくなる

図5-1 空乏層

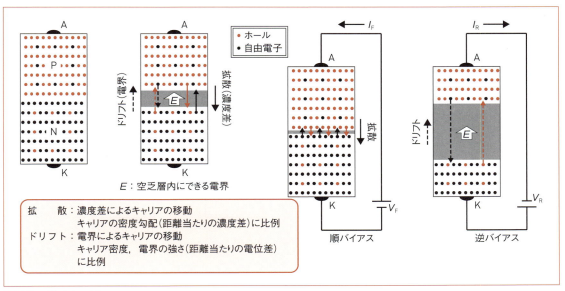

図5-2 ダイオード

2 バイポーラトランジスタの基礎

　第6章で学ぶ**バイポーラトランジスタ**（bipolar transistor）は，p型半導体とn型半導体をpnpあるいはnpnとなるように接合したものである．図5-3にnpnバイポーラトランジスタの断面模式図を示した．3つの端子はそれぞれ，**ベース**（B：base），**コレクタ**（C：collector），**エミッタ**（E：emitter）と名付けられている．中央Bのp型半導体は非常に薄く作られており，両側のn型半導体は近接している．さらに，中央の半導体は不純物濃度が低く，電流の担い手となるキャリアが少ない．図5-3(a)のように，B-C間のpn接合に逆バイアスをかけると空乏層が大きくなるが，この電界によって移動できるキャリアはほとんどないため電流は流れない．次に図5-3(b)のように，B-E間のpn接合に順バイアスをかけて空乏層を薄くすると，E内の多数キャリア（Bにとっては少数キャリア）である電子は濃度差によって中央のp型半導体へ拡散する．p型半導体が薄く作られているため，Eから入ってきた電子のほとんどは，すぐにB-C間のpn接合に広がった空乏層の電界につかまり，Cへと引き込まれる（ドリフト）．これがコレクタ電流I_Cである．また，B内に入った電子のうち，数%以下のわずかな電子はB内のホールと再結合してベース電流I_Bとなる．

　このように，2つのpn接合の空乏層を制御すると，B端子を流れる電

電流は電子の流れの反対向きである．

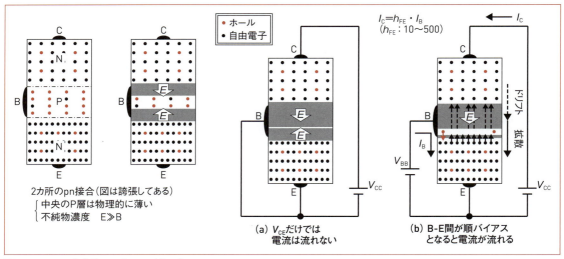

図5-3　npnバイポーラトランジスタ

流I_Bに比例（比例定数：h_{FE}）した電流I_CをC端子に流すことができる．
$$I_C = h_{FE} \cdot I_B \tag{5-1}$$

3 電界効果トランジスタの基礎

　第7章で学ぶ**電界効果トランジスタ**（**FET**：field-effect transistor）には，大別して**接合形FET**（**JFET**：junction FET）と**絶縁ゲート形FET**（**MOSFET**：metal oxide semiconductor FET）がある．
　図5-4にnチャネルJFETの断面模式図を示した．端子の名称は，**ドレイン**（D：drain），**ゲート**（G：gate），**ソース**（S：source）である．
　D-S間の電流の伝導路を**チャネル**（channel）とよぶ．また，空乏層によってチャネルが塞がれる状態を**ピンチオフ**（pinch-off）とよぶ．
　図5-4(a)のように，D端子に少しずつ正の電圧V_{DD}を加えていくとD-S間に電流が流れる．一方で，G-D間pn接合は逆バイアスとなるため，D側に偏って空乏層が拡大する．V_{DD}を大きくしていくと，やがて左右の空乏層が電流の通り道を塞ぎ，ピンチオフが起きる．このとき，空乏層によってチャネルが遮断されたようにみえるが，しかし電流は流れ続ける．これは，もっとも空乏層が薄くなる中央部において強い電界（＝電位差/距離）が発生するためで，ここにS側の電子（多数キャリア）が引き込まれてドリフトが起きるためである．ピンチオフ以降，さらに

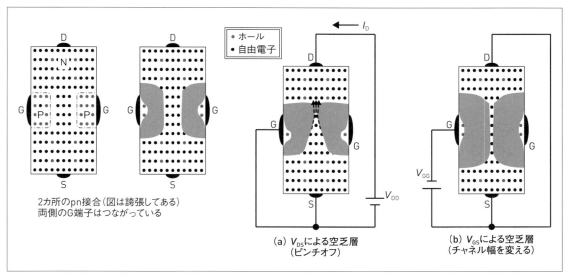

図5-4 nチャネルJFET

V_{DD}を大きくしてもD-S間を流れる電流はほぼ一定となり、見かけ飽和したような特性を示す。

今度は、図5-4(b)に示したように、G-S間のpn接合に逆バイアスをかけると、空乏層の大きさを変えることができる。空乏層によってD-S間のチャネル幅が狭まりチャネル抵抗が増加する。なお、G-S間は逆バイアスなのでG端子に電流は流れない。言い換えると、G端子に電流を流したくないので、G-S間が逆バイアスとなるように使用する。

これらの空乏層の振る舞いを利用すると、Gの電圧によってD-S間の電流を制御することができる。

図5-5にnチャネルMOSFET（エンハンスメント型）の働きを示した。metal oxide semiconductorという名称にもなっているように、金属電極-酸化物（絶縁体）-半導体のゲート構造をもち、キャパシタのように絶縁体の両側に電荷を引きつけておくことができる。図5-5(a)のように、D端子に電圧V_{DD}を加えても、D-基板間のpn接合は逆バイアスとなるため電流は流れない。

次に、図5-5(b)のように、G端子に正の電圧V_{GG}を加えると、p型半導体のゲート電極近傍に自由電子（少数キャリア）が引き寄せられ、電子の通り道（n型のチャネル）ができる。G-S間電圧を増加させると、チャネルの導電率が増加するためD-S間を流れる電流は増加する。逆に、G-S間電圧を減少させると電流は減り、チャネルがなくなると電流が流れなくなる。このとき、G-S間の電圧によってチャネルは広げられる一方で、D-S間の電圧によってD側の空乏層が拡大しチャネルが狭められるという関係になる。JFETと同様に、ピンチオフ電圧をこえてD-S間電圧を増加しても、電流はほぼ一定の値となる。

電界効果トランジスタの基礎

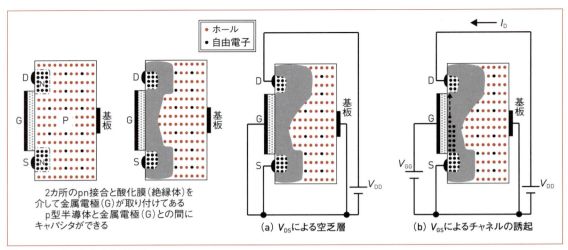

図5-5　nチャネルMOSFET

このように，Gの電圧を変えるとD-S間の電流を制御することができる．

4 │ トランジスタの図記号

図5-6はトランジスタの図記号である．図記号中の矢印はpn接合の順方向を表す決まりで，例えばベースからエミッタに向けた矢印ならば，ベースがp型半導体，エミッタおよびコレクタがn型半導体であることを示す．

図5-7にさまざまなトランジスタの外観を示した．目的，構造，特性などの違いによって，数百種類もの製品が存在している．

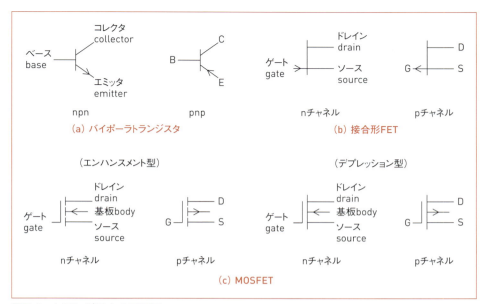

図5-6 トランジスタの図記号

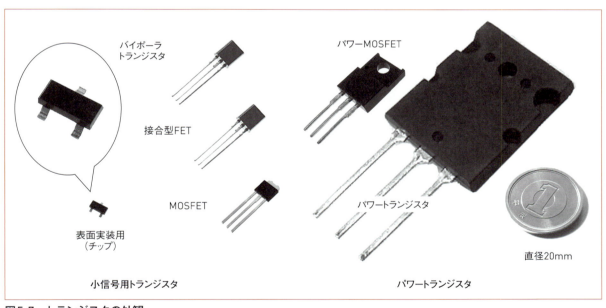

図5-7 トランジスタの外観

トランジスタの図記号　47

5 トランジスタの特徴

1. バイポーラトランジスタとユニポーラトランジスタ

バイポーラトランジスタは，自由電子とホールの両方が電流の担い手となるためバイポーラとよばれる．

FETは，自由電子（またはホール）だけをキャリアとして電流が流れるため**ユニポーラトランジスタ**とよばれる．

2. 電流制御と電圧制御

バイポーラトランジスタは，ベース電流とコレクタ電流が比例関係にあることを利用するため**電流制御素子**とよばれる．

FETは，ゲート電圧によってチャネルの導電率を変化させてドレイン電流を制御するため**電圧制御素子**とよばれる．

3. デプレッション型とエンハンスメント型

FETには，**デプレッション型**（**depletion**）と**エンハンスメント型**（**enhancement**）がある．JFETのように，ゲートに電圧を加えなくてもあらかじめチャネルが存在しており，ゲート電圧によってチャネルを狭めドレイン電流を減少させるものをデプレッション型とよぶ．一方，ゲート電圧がないときにはチャネルが存在せず，ゲート電圧を加え

トランジスタの形名

日本製の電子部品の多くは，日本電子機械工業会に形名登録されている．例えば2SC1815Yのように，形名は5個の項目（2_S_C_1815_Y）で構成されている．
最初の数字は素子の端子数n−1の数を表す決まりで，ダイオードは1，トランジスタは2となる．2項の記号Sは，半導体（semiconductor）の意味である．3項の記号は主な機能および構造を表し，次の表の大文字アルファベットで表される．4項は2桁以上の数字で登録された順の連番である．5項は添字で書かれていない素子もあるが，バイポーラトランジスタではh_{FE}の大きさによってオレンジO，黄色Y，緑GR，青BLの記号が付けられている．この色分類は抵抗のカラーコードと同じように，対応する数値が大きいほどh_{FE}が大きいことを示す．

表 形名の3項の意味

3項の記号	主な機能および構造
A	高周波用pnpバイポーラトランジスタ
B	低周波用pnpバイポーラトランジスタ
C	高周波用npnバイポーラトランジスタ
D	低周波用npnバイポーラトランジスタ
J	pチャネル電界効果トランジスタ
K	nチャネル電界効果トランジスタ

ることによってチャネルを形成するものをエンハンスメント型とよぶ．
MOSFETにはデプレッション型とエンハンスメント型がある．

6 増幅度

　ここまで説明してきたように，バイポーラトランジスタはベース電流
によって，FETはゲート電圧によって出力電流を制御することができ
る．この特徴を電子回路に応用すると**増幅器**（**amplifier**）をつくるこ
とができる．

　増幅器に電圧V_{in}を入力したとき，出力端子から電圧V_{out}が得られた
ならば，その回路の電圧増幅度A_Vは以下のように表される．なお，電
流増幅度，および電力増幅度も同様に表すことができる．

$$A_V = \frac{V_{out}}{V_{in}} \ [倍] \tag{5-2}$$

　増幅度の単位は，［倍］だけでなく［dB］（**デシベル**）も用いられて
いる．ヒトが耳などで受ける感覚の強さは，与えられたエネルギーの対
数に比例することが知られている．例えば，スピーカに100Wを入力し
たときに聞こえる音の強さは，10Wを入力したときに聞こえる音の強
さの2倍に感じる．

10W：$\log_{10}10 = 1$
100W：$\log_{10}100 = 2$

　このように対数を用いて入出力の比を求めたものを**利得**とよび，**ベル**
［B］という単位が用いられる．電力利得Gは，$10^G = P_{out} / P_{in}$より，

$$G = \log_{10}\frac{P_{out}}{P_{in}} \ [B] \tag{5-3}$$

利得［dB］と増幅度［dB］
は同じ意味である．ちなみに
英語ではgainである．

　ベルは10の累乗の指数をとったものなので，倍率の大きな電力増幅
度を表すときには便利だが，2倍程度（0.3B）の大きさを表すのは不便
である．そこでデシベル［dB］が広く用いられている．電力利得G_P，
電圧利得G_Vおよび電流利得G_Iは以下で表すことができる．

$$G_P = 10\log_{10}\frac{P_{out}}{P_{in}} \ [dB] \tag{5-4}$$

$$G_V = 10\log_{10}\left(\frac{V_{out}}{V_{in}}\right)^2 = 20\log_{10}\left|\frac{V_{out}}{V_{in}}\right| \ [dB] \tag{5-5}$$

$$G_I = 10\log_{10}\left(\frac{I_{out}}{I_{in}}\right)^2 = 20\log_{10}\left|\frac{I_{out}}{I_{in}}\right| \ [dB] \tag{5-6}$$

　増幅器を多段接続した場合の増幅度は**図5-8**のようになる．

増幅度　49

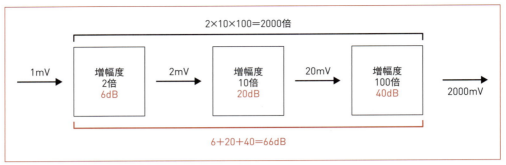

図5-8 多段階増幅回路の電圧増幅度

章末問題

問題1 以下の表を用いて（電卓を使わずに）次の電圧増幅度［倍］を利得［dB］に変換せよ．ただし，計算結果を使ってもよい．

電圧増幅度［倍］	ヒント	利得［dB］（有効数字2桁）
1	$20\log_{10}1$	0
$\sqrt{2}$	$20\log_{10}2^{1/2}=10\log_{10}2$	3.0
3	$20\log_{10}3$	9.5
10	$20\log_{10}10$	20

電圧増幅度［倍］：2, 4, 5, 6, 7, 100, $1/\sqrt{2}$, $1/10$

（解答は241頁）

第6章 バイポーラトランジスタ

バイポーラトランジスタは，第5章で説明したように，B–C間のpn接合が逆バイアス，B–E間のpn接合が順バイアスとなる条件において電流増幅作用を得ることができる．この駆動条件でのトランジスタの動作を能動領域（active region）または活性領域とよぶ．この他に，後述する遮断領域（cutoff region），飽和領域（saturation region）が存在する．

この章では，シリコンを素材としたnpnバイポーラトランジスタを使って説明していく．

1 静特性

トランジスタ単体の，端子間電圧と電流の関係を表したものを**静特性**という．

1. 入力特性

図6-1(a)にV_{BE}-I_B特性（**入力特性**ともよばれる）を示した．図6-1の回路図は，第5章図5-3(b)と同様である．シリコンダイオードの静特性と同様に，V_{BE}＞約0.6 V，すなわちB-E間のpn接合が順バイアスとなるとベース電流I_Bが流れ始め，指数関数的に増加することがわかる．なお，ゲルマニウムトランジスタでは，順バイアスに必要となる電圧は約0.2 Vとなる．

2. 電流伝達特性

図6-1(b)の回路でI_BとI_Cの関係を測定すると，グラフのような比例関係になる（**電流伝達特性**ともよばれる）．比例定数h_{FE}を**直流電流増幅率**とよぶ．

$$h_{FE} = \frac{I_C}{I_B} \tag{6-1}$$

h_{FE}の大きさは10～500程度で，バイポーラトランジスタの特徴的なパラメータである．

決してトランジスタ内部で電子を生産して電流を増幅しているわけで

静特性　51

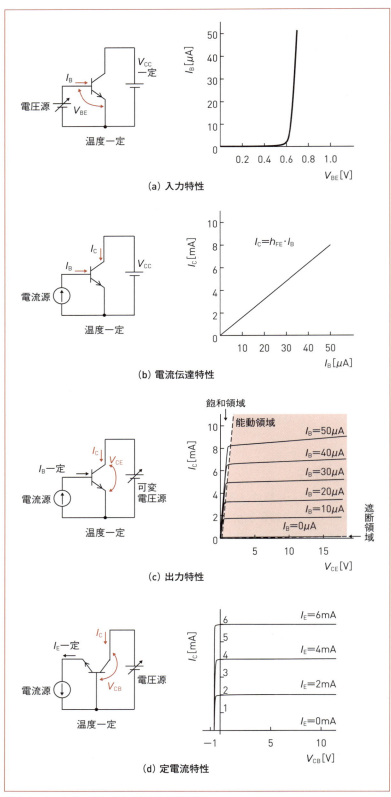

図6-1　バイポーラトランジスタの静特性

はないが，動作結果だけみれば電流を増幅しているようにみえる．

3. 出力特性

図6-1(c)にV_{CE}-I_C特性（**出力特性**ともよばれる）を示した．図はI_Bを一定としたときに，V_{CE}を変化させるとI_Cがどのように変化するかを示している．

能動領域（**active region**）では，I_CはI_Bによって大きく変化するが，V_{CE}の影響は少ないことがわかる．

飽和領域（**saturation region**）では，コレクタ電位V_C＜ベース電位V_B，すなわちB-C間pn接合の逆バイアス不足によりわずかな電流しか流れない．

遮断領域（**cutoff region**）では，B-E間に順バイアスがかかっていないため$I_B = 0$Aとなり，I_Cは流れない．

電流増幅率 α, β

参考書によっては，電流増幅率の記号としてα，βが使われることもある．トランジスタが適切なバイアス条件にあるとき，ベース接地においてそれぞれの端子を流れる電流の変化分をI_B, I_C, I_Eとすると，

$$I_E = I_B + I_C$$

が成り立つ．エミッタ側を入力，コレクタ側を出力とすると，ベース接地の電流増幅率は，

$$\alpha = \frac{I_C}{I_E}$$

となる．αは1に近い値で，0.90～0.99の範囲にある製品が代表的である．

また，エミッタ接地では，ベース側を入力，コレクタ側を出力とすると，電流増幅率は，

$$\beta = \frac{I_C}{I_B}$$

となる．

したがって，αとβの関係は，

$$\beta = \frac{\alpha}{1 - \alpha}$$

であり，もしαが0.99ならばβは99となる．

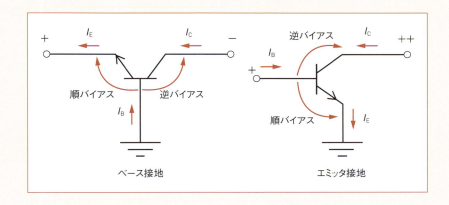

4. 定電流特性

図6-1(d) に V_{CB} – I_C 特性を示した．エミッタ端子を流れる電流 I_E は，コレクタ端子を流れる電流 I_C とベース端子を流れる電流 I_B を足したものである．

$$I_E = I_C + I_B \tag{6-2}$$

V_{CB} が正の領域において I_C が一定の値となることから，定電流源としての働きがあることがわかる．

$I_C = h_{FE} \cdot I_B$
$I_E = (h_{FE} + 1) I_B$
h_{FE} が大きな値ならば
$I_E \fallingdotseq I_C$

2 絶対最大定格

トランジスタに加えることができる電圧や電流などの最大値を，**絶対最大定格**という．表6-1に絶対最大定格の例を示した．

電池に内部抵抗による損失があるように，トランジスタに電流を流すと内部で出力として取り出せない無駄な電力が消費される．これを**コレクタ損失** P_C といい，トランジスタが発熱する原因である．$P_C = V_{CE} \cdot I_C$ であるが，例え V_{CE} や I_C がそれぞれ最大定格値以下であっても，P_C が最大定格 P_{Cm} を超えないように使用する必要がある（図6-2）．

表6-1　絶対最大定格の例（2SC1815）

項目	記号	定格	単位
コレクタ・ベース間電圧	V_{CBm}	60	V
コレクタ・エミッタ間電圧	V_{CEm}	50	V
エミッタ・ベース間電圧	V_{EBm}	5	V
コレクタ電流	I_{Cm}	150	mA
ベース電流	I_{Bm}	50	mA
コレクタ損失	P_{Cm}	400	mW
接合温度	T_j	125	℃
保存温度	T_{stg}	−55〜125	℃

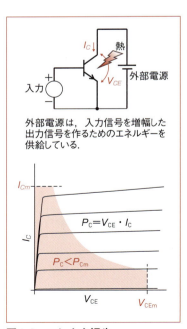

図6-2　コレクタ損失

3 バイポーラトランジスタの基本回路

　バイポーラトランジスタは，電子回路に組み込むと電流増幅以外にもさまざまな機能を実現することができる．

　電子回路の入力および出力にはそれぞれ2端子ずつ必要であるが，トランジスタは3端子であるため，どれか1端子を共通に使用する必要がある．例えば，エミッタ端子を共通にすると**エミッタ共通増幅回路**となる．また，共通にしたエミッタ端子がグランドに接続されているものを，エミッタ接地増幅回路とよぶ．日本では，エミッタ端子を共有していれば，接地していなくても広義にエミッタ接地増幅回路とよぶことが多い（本書でも慣例にならって接地で統一した）．ちなみに，英語ではcommon-emitter amplifierが一般的である．

1. トランジスタ回路解析のための簡単化ルール

　トランジスタ回路を解析するために，さまざまな等価回路や簡単化のための近似方法があるが，本書では回路の大きな振る舞いを理解することを主目的とし，図6-3に示した2つのルールを用いて回路を解析することにする．

① $I_E \fallingdotseq I_C$

　$I_E = I_C + I_B$であるが，h_{FE}が大きい（$I_C \gg I_B$）ため，$I_E = I_C$と近似する．

② $V_{BE} \fallingdotseq 0.6\,\text{V}$

　能動領域で動作しているときのベース・エミッタ間電圧を，I_Bに関係なく$V_{BE} = 0.6\,\text{V}$一定として近似する．

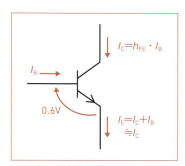

図6-3　本書の回路解析のルール

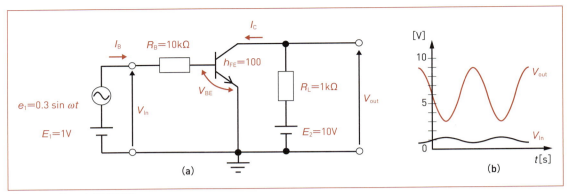

図6-4 エミッタ接地回路

2. エミッタ接地回路

エミッタ接地回路の一例を図6-4に示した．E_1はB-E間のpn接合に順バイアスを，E_2はB-C間のpn接合に逆バイアスをかけるための電源である．e_1は入力交流電圧信号である．回路の解析を次に示す．

$$\begin{aligned} e_1 &= V_m \sin \omega t \\ V_{in} &= E_1 + e_1 \\ I_B &= \frac{V_{in} - V_{BE}}{R_B} \\ I_C &= h_{FE} \cdot I_B \fallingdotseq I_E \\ V_{out} &= E_2 - I_C \cdot R_L \end{aligned}$$

$e_1 = 0.3 \sin \omega t$	V_{in}	I_B	I_C	V_{out}
$\omega t = 0$ rad	1.0 V	40 μA	4.0 mA	6.0 V
$\omega t = \pi/2$ rad	1.3 V	70 μA	7.0 mA	3.0 V

入出力波形は図6-4(b)のようになる．出力電圧V_{out}は6Vを中心にして，入力交流電圧信号e_1の10倍の振幅変化があり，位相は反転する．また，負荷抵抗R_Lを流れる電流I_Cは入力電流I_Bのh_{FE}倍となる．

これらから，エミッタ接地回路は電圧および電流増幅作用がある増幅回路として機能することがわかる．

3. コレクタ接地回路（エミッタフォロア回路）

コレクタ接地回路の一例を図6-5に示した．一般的にコレクタ接地回路(a)は，図6-5(b)に示した**エミッタフォロア回路**として利用されている．両回路は異なるようにみえるが，ともにエミッタ端子から出力を導いていて，回路機能として同じ働きをする．エミッタ電位（出力電圧）がベース電位（入力電圧）をフォローすることからこの名前が用いられている．回路の解析を次に示す．

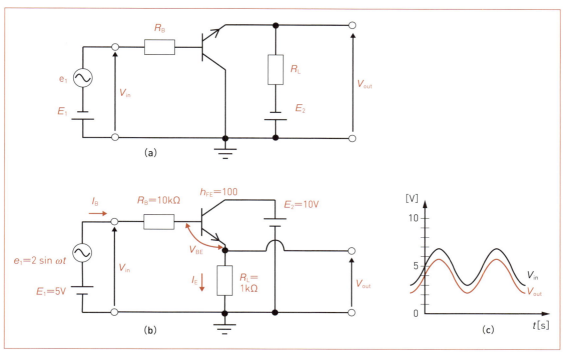

図6-5 コレクタ接地回路（エミッタフォロア回路）

$$
\begin{aligned}
e_1 &= V_m \sin \omega t \\
V_{in} &= E_1 + e_1 \\
&= I_B \cdot R_B + V_{BE} + I_E \cdot R_L = I_B \cdot R_B + V_{BE} + h_{FE} \cdot I_B \cdot R_L
\end{aligned}
$$

I_Bについてまとめると，

$$
\begin{aligned}
I_B &= \frac{E_1 + e_1 - V_{BE}}{R_B + h_{FE} \cdot R_L} \\
V_{out} &= I_E \cdot R_L = h_{FE} \cdot I_B \cdot R_L
\end{aligned}
$$

$e_1 = 2\sin \omega t$	V_{in}	I_B	I_E	V_{out}
$\omega t = 0$ rad	5.0 V	40 μA	4.0 mA	4.0 V
$\omega t = \pi/2$ rad	7.0 V	58 μA	5.8 mA	5.8 V

入出力波形は図6-5(c)のようになる．出力電圧V_{out}は4Vを中心にして，e_1と同じ（わずかに小さい）振幅変化があり，位相は同相となる．また，負荷抵抗R_Lを流れる電流I_Eは入力電流I_Bのh_{FE}倍となる．

これらから，エミッタフォロア回路は電流増幅回路として機能することがわかる．

4. ベース接地回路

ベース接地回路の一例を図6-6に示した．B-E間のバイアス電源E_1と電圧信号e_1の極性，および入力電流I_Eの向きに注意が必要である．回

路の解析を次に示す.

$$e_1 = V_m \sin\omega t$$
$$V_{in} = -E_1 + e_1$$
$$I_E = \frac{(0-V_{BE})-V_{in}}{R_B}$$
$$I_C = I_E$$
$$V_{out} = E_2 - I_C \cdot R_L$$

hパラメータ

トランジスタの特性は非線形であるが，線形として近似できる動作域で使用するならば，その特性を簡単な等価回路で書き直すことができる．このモデルには2端子対回路（hパラメータ）やT形等価回路，ハイブリッドπ形等価回路などがある．

トランジスタの3端子のうち1つを共通端子として，入力2端子，出力2端子の回路（2端子対回路）として考えるとき，入力v_1, i_1と出力v_2, i_2との関係を，以下のように定数hを使った行列として表すことができる．

$$\begin{pmatrix} v_1 \\ i_2 \end{pmatrix} = \begin{pmatrix} h_i & h_r \\ h_f & h_o \end{pmatrix} \begin{pmatrix} i_1 \\ v_2 \end{pmatrix}$$

これらの定数hは，それぞれ

$$h_i[\Omega] = \frac{v_1}{i_1}\bigg|_{v_2=0}$$
$$h_r = \frac{v_1}{v_2}\bigg|_{i_1<0}$$
$$h_f = \frac{i_2}{i_1}\bigg|_{v_2<0}$$
$$h_o[S] = \frac{i_2}{v_2}\bigg|_{i_1=0}$$

を意味する．添字はそれぞれinput, reverse, forward, outputの略である．各定数hは上から，入力インピーダンス，電圧帰還率，電流増幅率，出力アドミタンスを表している．さまざまな次元をまとめて取り扱うので，ハイブリッドパラメータ，hパラメータとよばれる．トランジスタの共通にした端子（接地方法）によって特性が変わるため，添字として端子名を最後に追加して表記する．例えば，エミッタ接地の電流増幅率はh_{fe}となる．なお，線形として近似する一部の範囲（小信号）の電流増幅率をh_{fe}, 直流での電流増幅率をh_{FE}と使い分けるが，本書では$h_{fe} \fallingdotseq h_{FE}$と近似した．

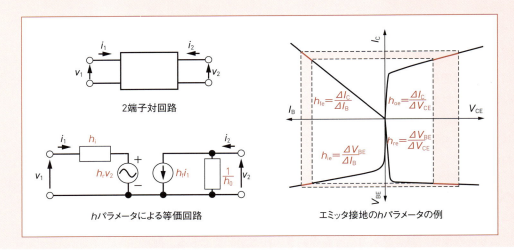

2端子対回路

hパラメータによる等価回路

エミッタ接地のhパラメータの例

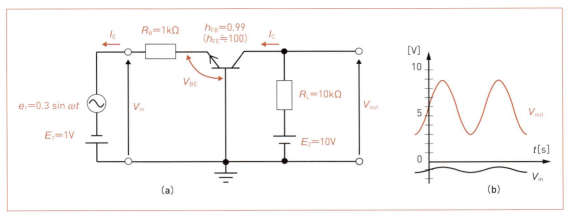

図6-6 ベース接地回路

$e_1 = 0.3 \sin \omega t$	V_{in}	I_E	I_C	V_{out}
$\omega t = 0$ rad	-1.0 V	0.40 mA	0.40 mA	6.0 V
$\omega t = \pi/2$ rad	-0.7 V	0.10 mA	0.10 mA	9.0 V

入出力波形は図6-6(b)のようになる．出力電圧 V_{out} は6Vを中心にして，e_1 の10倍の振幅変化があり，位相は同相となる．また，負荷抵抗 R_L を流れる電流 I_C は入力電流 I_E とほぼ等しい．

これらから，ベース接地回路は電圧増幅回路として機能することがわかる．

4　信号増幅回路

図6-7に，**電流帰還バイアス**回路を用いたエミッタ接地増幅回路を示した．この回路は，入力電圧 V_{in} に含まれる交流信号振幅を増幅した出力信号 V_{out} を得ることができる．

1) バイアス

トランジスタを能動領域で動作させるために，B-E間pn接合に順バイアスを加える必要がある．この回路では，外部電源を1つですませるために，V_{CC} を抵抗の直列回路で分圧してバイアス電圧 V_{BIAS} を作り出している．

$$V_{BIAS} = \frac{R_2}{R_1 + R_2} \cdot V_{CC} \tag{6-3}$$

この回路のバイアス電圧は約1.8Vである．

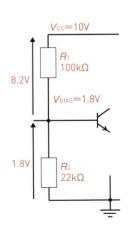

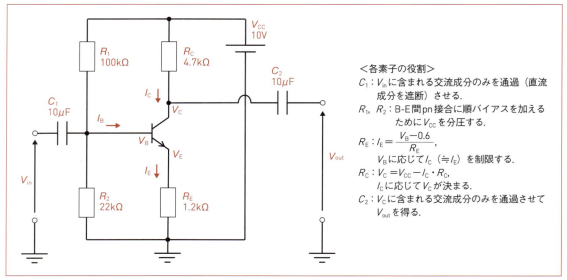

図6-7 エミッタ接地増幅回路（電流帰還バイアス）

2) カップリングキャパシタ

C_1 および C_2 を，**カップリングキャパシタ**（coupling capacitor）または**結合コンデンサ**とよび，電圧信号の直流成分をカットし交流成分のみを通過させる役割を果たす．したがって，トランジスタのベース電圧は次式で示される．

$$V_B = V_{BIAS} + V_{in（交流）}$$

3) 電圧増幅度

カップリングキャパシタを通過した $V_{in（交流）}$ によってベース電圧が ΔV_B だけ変化したならば，以下の関係に基づいてコレクタ電圧が ΔV_C だけ変化する．

$$\Delta V_B = \Delta V_E$$
$$\Delta I_C = \Delta I_E = \frac{\Delta V_E}{R_E} = \frac{\Delta V_B}{R_E}$$
$$\Delta V_C = \Delta I_C \cdot R_C = \Delta V_B \cdot \frac{R_C}{R_E}$$

したがって，電圧増幅度 A_V は，

$$A_V = \frac{V_{out}}{V_{in}} = \frac{\Delta V_C}{\Delta V_B} = -\frac{R_C}{R_E} \tag{6-4}$$

となる．

振幅が4倍され，位相が反転するため
$A_V = -4$ 倍
と表現する．

この回路の電圧増幅度は約4倍となり，トランジスタそのものの直流電流増幅率 h_{FE} に依存しないことがわかる．

4) 入出力特性

図6-8(a)に示したように,入力信号がゼロのときのトランジスタ周辺の直流電圧・電流は $V_B = 1.8\,\mathrm{V}$, $I_C = 1\,\mathrm{mA}$, $V_C = 5.3\,\mathrm{V}$ と解析できる.

次に,コレクタ電流の最大値を探ってみると,図6-8(b)に示したように $V_{CE} = 0\,\mathrm{V}$ となる条件において $I_{C(\max)} = 1.7\,\mathrm{mA}$ となる.例え大きな I_B がトランジスタに流れたとしても,I_C はこの値を超えることはない.

続いて $I_C = 0\,\mathrm{A}$ となる条件は,図6-8(c)のようにB-E間のpn接合に加わる電圧が0.6V以下となるときである.

これらから,トランジスタが能動領域で動作するのは,V_B が0.6〜2.6Vの範囲だとわかる.したがって,入力信号が単純な正弦波とすれば,波形が歪むことなく増幅できるのは振幅0.8V($1.0 \leq V_B \leq 2.6$)までである(図6-8(d)).

さらに大きな振幅1.0Vの信号が入力されると,V_B の最大値は2.8V,$V_E = 2.2\,\mathrm{V}$, $I_E = 1.8\,\mathrm{mA}$ と計算したいところだが,先の説明のように I_C の最大値は1.7mAを超えることはない.したがって,R_C の両端電圧は8.0Vで頭打ちになり,V_C は下端が切れた波形となる.

> 簡易的に $V_{CE} = 0$ とおいたが,実際のトランジスタでは0.1V程度の電位差が生じる.データシートには $V_{CE}\,(\mathrm{sat})$ として記載されている.

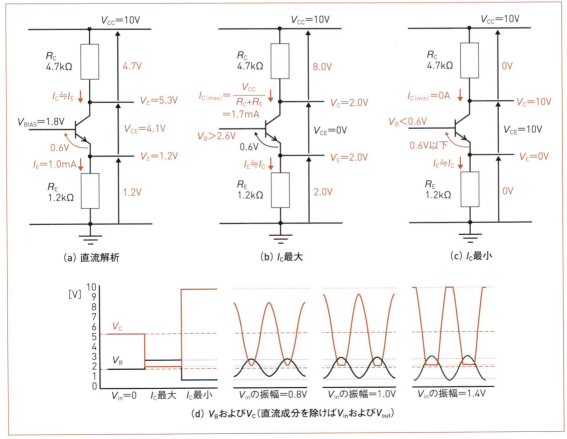

図6-8 トランジスタの電圧電流解析

さらに，振幅1.4 Vの信号が入力されたならば，V_Bの最小値が0.4 Vとなり，V_{BE}の順バイアスに必要となる0.6 V以下となるため，ベース電流が流れなくなる．すると最大V_{CC}でV_Cはクリップされる．

5) 周波数特性

入力電圧を一定に保ち，周波数を変えて利得を測定すると図6-9のような結果が得られる．このような特性を**周波数特性**（frequency characteristics）という．図からわかるように，低い周波数の領域と高い周波数の領域において利得が低下している．利得が3 dB低下する周波数を低域および高域遮断周波数とよび，その間の周波数範囲を**周波数帯域幅**または**通過帯域幅**という．

(1) 低域で利得が低下する理由

図6-10は，図6-7の入力側回路を書き変えたものである．この回路をみると，ハイパスフィルタに似ていることに気づく．交流信号だけに注目すれば，直流電源V_{CC}はただの導線とみなすことができるため，まさしくハイパスフィルタとして機能する．並列合成抵抗をRとおくと，このハイパスフィルタの遮断周波数f_cは，

$$R = \frac{R_1 \cdot R_2}{R_1 + R_2}$$

$$f_c = \frac{1}{2\pi C_1 R} \tag{6-5}$$

である．カップリングキャパシタの容量を小さくしてしまうと，低域周波数の信号増幅ができなくなるので注意が必要である．また，C_2と出力端子につながる負荷抵抗により，同様にハイパスフィルタが形成され周波数特性に影響を及ぼす．このため増幅回路の設計時に，出力に接続する負荷にも注意を払っておく必要がある．

(2) 高域で利得が低下する理由

周波数が高くなると，半導体内部のキャリアの移動速度が変化に追従できなくなる．さらに，トランジスタ内部や配線間の浮遊容量（図

> 電圧利得が3 dB低下するということは，倍率では何倍か．またなぜ3 dBが用いられるのか考えよ．

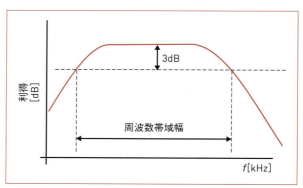

図6-9 エミッタ接地増幅回路の周波数特性

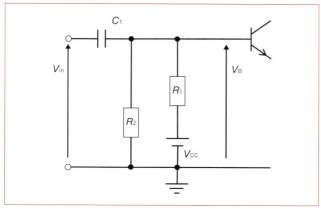

図6-10 エミッタ接地増幅回路（電流帰還バイアス）の入力側

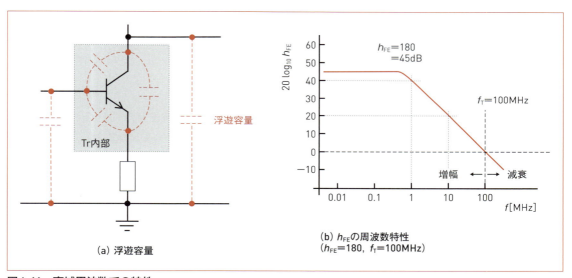

(a) 浮遊容量

(b) h_{FE}の周波数特性
（$h_{FE}=180$, $f_T=100\text{MHz}$）

図6-11 高域周波数での特性

6-11(a)) の影響が無視できなくなる．

　トランジスタは，図6-11(b)のように高域では周波数が10倍になるごとにh_{FE}が1/10（-20dB/decade）に低下することが知られている．増幅作用がなくなる$h_{FE}=1(0\text{dB})$となる周波数を**トランジション周波数（transition frequency）** f_Tとよぶ．

6) 入力インピーダンス

　図6-10に示したように，交流信号に着目して入力端子側から増幅回路を眺めると，CRハイパス回路にみえる．図6-12(a)のように，交流信号に対するベース端子からみたトランジスタの抵抗r_Bは，

$$\Delta V_B = \Delta V_E = \Delta I_E \cdot R_E = h_{FE} \cdot \Delta I_B \cdot R_E$$
$$r_B = \frac{V_B}{I_B} = h_{FE} \cdot R_E$$

TOPICS

f_T
低周波用100MHz程度，高周波用500MHz以上（製品によっては数十GHz）．ただし，周波数の分け方に決まりがあるわけではない．

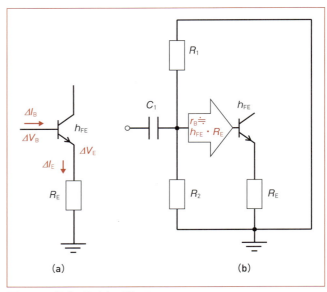

図6-12　入力インピーダンス

となる．R_1，R_2，r_Bの並列回路の合成抵抗をR_{in}とし，C_1の容量性リアクタンスをX_{C1}としたならば，入力インピーダンスZ_{in}は，

$$Z_{in} = \sqrt{R_{in}^2 + X_{C1}^2} \tag{6-6}$$

となる．$f=0\,\mathrm{Hz}$ならZ_{in}は無限大，fが遮断周波数より十分大きければ$Z_{in} \fallingdotseq R_{in}$となる．

7) 出力インピーダンス

出力端子からみた交流的なインピーダンスは，V_{CC}のインピーダンスを$0\,\Omega$，トランジスタ（電流源に置き換える）のインピーダンスを無限大として考えると，R_CとC_2の直列回路となる．

したがって，$f=0\,\mathrm{Hz}$ならZ_{out}は無限大，fが遮断周波数より十分大きければ$Z_{out} \fallingdotseq R_C$となる．

8) 回路の安定動作（負帰還）

トランジスタは熱によって特性が大きく変化する．例えば，図6-13に示したように，V_{BE}は1℃上昇すると約2mV程度低下する特性がある．また，h_{FE}は温度によって特性が変化することに加え，同じ型番のトランジスタでも製品のバラツキによって値に幅がある．これらの特性変化に連動して，I_B，V_E，I_E，I_C，V_Cなどの回路特性が変化すると，正常に動作しなくなるだけでなく，最悪の場合は**熱暴走**によってトランジスタが破壊されることもある．

そこで，図6-7の増幅回路は**負帰還**（negative feedback）を行

増幅回路の出力の一部を入力に戻すことを帰還という．

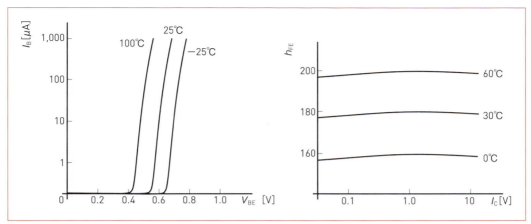

図6-13 バイポーラトランジスタの温度依存性

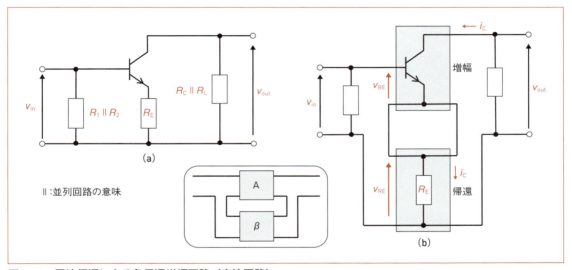

図6-14 電流帰還による負帰還増幅回路（交流回路）

うことにより安定して動作するように工夫されている．図6-14(a)は出力端子に負荷抵抗R_Lが接続されたとして，交流信号のみを対象に回路を書き換えたものである．図6-14(b)は，さらに負帰還の様子がわかりやすくなるように回路を書き直したものである．出力v_{out}に比例するi_CがR_Eに流れることによって電圧降下v_{RE}が起こる．このv_{RE}は，入力v_{in}が増幅回路（v_{BE}）へ入力される際に，その大きさを減少（$v_{BE} = v_{in} - v_{RE}$）させるように接続されている．すなわち，出力電流に基づいた負帰還が行われている．

したがって，例えば温度上昇によってi_Cが増加した場合でも，それに比例してv_{RE}が増加することによってv_{BE}が減少し，i_Cの増加を少なくするように働く．ただし，この回路は安定性に優れている一方で，多くの抵抗を用いるため消費電力が大きくなる欠点がある．

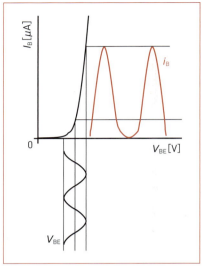

図6-15 $V_{BE}-I_B$特性と出力波形の歪み

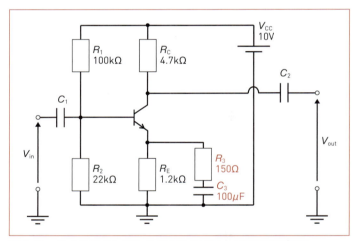

図6-16 バイパスキャパシタがついたエミッタ接地増幅回路

9) 出力波形の歪み

　バイアスの変動や入力信号が大きくなると，出力波形の先端が切れるだけでなく，波形が歪むことがある．これは，図6-15に示したように，pn接合の電圧電流特性が非線形であることに起因する．

10) バイパスキャパシタ（より大きな増幅度を得る方法）

　より大きな増幅度を得たい場合は，R_EとR_Cの比を変えればよい．しかし，それぞれの抵抗は回路全体に相互作用しており，例えば単にR_Cを大きな抵抗値に変えればすむというものでもない．そこで，図6-16のように，R_Eに並列に値の小さな抵抗R_3とキャパシタC_3を追加することで，バイアスを含めた直流電圧，電流のバランスを崩さずに，交流の

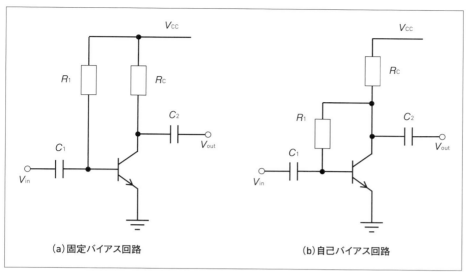

図6-17　固定バイアス回路と自己バイアス回路

増幅度だけを大きくすることができる．C_3はR_Eを迂回して接地させる役割があるため，**バイパスキャパシタ（bypass capacitor）**とよばれる．この回路の交流的な増幅度は次式（記号||は並列接続の意味で使用）で概算できる．図6-16の増幅度はおよそ30倍となる．

$$A_V = \frac{R_C}{(r_e + (R_E || R_3))} \tag{6-7}$$

※　$r_e = V_T / I_E$：エミッタ端子からみた交流信号に対するトランジスタの抵抗．R_3の値が小さいため無視できなくなる．熱電圧V_Tは27℃において約26mVである．

11) その他のバイアス回路

①固定バイアス回路（図6-17(a)）

固定バイアス回路はシンプルだが，動作温度やh_{FE}のバラツキでコレクタ電流などの重要な回路特性が変化する欠点がある．

②自己バイアス回路（図6-17(b)）

自己バイアス回路は，温度上昇によってI_Cが増加しようとすると，V_{CE}減少，I_B減少，I_C減少という連鎖によって安定した動作が可能となる．バイアス回路の安定性は次の順で優れている．

固定バイアス回路＜自己バイアス回路＜電流帰還バイアス回路

演習1　特性グラフを用いた解析方法

下図 (a) のトランジスタ回路を，特性グラフを用いて解析してみる．トランジスタの静特性は図 6-1（52頁）とする．

①入力側の解析

まず，入力側の式をたててみる．

$E_1 + e_1 = V_{RB} + V_{BE} = R_B I_B + V_{BE}$

$I_B = \dfrac{E_1 + e_1 - V_{BE}}{R_B}$

$\quad = -\dfrac{1}{R_B} \cdot V_{BE} + \dfrac{V_{in}}{R_B}$

$R_B = 100\,\text{k}\Omega$，$E_1 = 3.7\,\text{V}$，$e_1 = 1.0\sin\omega t$ を代入すると，

$\omega = 0$ rad なら，$I_B = -10.0\,V_{BE} + 37.0\ [\mu\text{A}]$

$\omega = \pi/2$ rad なら，$I_B = -10.0\,V_{BE} + 47.0\ [\mu\text{A}]$

$\omega = -\pi/2$ rad なら，$I_B = -10.0\,V_{BE} + 27.0\ [\mu\text{A}]$

これらの I_B と V_{BE} の関係は，図 (b) のように，トランジスタの入力特性に直線として重ねて書くことができる．グラフには，トランジスタの入力特性を黒線で，入力回路の I_B と V_{BE} の関係式（$e_1 = 0\,\text{V}$，すなわちバイアス）を赤線で示した．入力交流信号 e_1 の振幅変化によって赤線は上下に移動するが，その範囲を赤色で示した．

さて，この回路の I_B と V_{BE} は入力特性の曲線上にあり，かつ回路関係式の直線上になければならない．すなわち，黒線および赤線の交点が回路の入力側のバイアス点となる．グラフより，バイアスのみ（$e_1 = 0$）において，I_B は約 $30\,\mu\text{A}$，V_{BE} は約 $0.67\,\text{V}$ とわかる．また，e_1 の振幅変化によって，およそ I_B は $20 \sim 40\,\mu\text{A}$，V_{BE} は $0.65 \sim 0.69\,\text{V}$ の範囲で変化すると予測できる．

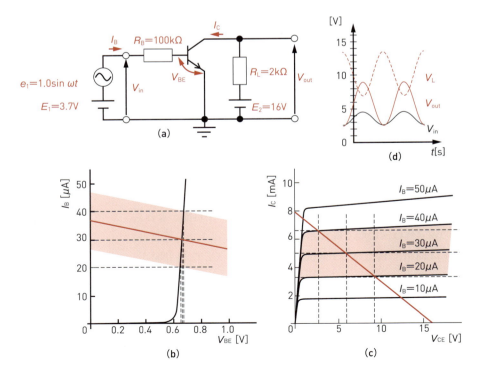

②出力側の解析

出力側の式は

$$E_2 = V_{RL} + V_{CE} = R_L I_C + V_{CE}$$

$$I_C = -\frac{1}{R_L} \cdot V_{CE} + \frac{E_2}{R_L}$$

となる.

$R_L = 2\,\mathrm{k\Omega}$，$E_2 = 16\,\mathrm{V}$ を代入して求められる直線の式をグラフに表したものを負荷線（load line）とよぶ．図 (c) は，図 6-1 (c) の出力特性に赤線で負荷線を書き込んだものである．入力側の解析により I_B の範囲がわかっているので，トランジスタの出力特性のうち I_B が $20 \sim 40\,\mathrm{\mu A}$ の曲線と，負荷線との交点が動作点となる．入力交流信号が加わっていないときの出力側は，I_C が約 $5\,\mathrm{mA}$，V_{CE} は約 $6\,\mathrm{V}$ とわかる．

③入出力波形と h_{FE}

入出力の解析結果から予測される V_{in} と V_{out} のグラフを図 (d) に示した．また，このトランジスタの h_{FE} はおよそ 167 となる．

5 インピーダンス変換回路

　図 6-7 のエミッタ接地増幅回路の出力端子に，R_C と同じ大きさの負荷抵抗 R_L を接続してみる．コレクタ側の交流信号の通り道を考えてみると，V_{CC} を短絡とみなせるため，R_C と R_L の並列回路となる（図 6-14）．このときの増幅率は，式 (6-4) の分子が R_L と R_C の並列合成抵抗で置き換えられるため，元の 1/2 となってしまう．このように，出力端子に負荷を接続したり，別の電子回路を連結したりする場合には，前段の出力インピーダンスと次段の入力インピーダンスとの関係を配慮する必要がある．

　前段の出力インピーダンスと負荷（または次段の入力インピーダンス）は交流的に並列となるため，出力インピーダンスが低いほど，入力インピーダンスが高いほど接続の影響が少なくなる．

　エミッタ接地回路の出力インピーダンスは簡易的に R_C とみなせるが，安定して動作する増幅回路とするためにも，R_C をあまり小さくすることはできない．そこで，**インピーダンス変換**をするために，エミッタフォロア回路が用いられる．エミッタフォロア回路は図 6-5 で説明したように，出力電圧（エミッタ電圧）は入力電圧に追従し（ほぼ 1 倍），電流を増幅する働きがある．図 6-18 のように，出力インピーダンス r_S の増幅回路にエミッタフォロア回路を接続したならば，増幅回路単体の出力

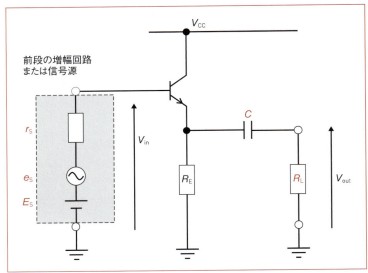

図6-18 インピーダンス変換に用いられるエミッタフォロア回路

と比べて電圧は等しく，電流は増加する．これはインピーダンスが小さくなったことと同義である．

このエミッタフォロア回路に負荷R_Lを接続したときの入力および出力インピーダンスは，交流信号なのでCを無視すると次のように近似できる（記号||は並列接続の意味で使用）．

$$Z_{in} = h_{FE} \cdot (R_E || R_L) \tag{6-8}$$

$$Z_{out} = \frac{r_S}{h_{FE}} \tag{6-9}$$

なお，エミッタフォロア回路を単体で動作させるには，適切なバイアス回路を付け加える必要がある．

6 その他の応用回路

1) ダーリントン接続

図6-19のような回路を**ダーリントン（Darlington）接続**とよぶ．2個のトランジスタの組み合わせによる電流増幅率は$h_{FE} = h_{FE1} \cdot h_{FE2}$となり，大きな出力電流を得たい場合や集積回路の内部などに用いられている．2個以上のトランジスタを1個の大きなh_{FE}のトランジスタとみなすことができるが，接続した個数だけB-E間の順方向電圧が増加する（2個なら1.2 V）．

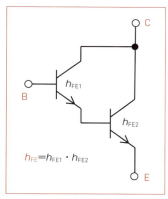

図6-19　ダーリントン接続

2）差動増幅回路

図6-20に，トランジスタ3個を用いた**差動増幅回路（differential amplifier）**を示した．この回路は±V_{CC}の外部電源が必要である．黒色で描いたR_1, R_2はバイアス回路で，Tr_3とR_3の組み合わせで定電流回路を構成している．赤色で描いた回路は，左右2つの特性が揃えられたエミッタ接地増幅回路である．

この回路の解析ポイントは，（V_{C3}の変化に関係なく）Tr_3の定電流回路によりI_{C3}が常に一定に保たれることである．したがって，$I_{C3} = I_{E1} + I_{E2}$が成立するようにV_{C3}が決まる．

Tr_3による定電流を$I_{C3} = 1\,\mathrm{mA}$として，動作を解析してみる．図6-21(a)に示したように，2つの入力端子を接地したならば，$V_{E1} = V_{E2} = -0.6\,\mathrm{V}$となる．このとき，$I_{E1} = I_{E2} = I_{C3}/2 = 0.5\,\mathrm{mA}$が成立するように，$V_{C3}$は$-1.1\,\mathrm{V}$になる．$I_{E1} = I_{E2}$より，$V_{out1} = V_{out2} = 5\,\mathrm{V}$となり，出力端子間の電位差はゼロとなる．また，2つの入力端子に0.2Vの直流電圧を加えてみても，$V_{E1} = V_{E2} = -0.4\,\mathrm{V}$，$I_{E1} = I_{E2} = I_{C3}/2 = 0.5\,\mathrm{mA}$，$V_{C3} = -0.9\,\mathrm{V}$，$V_{out1} = V_{out2} = 5\,\mathrm{V}$となり，やはり出力端子間の電位差はゼロとなる．

次に，$V_{in1} = 0.2\,\mathrm{V}$，$V_{in2} = 0\,\mathrm{V}$を入力すると，$V_{E1} = -0.4\,\mathrm{V}$，$V_{E2} = -0.6\,\mathrm{V}$となり，エミッタ電流の左右バランスが崩れる．キルヒホッフの法則を適用して解析を進めると，$I_{E1} = 0.6\,\mathrm{mA}$，$I_{E2} = 0.4\,\mathrm{mA}$，$V_{C3} = -1.0\,\mathrm{V}$，$V_{out1} = 4\,\mathrm{V}$，$V_{out2} = 6\,\mathrm{V}$となり，出力端子間電位差は$-2\,\mathrm{V}$となる（図6-21(b))．

これらの解析結果から，差動増幅器は文字通り2つの入力端子の差を増幅する回路であり，図6-20の回路の**差動利得（differential mode gain）**はエミッタ接地増幅回路と同じR_C/R_Eとなり，位相は反転する．

入力端子に同じ信号が加わったときの入出力比$\left(\dfrac{V_{out1} + V_{out2}}{V_{in1} + V_{in2}}\right)$を**同相利得（common mode gain）**とよぶ．この回路の同相利得は理想

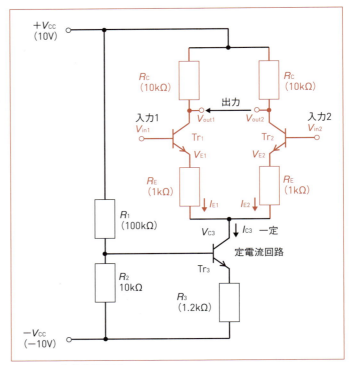

図6-20　差動増幅回路

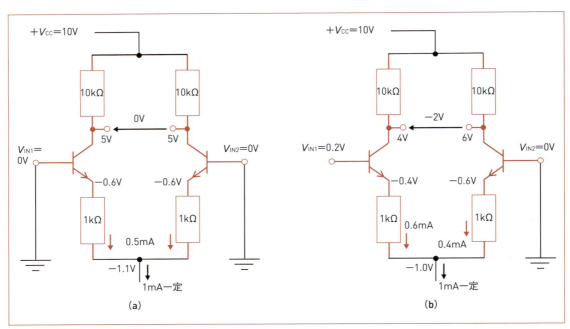

図6-21　差動増幅回路の解析

72　第6章　バイポーラトランジスタ

的に0であるが，実際の回路では左右の増幅回路の特性の違いなどにより0にはならない．

3) プッシュプル（コンプリメンタリ）回路

図6-22に，**プッシュプル（push-pull）**または**コンプリメンタリ（complementary-symmetry）**とよばれる増幅回路を示した．2個のエミッタフォロア増幅回路を対称的に接続して，npnおよびpnpバイポーラトランジスタのベース端子を共通の入力，エミッタ端子を共通の出力とした回路である．入力交流信号がないときは出力回路に電流が流れず，入力信号が小さい領域において回路の電力損失が少ないことが特徴である．

入力交流信号v_{IN}がゼロのとき，ベースとエミッタの電位は等しく，その大きさはEである．すなわち，トランジスタのBE間が順バイアスされておらず，2つのトランジスタはオフとなる．この条件では，出力側回路に電流は流れない．v_{IN}に正の信号が加わりnpnトランジスタのV_{BE}が0.6Vを超えて能動領域に入ると，npnトランジスタによる増幅が行われ，負荷R_Lに電流が流れる．このとき，pnpトランジスタのBE間は逆バイアスであるから，pnpトランジスタはオフのままである．同じ考え方で，$v_{IN} < -0.6$Vの条件では，pnpトランジスタがオン，npnトランジスタはオフとなる．このように，入力信号の片側の極性のみ増幅する回路を2つ接続すると，両極の出力信号を得ることができる．ただし，-0.6V$<v_{IN}<0.6$Vの間では，どちらのトランジスタもオフとなり，出力波形が歪む原因となる．これを**クロスオーバひずみ**とよぶ．図6-22(b)に交流成分の入出力電圧波形を示した．プッシュプルは，エミッタフォロアを応用した増幅回路なので電圧は増幅されないが，出力インピーダンスが低く電流を増幅できることから，電力を必要とするスピーカやモータなどの負荷を駆動する場合などに用いられる．

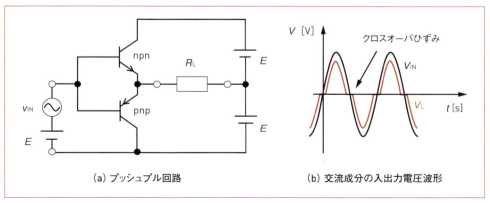

(a) プッシュプル回路　　(b) 交流成分の入出力電圧波形

図6-22　プッシュプル増幅回路

7 電力増幅回路

スピーカやモータなどの特に電力を必要とする負荷を駆動するために**電力増幅回路**が用いられる.

1. A級シングル電力増幅回路

図6-23に，**A級シングル電力増幅回路**の例を示した．図6-23(a)は，これまで学んだエミッタ接地増幅回路のコレクタ抵抗R_Cの替わりにトランスを組み込むことにより，図6-23(b)のCR結合よりも効率よく負荷に電力を供給することができる.

負帰還によって安定動作させるために，ある程度の大きさのR_EとR_Cが必要なことはすでに述べた．したがって，安易に負荷とR_Cを入れ替えることはできない．そこで，トランスを用いてインピーダンス変換することにより，抵抗値の低いスピーカやモータなどの電力を必要とする負荷を駆動することが可能になる．トランスの1次側の巻数をN_1，2次側の巻数をN_2，2次側に接続された負荷をR_Lとすると，一次側の電圧v_{T1}，電流i_{T1}の比は次式のように表すことができる.

$$\frac{v_{T1}}{i_{T1}} = \left(\frac{N_1}{N_2}\right)^2 R_L = R_{T1}$$

R_{T1}は1次側からみたインピーダンスを表している．例えば，$R_L = 10$ Ωであっても，$N_1 = 100$，$N_2 = 10$ならば，コレクタ端子に接続された交流信号に対するインピーダンスは$1\,\mathrm{k}\Omega$となる.

図6-23(a')および(b')に交流等価回路を示した．キャパシタと直流電源は交流的に短絡と置き換えられる．ここで，トランスを用いて負荷を結合したときのR_{T1}と，CR結合による出力側回路のインピーダンス（$R_C \| R_L$）が同様の特性となるように回路を設計したならば，増幅回路の出力側電力P_{out}はともに，

$$P_{out} = \frac{v_{CEm}}{\sqrt{2}} \times \frac{i_{Cm}}{\sqrt{2}} = \frac{v_{CEm} \cdot i_{Cm}}{2}$$

v_{CEm}，i_{Cm}は，交流成分v_{CE}，i_Cの最大値

となる．図6-23(a')の等価回路において，トランスが損失のない理想的なものならば，P_{out}はトランスに接続された負荷R_Lへすべて与えられることになる．一方で，図6-23(b')のCR結合では，R_Lに実際に供給される電力はP_{out}からR_Cで消費される電力を差し引いたものとなり，トランスを用いた回路よりも効率が悪化する．このような観点で，増幅回路にトランスが用いられることがある.

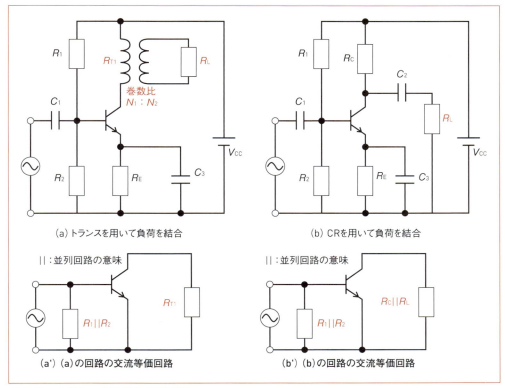

図6-23　A級シングル電力増幅回路

2. B級プッシュプル電力増幅回路

B級プッシュプル電力増幅回路は，信号を増幅するエミッタ接地回路の後段にプッシュプル回路を接続したものである．前述のA級シングル電力増幅回路よりも効率がよい回路である．

73頁で説明したプッシュプル回路では，信号振幅v_{IN}が$-0.6\,\mathrm{V} < v_{IN} < 0.6\,\mathrm{V}$の範囲において増幅することができない（クロスオーバひずみ）．そこで，最低限のバイアス（約$0.6\,\mathrm{V}$）を加えて，出力波形の歪みをなくす必要がある．図6-24に2種類のプッシュプル回路を示した．Tr_1は信号増幅のためのエミッタ接地増幅回路のトランジスタである．

図6-24(a)は，トランジスタのV_{BE}に$0.6\,\mathrm{V}$のバイアスを加えるためにダイオードを応用した回路である．ダイオードの順方向電圧V_FとトランジスタのV_{BE}の電圧差によって大きなコレクタ電流が流れると熱暴走を起こすため，抵抗R_Eを挿入してコレクタ電流を制限している．

熱暴走の根本的な改善策として，図6-24(b)のようにプッシュプルの2つのトランジスタと熱結合（温度変化が同じになるように素子を接続）した4個目のトランジスタTr_4によって，温度変化にバイアスを追従させる方法が提案されている．Tr_4のV_{CE4}は，Tr_2とTr_3のベース2端子間の電圧であるから，およそ$2V_{BE}$となるようにすればよく，R_AとR_Bの

電力増幅回路　75

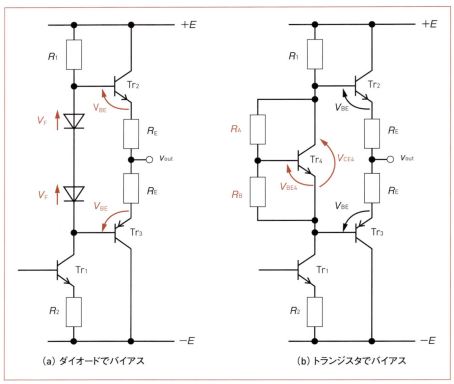

図6-24　B級プッシュプル電力増幅回路（プッシュプルの方法）

大きさによって調整できる．

$$V_{CE4} = \frac{R_A + R_B}{R_B} \cdot V_{BE4}$$

Tr_2, Tr_3, Tr_4 は熱結合しているため，例え温度変化が起きたとしても，同じようにすべてのトランジスタの V_{BE} が変化するため，回路は安定したバイアス条件を維持することができる．

増幅回路の区分

増幅回路はA級，B級，C級，D級と区別することがある．これは特にA級が優れているという意味でなく，バイアスと動作域の特徴による区別の呼称である．A～C級はアナログ増幅回路，D級はオン，オフのスイッチング回路によるディジタル増幅回路である．

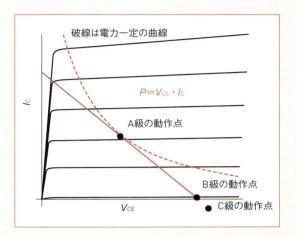

A級：入力信号振幅の全域の増幅を，線形に増幅して出力するために，負荷線の中央に動作点を置く増幅回路のこと．出力波形の歪みが少ない一方で，バイアス電流が常に流れるため消費電力（無駄）が大きい．**右図**をみてわかるように，負荷線上でもっとも電力が大きくなる点に動作点がある．電力効率が最大でも50％と低いため，小信号増幅や比較的小さな電力増幅に用いられる．

B級：入力交流信号の片側の振幅のみ増幅するようにした増幅回路のこと．$V_{BE} ≒ 0.6$ Vでバイアスすると，入力信号が正のときのみ増幅信号が出力され，負ではコレクタ電流が流れない．A級に比べ，特に小さな信号において損失が少なく，最大効率は78.5％に改善する．

2つのB級増幅回路を対象に接続したプッシュプル回路とすることで，入力信号の両側の振幅を増幅することができる．

C級：B級よりもさらにバイアス電圧を下げ（ゼロまたはきわめて小さく），入力信号の振幅が小さいうちは増幅せず，大きな信号が入力されたときのみ増幅する増幅回路のこと．入力波形の一部だけ増幅するため，出力波形はきわめて大きく歪むが，効率はもっとも高い．信号振幅に意味のない高周波の増幅回路などに用いられる．

章末問題

問題1 図の電流帰還バイアス回路を，おおよそ $I_C = 2\,\text{mA}$, $V_{CE} = 5\,\text{V}$ になるように設計したい．R_1, R_2, R_C, R_E をいくらにすればよいか．
ただし，トランジスタの温度変化などによって V_{BE} が変化したとしても，コレクタ電流が大きく変動しないように，R_E による電圧降下を V_{BE} の2倍以上となるように設計せよ．また，R_1 と R_2 によるバイアスに対して，ベース電流の変化の影響を減らすため，R_1 に流れる電流は I_B の10倍以上とすること．

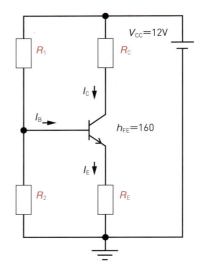

問題2 図6-7（60頁）はnpnバイポーラトランジスタを使った増幅回路である．pnpトランジスタに入れ替えて，同様の増幅回路を作成したい．どのように組み替えればよいか．

問題3 図6-16（66頁）のエミッタ接地増幅回路の C_1, C_2 を $10\,\mu\text{F}$ として，$R_L = 20\,\text{k}\Omega$ の負荷抵抗を接続したとき，電圧利得が3dB低下する周波数はいくらか．ただし，$h_{FE} = 100$ とする．また，C_1, C_2 を $0.1\,\mu\text{F}$ とするとどのようになるか．

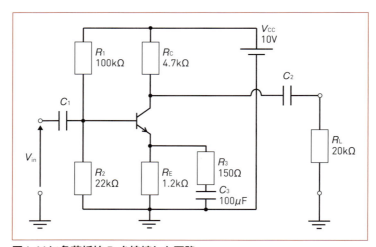

図6-16に負荷抵抗 R_L を接続した回路

（解答は241-242頁）

第7章 電界効果トランジスタ

第5章で説明したように，FET (field-effect transistor) はゲート電圧によってドレイン電流を制御する電圧制御素子である．

1 接合形FET

基本的な内容は第5章を参照しながら，図7-1を使ってnチャネルJFETの動作を説明する．

図7-1①のように，ゲート，ドレイン，ソースがすべて等しい電位のとき，空乏層は小さく，n型チャネルの幅は広い状態にある．JFETは，ゲート電流が流れないように，G-S間のpn接合に逆バイアスをかけて使用する．図7-1②のように，V_{GS}（負の値）によって空乏層の大きさを変えることができる．すなわち，V_{GS}によって**チャネル幅（チャネル抵抗）**を制御することができる．さらに，V_{GS}を大きくすると，空乏層によって完全にチャネルが塞がれる（図7-1③）．

図7-1④のように，GとSを短絡してD-S間に電圧を加えると，G-D間のpn接合が逆バイアスとなるため空乏層の一端が拡大し，D側のチャネル幅が狭められる．このとき，チャネルを流れる電流I_DはV_{DS}に比例する．この条件で動作するJFETは抵抗器のように振る舞う（抵抗領域）．V_{DS}をさらに大きくすると，図7-1⑤のように，空乏層の一端を指で摘んでチャネルを塞いだような状態になる（**ピンチオフ**）．ピンチオフを起こす最小のV_{DS}を**ピンチオフ電圧**V_Pとよぶ．V_Pを超えてV_{DS}を増加させてもI_Dはほとんど変化せず，まるで飽和したかのような一定の値となる（飽和領域）．

図7-1⑥は，④の条件からV_{GS}を加えてチャネル幅を狭めた状態で，④よりも大きな抵抗値の抵抗器のように振る舞う．この状態からV_{DS}を大きくしていくと，⑤よりも小さな電圧でピンチオフする（図7-1⑦）．これは，V_{GS}によってすでにチャネルが狭められているためである．ピンチオフ後はI_Dは一定となる．さらにV_{DS}を大きくすると，図7-1⑧のように完全にチャネルが塞がれ，I_Dは遮断される．

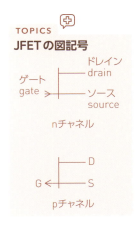

TOPICS
JFETの図記号

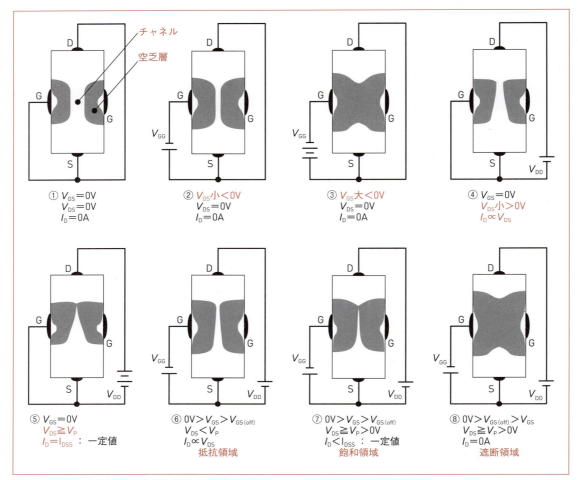

図7-1 nチャネル接合形FETの動作模式図

1. 伝達特性と出力特性

　JFETはゲート端子に逆バイアスをかけて使用するため，ゲート電流はほとんど流れない．D-S間を短絡させて，負のV_{GS}を加えたときに流れるゲート電流のことを**ゲート漏れ電流**I_{GSS}（gate-source leakage current）とよび，nAのオーダである．したがって，バイポーラトランジスタのような入力特性（入力電圧と入力電流の関係）を考える必要はない．そこで，FETの静特性の一つとして，V_{DS}一定の条件における入力電圧V_{GS}と出力電流I_Dの関係を示した**伝達特性**（**transfer characteristics**）が用いられている．

　図7-2に示したように，JFETの状態は図7-1の⑤，⑦，⑧に対応する．$V_{GS}=0$Vのときチャネル幅がもっとも広くなるため，I_Dはもっとも大きい値となり，この電流を**ドレイン飽和電流**I_{DSS}（**drain-source saturation current**）とよぶ．JFETのI_{DSS}は素子ごとのバラツキが大きいため，バイポーラトランジスタのh_{FE}の分類のようにR，O，Y，

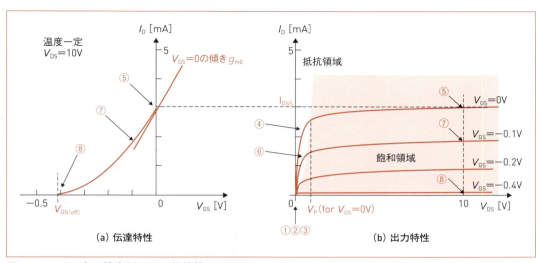

図7-2　nチャネル接合形FETの静特性

GR，BLとランク分けされる（Tipsトランジスタの形名, p.48を参照）．負のV_{GS}を大きくしていくと，チャネルが狭められI_Dが減少し，$V_{GS(off)}$となったときドレイン電流が流れなくなる．この$V_{GS(off)}$のことを**ゲート・ソース間遮断電圧**（gate-source cut-off voltage）とよぶ．

伝達特性（飽和領域）のドレイン電流は次式で表される．

$$I_D = I_{DSS}\left(1 - \frac{V_{GS}}{V_{GS(off)}}\right)^2 \tag{7-1}$$

バイポーラトランジスタの電流増幅率h_{FE}に対して，FETでは**相互コンダクタンス**（transconductance）g_mが用いられる．g_mは，G-S間の電圧変化に対してドレイン電流がどの程度変化するかを表したものなので，抵抗の逆数の形となり，単位はジーメンス［S］となる．

G-S間を短絡させたときの相互コンダクタンス（図7-2の$V_{GS}=0$Vの傾き）をg_{m0}とすると，あるV_{GS}またはI_Dにおけるg_mは次式のようになる．

$$g_{m0} = -2\frac{I_{DSS}}{V_{GS(off)}} \tag{7-2}$$

$$g_m = g_{m0}\left(1 - \frac{V_{GS}}{V_{GS(off)}}\right)$$
$$= g_{m0}\sqrt{\frac{I_D}{I_{DSS}}} \tag{7-3}$$

g_mは順方向伝達アドミタンス$|Y_{fs}|$と表記されることもある．

図7-2(b)は，V_{GS}一定の条件でV_{DS}の変化に対するI_Dの変化を表したもので，**出力特性**（output characteristics）ともよばれる．伝達特性で説明したように，$V_{GS}=0$のときもっとも大きなドレイン電流が流れ，V_{GS}を負に向かって大きくするとI_Dは減少する．

V_{DS}をゼロから増加させていくとI_Dも増加していく．この条件で，FETが動作しているときは抵抗のように振る舞うため，**抵抗領域**

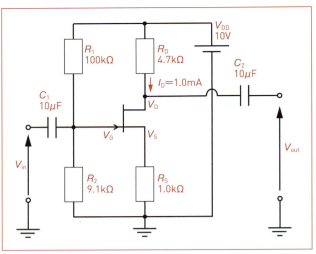

図7-3 nチャネルJFETを用いたソース接地増幅回路

(**ohmic region**) とよばれる．V_{DS}がV_Pとなったときピンチオフが起こり，I_Dはそれ以上増加しなくなる．V_{DS}を増加させてもI_Dが増えなくなるため，**飽和領域**（**saturation region**）とよばれる．

2. 応用回路

バイポーラトランジスタと同じように，FETを使って信号増幅を行うことができる．図7-2の特性を有するJFETを使った増幅回路を図7-3に示した．

R_1とR_2によってV_{DD}が分圧されるので，ゲート電圧は，

$$V_G = V_{DD} \cdot \frac{R_2}{(R_1 + R_2)} \fallingdotseq 0.83\,\text{V}$$

となる．バイポーラトランジスタでは，$V_{BE} = 0.6\,\text{V}$として次の計算に移れたが，JFETのV_{GS}はI_Dや部品のバラツキによって値が異なるため，同じ手順は適用できない．ここではドレイン電流が与えられているので，次のように解析できる．

$$\begin{aligned}
V_S &= I_D \cdot R_S = 1.0\,\text{V} \\
V_{GS} &= V_G - V_S \fallingdotseq -0.17\,\text{V} \\
V_D &= V_{DD} - I_D \cdot R_D = 5.3\,\text{V} \\
V_{DS} &= V_D - V_S = 4.3\,\text{V}
\end{aligned}$$

図7-2をみると，飽和領域で動作していることがわかる．次に式（7-2），式（7-3）を使って，相互コンダクタンスg_mを求めると約8.7 mSとなる．これは，V_{GS}の0.1 Vの変化に応じてI_Dが0.87 mA変化するという意味だが，このまま単純に増幅回路の増幅度とは結びつかない．ここでは，ゲート電圧の変化$\varDelta V_G$に比べてG-S間電圧の変化$\varDelta V_{GS}$が十分に小

> トランジスタを用いた増幅回路を設計する場合には，最大定格や負荷を考慮して，抵抗値などよりも先にI_CやI_Dを決める．

さいとして，V_{GS}一定と簡略化して増幅度を考えてみる．

$$V_{out} = \Delta V_D = \Delta I_D \cdot R_D = \frac{\Delta V_G}{R_S} \cdot R_D$$

ΔV_GはV_{in}の交流成分なので，電圧増幅度A_Vは次式となる．

$$A_V \fallingdotseq \frac{R_D}{R_S} \tag{7-4}$$

JFETではV_{GS}に負の電圧を必要とするのに，正の外部電源V_{DD}だけでこれが実現できたのを不思議に感じるかもしれない．これは，ソース側抵抗R_Sによって発生するV_Sと，ゲート側のR_1，R_2の分圧で得られるV_Gの関係を，$V_S > V_G$となるように調整することで実現している．このようなバイアス方法を**自己バイアス**とよぶ．また，バイポーラトランジスタの電流帰還バイアスと同様に，R_Sによって負帰還がかかるため回路の安定性が高い．

演習 1　ソース接地増幅回路（自己バイアス）の設計

　図7-2の特性をもつ JFET を使って，振幅 0.1 V の交流電圧信号を増幅するソース接地増幅回路を設計してみる．ここでは自己バイアスを採用する．

　図 (a) に回路図を示した．入力信号が交流なのでカップリングキャパシタ C_1 は必要ないが，入力信号に直流ノイズが重畳するとバイアス条件が変化してしまうため挿入してある．

　まず，自己バイアスの設計をする．JFET はゲート電流がほとんど流れない．したがって，直流（バイアスのみ）では，ゲートとグランド間に接続した抵抗 R_G に直流は流れず，電圧降下もない．すなわち，R_G によってゲートの電位をグランドに落とすことができる．ゲートの入力インピーダンスは非常に大きいため，この回路の入力インピーダンスは R_G で近似される．一般的に，増幅回路の入力インピーダンスは高いほどよいため，ここでは $R_G = 1\,\mathrm{M\Omega}$ を採用する．また，入力側の CR 結合による遮断周波数 f_C は，

$$f_C = \frac{1}{2\pi C_1 R_G}$$

なので，例えば C_1 を $1\,\mu\mathrm{F}$ としたらならば $f_C \fallingdotseq 0.16\,\mathrm{Hz}$ となる．図 6-7 のバイポーラトランジスタのエミッタ接地増幅回路に比べて，小さなキャパシタでも十分低い遮断周波数となる．ここでは $C_1 = 1\,\mu\mathrm{F}$ とする．

　R_G によって直流的にゲート電位を 0 V としたため，例えばソース電位が 0.2 V であれば JFET の V_{GS} は $-0.2\,\mathrm{V}$ となる．このように，自己バイアスは負の電源を使わずに逆バイアスをかけることができる．適正な V_S を決めるために，JFET 出力特性に負荷線を引き，動作点を決める．負荷線の式は，

$$V_{DS} = V_{DD} - (R_S + R_D)I_D$$
$$I_D = -\frac{1}{R_S + R_D} \cdot V_{DS} + \frac{V_{DD}}{R_S + R_D}$$

となる．ここで，I_D を JFET の最大ドレイン電流 I_{DSS} 以下の 2.5 mA としたならば，$(R_S + R_D)$ は 4 kΩ と計算できる．

　さらに，図 7-2 の出力特性に負荷線を書き込むと，図 (b) のようになる．図より，JFET の動作が飽和領域で，かつ ΔV_{GS}（入力信号 v_{IN} の変化）に応じて ΔV_{DS}（C_S によってソース端子が接地され，C_2 によって直流成分がカットされるため $\Delta V_{DS} = v_{OUT}$）が $0 \sim V_{DD}$ の範囲で適切に変化する動作点を探す．ここでは，赤点で示した $V_{GSQ} \fallingdotseq -0.14\,\mathrm{V}$，$I_{DQ} \fallingdotseq 1.4\,\mathrm{mA}$，$V_{DSQ} \fallingdotseq 4.6\,\mathrm{V}$ を動作点 Q とする．

接合形 FET　83

バイアスのための条件が決まったので，R_S および R_D は次式で求められる．

$$R_S = \frac{-V_{GSQ}}{I_{DQ}} = 100 \ \Omega$$

$$R_D = 4000 - 100 = 3.9 \ \text{k}\Omega$$

I_D の交流成分をバイパスしてソースの電位をバイアス状態に安定化させるために，ソース端子とグランド間に C_S を挿入する．C_S の値が小さいと，低周波数においてバイパス効果がなくなり，バイアスの変動を引き起こす．また，C_2 は R_D と負荷の大きさによって周波数特性に影響を与える．これらの観点から，ここでは $C_S = 470 \ \mu\text{F}$，$C_2 = 10 \ \mu\text{F}$ とする．

<設計した回路定数>
$R_G = 1 \ \text{M}\Omega$，$R_D = 3.9 \ \text{k}\Omega$，$R_S = 100 \ \Omega$，$C_1 = 1 \ \mu\text{F}$，$C_2 = 10 \ \mu\text{F}$，$C_S = 470 \ \mu\text{F}$
図 (c) にこの回路で予測される V_{GS} と V_{DS} の波形を示した．図の波形から直流成分を取り除くと，入力 v_{IN}，出力 v_{OUT} の波形となる．

<回路の増幅度>
図 (b) の出力特性と負荷線からみてとれる ΔV_{DS} は約 7 V である．ΔV_{GS} は 0.2 V であるから，特性図から求めた電圧増幅度は 35 倍となる．
また，用いた JFET の相互コンダクタンス g_m を用いて式を立てると，

$$\Delta I_D = g_m \times \Delta V_{GS}$$

$$\Delta V_{DS} = I_D \times R_D = g_m \times \Delta V_{GS} \times R_D$$

$$\frac{\Delta V_{DS}}{\Delta V_{GS}} = g_m \cdot R_D$$

となる．式 (7-3) から g_m を求めると約 10 mS となるので，上式に代入すると電圧増幅度は 39 倍と計算できる．
ここまでの考え方は，特性図に手で線を引いたり，動作点の傾きで g_m を代表したりすることから多くの誤差を含む．しかし，実際の製品も許容範囲内で特性にバラツキがあることから，実用的な解析手法として有用である．

84　第 7 章　電界効果トランジスタ

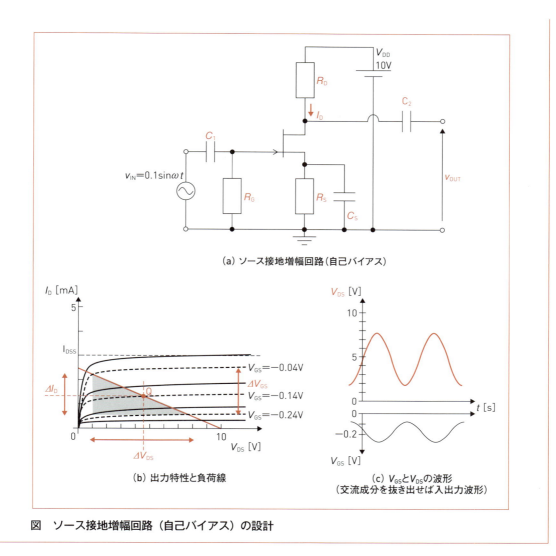

(a) ソース接地増幅回路（自己バイアス）

(b) 出力特性と負荷線

(c) V_{GS}とV_{DS}の波形
（交流成分を抜き出せば入出力波形）

図 ソース接地増幅回路（自己バイアス）の設計

2 MOSFET

　基本的な内容は第5章を参照しながら，図7-3を使ってエンハンスメント型のnチャネルMOSFETの動作を説明する．

　nチャネルMOSFETは，p型の基板表面に不純物濃度の高いn型のソースおよびドレイン領域を形成し，その間に薄い酸化（SiO_2）膜を介した金属（導電性）ゲートを取り付けた構造をもつ．図7-4①のように，何も電圧が加わらないときチャネルは存在しない．次に，図7-4②のようにゲートと基板間に電圧を加えると，p型基板内部の電子（少数キャ

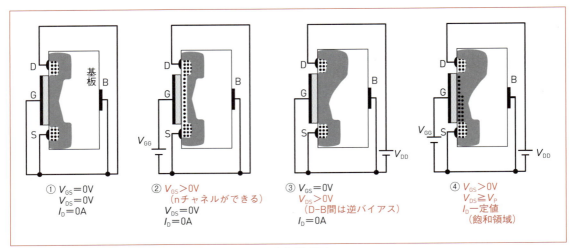

図7-4　エンハンスメント型のnチャネルMOSFETの動作模式図

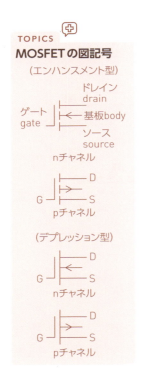

TOPICS
MOSFETの図記号

（エンハンスメント型）
nチャネル
pチャネル

（デプレッション型）
nチャネル
pチャネル

リア）が酸化膜近傍に引き寄せられ，n型のチャネルが発現する．このときのD-S間の抵抗を**オン抵抗**$R_{DS(ON)}$とよび，ゲート電圧を大きくするほど小さくなる．

図7-4③のようにD-S間に電圧を加えると，D側の空乏層だけが大きくなる．これは，BとSを共通端子に接続しているため，D-B間のpn接合に対して逆バイアスとなるためである．

GとDの両方に電圧を加えると，V_{GS}によってチャネルがつくられ，V_{GS}によってドレイン電流I_Dが流れる．JFETと同様に，V_{DS}を増やすとI_Dも増加するが，やがて**ピンチオフ**が起きる．図7-4④のように，**ピンチオフ電圧**V_Pを超えてV_{DS}を増やしてもI_Dは一定となる．

オン抵抗は，製品によっては1mΩ以下の非常に小さな素子もある．また，ゲート端子は酸化膜によって絶縁されており，直流電流はほとんど流れない．したがって，MOSFETそのものの入力インピーダンスは接合形FET（～10^9Ω）と比べても非常に大きくなる（～10^{14}Ω）．欠点として，ゲートと基板がキャパシタを構成しているため静電気を蓄積しやすく，これにより高電圧（およそ100V以上）になると酸化膜が破壊され，不可逆的な絶縁破壊を起こす．

1. 伝達特性と出力特性

図7-5(a)はnチャネルMOSFETの**伝達特性**，(b)は**出力特性**である．$V_{GS}=0$Vのときは，チャネルがないためドレイン電流は流れない．V_{GS}をゼロから増加させ，ある閾値$V_{GS,th}$を超えるとドレイン電流I_Dが流れ始め，2乗の関数で増加してゆく．

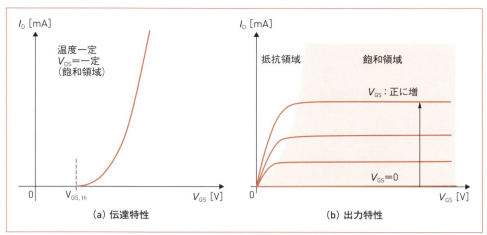

図7-5　エンハンスメント型のnチャネルMOSFETの静特性

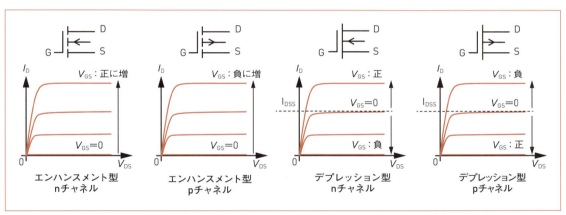

図7-6　各タイプのMOSFETの出力特性

$$I_D = k(V_{GS} - V_{GS,th})^2 \qquad (7\text{-}5)$$
k：素子ごとに異なる定数

　出力特性は，接合形FETと同じようにピンチオフを境にして**抵抗領域**と**飽和領域**がある．参考のため，pチャネルおよびデプレッション型の出力特性を図7-6に示した．

2. 応用回路

　トランジスタを用いて信号増幅や電子スイッチを行う場合，内部抵抗が小さいほど無駄な消費電力（発熱）は低減する．MOSFETはオン抵抗が小さいため，同じ電流で駆動した場合でも消費電力が少なく，放熱に有利である．さらに，ゲートがキャパシタの構造をしているため，入力信号に変化がみられたときにわずかな電流が流れるだけで，たとえ

ゲートに電圧が加わっていても直流であれば電流は流れない．これらから，MOSFETは増幅回路だけでなく，電子スイッチやディジタルICとして広く応用されている．

1) 電球のスイッチング

一般的にICやマイコンなどのディジタル素子では，区別が容易な2値の電圧信号（low, high）をやりとりできればよく，電流が少ないほど消費電力は少なくてすむ．このような理由もあり，多くのディジタル回路は電流を出力できるように設計されておらず，電球やモータなどの電流を必要とする負荷を直接駆動することはできない．そこで，図7-7のようなMOSFETによる電子スイッチが応用されている．

サイリスタ

サイリスタ（thyristor）は，2〜4端子の電子スイッチとして働く半導体素子の総称である．トランジスタのような信号増幅には用いられない．サイリスタは，オンかオフの状態でしか動作しないように設計されているため，トランジスタに比べてスイッチとしての取り扱いが容易で安定している．電力スイッチング回路，モータ制御回路，位相制御回路などに応用されている．

代表的なサイリスタにSCR（silicon-controlled rectifiers）がある．SCRはアノード（A：anode），カソード（K：Kathode（独），C：cathode（英））およびゲート（G：gate）の3端子をもつ．下図に示したように，pnpnという構造は，pnpバイポーラトランジスタとnpnバイポーラトランジスタを連結したものと同じ働きをする．SCRの特徴は以下の4点である．

・Gにトリガー電圧（電流）を加えるとオン（A-K間が開通）する．
・電流の流れる向きは，ダイオードと同様にAからKの一方向である．
・いったんオン状態になるとGの電圧（電流）を取り除いてもオンのままである．
・オフにするためにはA-K間の電流をゼロにするか，極性を反転させる必要がある．

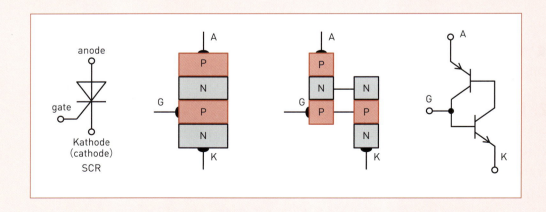

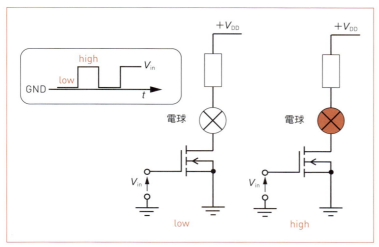

図7-7　パルス波によるLEDのスイッチング回路

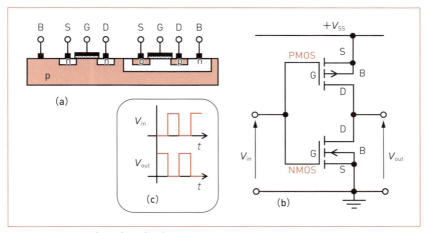

図7-8　CMOSによるインバータ

2) CMOSによるインバータ

　特性のそろったnチャネルMOSFETとpチャネルMOSFETの組み合わせを **CMOS**（complementary metal oxide semiconductor）とよぶ．図7-8(a)の例は，p型半導体基板上にCMOSを作製した場合の断面図である．図7-8(b)は，CMOSを応用したインバータ回路である．入出力の状態を反転させる（入力オンのとき出力オフ，入力オフのとき出力オン）ものを**インバータ**とよぶ．このCMOSインバータは，入力信号の振幅が変化したときにわずかなゲート電流とドレイン電流が流れるだけで，いったん切り替わればどちらかのFETがオフとなり電流は流れなくなる．消費電力が少なく，ディジタル回路などに広く応用されている．

$V_{in} = 0\,V$
$V_{GS\_P} = -V_{SS}$
PMOS on
$V_{GS\_N} = 0$
NMOS off
$V_{out} = V_{SS}$

$V_{in} = V_{SS}$
$V_{GS\_P} = 0$
PMOS off
$V_{GS\_N} = V_{SS}$
NMOS on
$V_{out} = 0\,V$

MOSFET　89

章末問題

問題1 図のように，6個のMOSFETと直流モータが接続された回路がある．回路の入力端子に振幅が$V_{GS,th}$以上のパルス波を入力したときの動作を解析せよ．

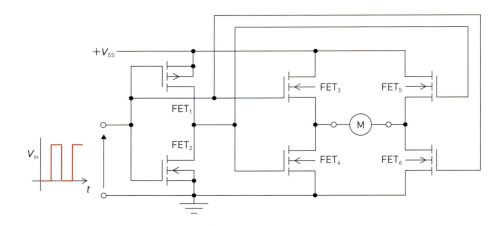

(解答は243頁)

第8章 オペアンプ

1 オペアンプとは

　現在，我々の生活を支えているのは，各種電子機器を動かしているディジタル技術といって過言ではない．一方，身の回り（自然界）に目を向けてみれば，物理量（たとえば気温の変化など）はアナログ的に変化しているものばかりである．我々が使っている各種電子機器で扱うディジタル量は，アナログ量をサンプリングし，量子化してはじめて役に立つ技術といえる．したがって，どんなにディジタル技術が発展しても，温度，湿度，光，音，圧力など，自然界の物理量を扱うかぎり，各種電子機器からアナログ処理がなくなることはないといえる．そのアナログ技術の基本として，数多くの電子機器（電子回路）の中で使用されている素子が，本章で学ぶオペアンプである．

　オペアンプ（オペレーショナルアンプ：operational amplifier，**OPアンプ**と表記する場合もある）とは，一般に演算増幅器のことを指す（図8-1）．オペアンプの形状はIC化されており，その中身は，トランジスタやFET，抵抗やキャパシタの機能をもった回路で構成されているが，内部はブラックボックスとして扱う（図8-2）．

IC
integrated circuit．集積回路

　電子回路で用いられるオペアンプの図記号を図8-3に示す．図8-1〜図8-3よりわかるように，オペアンプは2つの電圧源（正負の直流電圧：V_{CC}，V_{EE}），2つの入力端子（$v_{in}(-)$，$v_{in}(+)$），1つの出力端子（v_{out}）

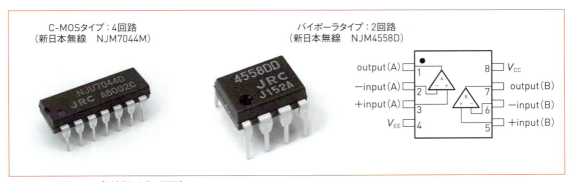

図8-1　オペアンプ外観とピン配列

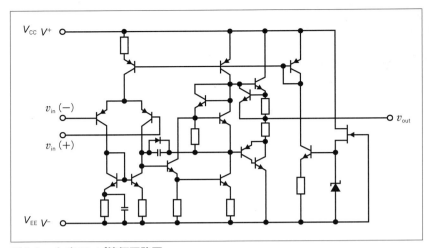

図8-2 オペアンプ等価回路図
NJM4558：この回路が2つ入っている

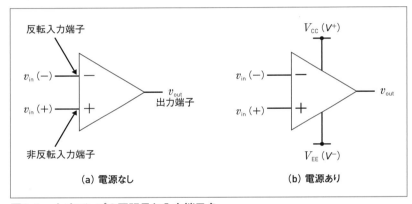

図8-3 オペアンプの図記号と入力端子名

からなる．この2つの入力端子は機能的に大きな違いがあるため（後述），ピン位置の区別が付けられるように，素子パッケージ左上には丸い切り欠きが，回路図では−記号と＋記号が付けられている．オペアンプは，これら2つの入力ピンに加えた連続的に変化する信号電圧（アナログ信号）を比較したり，信号電圧を大きく増幅したりして利用されている．

本章では，オペアンプの基本から実際の身の回りの電子機器や医療機器などで用いられているオペアンプの応用回路について学習していく．

2　オペアンプの性質と基本動作

1. オペアンプでできること

　オペアンプには多くの種類があり，幅広い分野で用いられている．まずは，オペアンプで実現されている代表的な機能について，以下にあげてみる．オペアンプの機能を理解するには，身の回りで用いられている電子機器を想像しながら考えると，電子機器の中でどのように利用されているかイメージがつかみやすい．

①小さな信号を大きな信号にできる：増幅機能．小さな音を大きくしたり，生体信号など小さな電気信号を大きくすることが可能．

②必要な周波数の信号を取り出す：フィルタ機能．目的の信号以外のノイズを除去したり，低い（高い）音だけを取り出したり（取り除いたり）することが可能．

③周波数や電流の変化を電圧変化へ変換できる：信号変換機能．光センサで生じた電流や，モータの回転速度を電圧値に変換することが可能．

④信号を合成・演算（積分・微分・加算など）できる：信号処理機能．音声信号を合成したり，電圧信号を演算したりすることが可能．

⑤種々の波形信号を連続再生することができる：発振機能．色々な音程や音色の音を連続再生したり，正弦波や矩形波などの連続波形を発信することが可能．

2. オペアンプの特徴

　一般的なオペアンプには，プラスとマイナスの2つの直流電圧源を用いるもの（**両電源**）と，プラスだけの電源を用いる**単電源**のものがある（図8-4）．両電源タイプは0Vを中心に振幅している信号を扱い，単電源のタイプはGND（0V）からプラス側に振幅している信号を扱う．そこで，一般的なオペアンプのおもな特徴について，理想的なオペアンプの特徴を含めて述べる．

①電圧増幅度が非常に大きい

　電圧増幅度（出力電圧に対する入力電圧との比）が100 dB（10万倍）程度である．たとえば，NJM4558（バイポーラタイプ）では100 dB（10万倍），NJU7043（C-MOSタイプ）では90 dB（約31,600倍）の増幅度をもつ．増幅度が大きくそのままでは使いにくいこともあるため，通常の回路では負帰還（後述）をかけて使用する．

　理想オペアンプでは，電圧増幅度は無限大として仮定すると，2つの入力端子間に電位差はない．つまり，2つの入力端子はショート（短絡）

TOPICS
理想オペアンプ
オペアンプを回路で用いる場合，「回路で使用するオペアンプは理想的なものであると仮定する」と考えると，回路を設計・計算するのが容易となる．

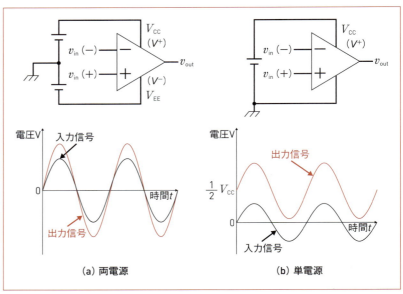

図8-4　オペアンプの電源供給方法と出力波形

していることになり，これをイマジナリショート（バーチャルショート：後述）とよぶ．

②入力インピーダンスが非常に大きい

オペアンプの**入力インピーダンス**は非常に大きく，数MΩ以上となる．また，入力にFETやC-MOSを使ったものは，バイポーラタイプに比べ，さらに入力インピーダンスが大きくなる．入力インピーダンスが大きいということは，オームの法則よりオペアンプの入力端子にはほとんど電流は流れない，ということになる．したがって，理想オペアンプでは入力端子には電流が流れない，として考えるが，実際にはほんのわずかの電流（入力バイアス電流：後述）が流れている．たとえば，LMJ4558の入力インピーダンスは5MΩ（5×10^6 Ω）であるので，入力端子に

  単電源オペアンプ（図8-4）

　本書では，通常のアナログ信号がプラスとマイナスの信号を扱うことが多いため，正電源（V_{CC}）と負電源（V_{EE}，または$-V_{CC}$）の2つの電源を用いたオペアンプの動作についてメインで扱っている．しかし，ディジタル回路が中心となってきている電子回路では，電源を1つしか用いない場合があり，これを単電源という．単電源オペアンプとは，GNDレベル（0V）の入力電圧が印加可能なオペアンプを指し，マイナス電源側の信号電圧の範囲を，電源電圧の範囲まで広げることで，オペアンプのマイナス電源をGNDに接続してもGNDに近い信号まで扱えるようにしたタイプである．LM358N-NやNJM3403AD（共に新日本無線）がこれにあたる．

1Vの電圧が印加されたとすると，

$$1\,\mathrm{V}\big/5\times10^6\,\Omega=2\times10^{-7}\mathrm{A}\quad(0.2\,\mu\mathrm{A})$$

の電流しか流れないことがわかる（1 TΩ（$1\times10^{12}\,\Omega$）の入力インピーダンスをもつNJU7043では，$1\,\mathrm{V}\big/1\times10^{12}\,\Omega=1\times10^{-12}\,\mathrm{A}$（1 pA）しか流れない！！）．

③出力インピーダンスが小さい

出力インピーダンスが小さいと，オペアンプから多くの電流を引き出すことができるため，高負荷回路の接続が容易となる．

理想オペアンプでは，出力インピーダンスは0である．したがって，出力端子には大きな電流を扱うことができる．

④直流（DC）から増幅できる

オペアンプは直流信号（DC：0 Hz）から増幅可能な直流増幅器であり，計測器や制御装置，生体信号を扱う医療機器など，幅広く使用されている．

理想オペアンプでは，直流から無限大までの増幅が可能であるが，実際には周波数が高くなると増幅率は低下する（後述）．

⑤差動増幅器である

オペアンプでは，入力端子が2本あり，2端子間（$v_{\mathrm{in}}(+)$：非反転入力端子，$v_{\mathrm{in}}(-)$：反転入力端子）の電圧の差（$v_{\mathrm{in}}(-)-v_{\mathrm{in}}(+)$）が入力電圧となる．$v_{\mathrm{in}}(+)>v_{\mathrm{in}}(-)$であればプラスの電圧が入力され，$v_{\mathrm{in}}(+)<v_{\mathrm{in}}(-)$であればマイナスの電圧が入力されたことになる．これらオペアンプの入出力関係は，増幅率（開ループゲイン：後述）をA_{d}倍とおくと，

$$v_o=A_{\mathrm{d}}\cdot(v_{\mathrm{in}}(-)-v_{\mathrm{in}}(+))\,[\mathrm{V}] \tag{8-1}$$

となる（理想的には$A_{\mathrm{d}}=\infty$として考える）．このように，2つの入力端子の電圧の差を増幅することから，差動増幅器として働く．

3 | オペアンプの規格と種類

理想オペアンプの特徴（p.95）は，計算や回路設計を行うにあたり，オペアンプの特徴を抽象的にとらえたものであるため，実際のオペアンプ素子の特性とは異なる．実際のオペアンプ素子は，理想オペアンプと比較して，誤差（電気的特性）や何らかの制約（最大定格値）をもつ．ここではNJM4558を例に，オペアンプの**最大定格**や電気的特性とよばれる規格とその意味について述べるとともに，現在のオペアンプの種類について簡単にまとめる．

1. オペアンプの絶対最大定格

　NJM4558の**絶対最大定格**を表8-1にまとめた．絶対最大定格とは，オペアンプを壊さずに使用するための規格と考えればよい．

1) 電源電圧

　電源電圧は，回路中のオペアンプに印加する直流電源電圧の最大値である．図8-3(b)の通り，両電源タイプのオペアンプは，プラス電源とマイナス電源を入力する2本の入力端子をもち，この端子間に規定の電源電圧をかけて使用する．NJM4558では+18V，-18Vの電源電圧を印加して使用する．

2) 入力電圧

　2つの入力端子にかけられる最大電圧を指す．一般的に，そのときの電源電圧が最大電圧範囲となる．表8-1に示した入力電圧は2種類あり，反転入力端子$v_{in}(-)$，非反転入力端子$v_{in}(+)$の各々に電圧をかけた場合（同相入力電圧）と，それぞれの端子間に電圧をかけた場合（差動入力電圧：$v_{in}(-)-v_{in}(+)$）の別々の定格が示されている．

3) 消費電力（許容損失）

　オペアンプが消費可能な最大電力を示す．オペアンプに電圧を加えて動作させると，オペアンプ内部で消費された電力（これを損失と考える）が熱に代わり，オペアンプの内部温度を上昇させるため，使用する際の**消費電力（許容損失）**が規定されている．一般的に，周囲温度を25℃（T_a＝25℃）とした規定値が用いられる．

4) 動作温度範囲，保存温度範囲

　オペアンプが動作可能な周囲温度範囲と，非動作時の保存温度範囲を示す．

2. オペアンプの電気的特性

　NJM4558の電気的特性を表8-2にまとめた．オペアンプの電気的特性とは，直流信号を入力させたときの直流（DC）特性（以下1～9）と，交流信号を入力させたときの交流（AC）特性（以下10～12）とに分けられる．

表8-1　オペアンプの絶対最大定格（NJM4558，T_a＝25℃）

項目	定格	単位	項目	定格	単位
電源電圧	±18	V	消費電力	500	mW
差動入力電圧	±30	V	動作温度	-40～+85	℃
同相入力電圧	±15	V	保存温度	-40～+125	℃

表8-2 オペアンプの電気的特性（NJM 4558，定格電源電圧V$^+$/V$^-$＝±15V，T_a＝25℃）

	項目	条件	最小 (min)	標準 (typ)	最大 (max)	単位
1	入力オフセット電圧	R_s≦10kΩ	—	0.5	6.0	mV
2	入力オフセット電流			5	200	nA
	入力バイアス電流			25	500	nA
3	入力抵抗		0.3	5		MΩ
4	電圧利得	R_L≧2kΩ，V_0＝±10V	86	100		dB
5	最大出力電圧	R_L≧10kΩ	±12	±14		V
		R_L≧2kΩ	±10	±13		V
6	同相入力電圧範囲		±12	±14		V
7	同相除去比	R_s≦10kΩ	70	90		dB
8	電源電圧除去比	R_s≦10kΩ	76.5	90		dB
9	消費電流			3.5	5.7	mA
10	スルーレート			1		V/μs
11	入力換算雑音電圧	R_s＝2.2kΩ，30kHz，LPF		1.4		μVrms
12	利得帯域幅積			3		MHz

1) 入力オフセット電圧

理想的なオペアンプでは，入力端子間をショートすれば（信号を入力しなければ），出力電圧が0Vとなるはずだが，実際にはオペアンプの2つの入力の内部回路に若干の差異があるため，$v_{in}(-) - v_{in}(+) + \Delta v$の大きさが増幅されてしまう．この$\Delta v$を**入力オフセット電圧**（$V_{IO}$）という．入力オフセット電圧は，素子の個体差や温度などの動作条件によってばらつきがあるため，高い利得や精度を必要とする回路では，各々の誤差にあわせた補正をすることが必須となる．そこで，回路使用時にはこれを0Vに補正して使用する．つまり，入力＝0であれば出力＝0となるように，出力電圧を打ち消すための端子（オフセット調整端子）が備わっているオペアンプがある（図8-5）．

このオフセット調整端子に電圧を加えて調整するためには，一般的には図8-5(b)に示したように，電源電圧を可変抵抗を介してオフセット調整端子（図8-5(b)の端子1番と5番）に接続し，可変抵抗を調整しながら出力電圧＝0となるように調整する．

2) 入力オフセット電流，入力バイアス電流

理想オペアンプでは，2つの入力端子には電流がまったく流れないと仮定しているが，実際のオペアンプで流れる電流を**入力バイアス電流**（I_B）という．また，**入力オフセット電流**とは，オペアンプの出力電圧が0Vのとき，$v_{in}(+)$端子と$v_{in}(-)$に流出入する入力バイアス電流の差である．

オペアンプの規格と種類　　97

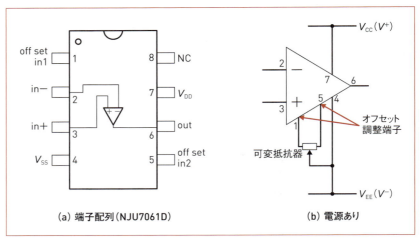

図8-5　オフセット調整

3) 入力抵抗（入力インピーダンス）

理想オペアンプでは入力インピーダンスは無限大であるが，実際のオペアンプではある大きさの抵抗値をもつ．2つの入力端子への入力電圧を変化（Δv_I）させると，入力バイアス電流（ΔI_B）も変動する．したがって入力抵抗は，$R_\mathrm{IN} = \Delta v_\mathrm{I}/\Delta I_\mathrm{B}$として算出される．入力抵抗は数MΩ以上あるため，回路設計上はとくに問題とはならない．

4) 電圧利得（開ループゲイン）

オペアンプにまったくフィードバックをかけない状態を**開ループゲイン**（オープンループゲイン）といい，理想オペアンプでは，差動入力電圧 $v_\mathrm{in}(-) - v_\mathrm{in}(+)$ が無限大に増幅される．一般的なオペアンプは100 dB程度である．

5) 最大出力電圧

オペアンプから歪むことなく出せる出力の最大と最小の電位差である．NJM4558では，電源電圧 $V_\mathrm{CC} = -V_\mathrm{EE} = 15\,\mathrm{V}$ の条件で，最大出力電圧は14 V（$R_\mathrm{L} \geq 10\,\mathrm{k\Omega}$，typ.）となり，電源電圧までは出力できないことがわかる．一方，電源電圧近くまで出力させることが可能なオペアンプもあり，出力フルスイング型（またはレール・ツー・レール型）とよぶ．

6) 同相入力電圧範囲

オペアンプが正常に動作する**同相入力電圧**の限界値で，NJM4558では，$V_\mathrm{CC} = -V_\mathrm{EE} = 15\,\mathrm{V}$ の条件で $\pm 14\,\mathrm{V}$（typ.）となり，基本的に電源電圧内の大きさ（少し低い値）となっている．一方，入力フルスイング型とよばれる，電源電圧近くまで出力させることが可能なオペアンプもあ

り，電源電圧を大きくせず，電源電圧近くの電圧レベルを入力させる場合などに用いられる．

7) 同相除去比（CMRR : common mode rejection ratio）

入力電圧を変化させた場合に変動した，入力オフセット電圧との変動比となる．前述したように，オペアンプは差動増幅器であり，2つの入力と$v_{in}(-)$と$v_{in}(+)$に差（差動入力）があれば増幅され，同相信号を2入力端子に入力すれば，理想的には増幅されないが，実際にはわずかの大きさの信号が増幅されてしまう．**同相除去比（CMRR）**は，この差動入力による増幅度（$A_d = \dfrac{差動出力 [V]}{差動入力 [V]}$）と同相入力による増幅度（$A_c = \dfrac{同相出力 [V]}{同相入力 [V]}$）との比は，

$$\mathrm{CMRR} = \frac{A_d}{A_c} = \frac{\dfrac{差動出力 [V]}{差動入力 [V]}}{\dfrac{同相出力 [V]}{同相入力 [V]}}$$

$$（デシベル表示の場合は \mathrm{CMRR} = 20\log_{10}\frac{A_d}{A_c} \ [dB]） \tag{8-2}$$

で表される．つまりCMRRとは，2つの入力信号に同時に混入する雑音など同相信号成分を取り除く能力を表している．CMRRが大きければ，より正確に差動入力からの信号のみを増幅し出力させることができる．なお，差動増幅の仕組みは後述する．

8) 電源電圧除去比

電源電圧が変化したときに，出力電圧に与える影響を表す．値が大きいほど，電源変動に対して安定して動作することになる．

9) 消費電流

オペアンプ内で消費できる最大電流である．

10) スルーレート

オペアンプを高周波入力用の回路として用いたい場合，入力電圧がステップ状に変化したときに，出力電圧がどれくらい速い変化に追従できるかを表し，周波数の上限の目安となる．**スルーレート**が小さいと，高周波の場合，正弦波（矩形波）で出力される信号が三角波に近くなったり，出力が減衰する要因となる．

11) 入力換算雑音電圧

オペアンプはトランジスタやキャパシタ，抵抗などの素子で構成されているため，オペアンプ内部で種々の周波数の誤差電圧が生じており，入力信号が加わっていなくても生じる雑音がある．これらを**入力換算雑音電圧**という．

keyword

入力換算雑音

オペアンプなど，アンプの内部で発生した雑音をすべて入力で発生したと換算したもの．オペアンプの出力で測定できるのは，オペアンプの内部で発生した熱雑音（V_n）が増幅され出力された電圧（V_{no}）となるので，入力端子間を短絡（外部雑音をカット）し，V_{no}を増幅度Aで除した値V_nが実際の大きさとなる（$V_{no} = A \cdot V_n$）．

オペアンプの規格と種類　99

12）利得帯域幅積（GB積）

　利得帯域幅積（GB積：gain band-width積）は，オペアンプの電圧増幅度と周波数の積を周波数［Hz］で表した値であり，周波数-電圧利得特性として表す（図8-6）．NJM4558にて開ループゲイン（負帰還をかけない回路）で測定した特性（図8-6(a)）は，電圧利得が周波数10Hzをこえると減少し，周波数が1MHzをこえたあたりで0dB（1倍）となる．一般的なオペアンプの周波数-電圧利得特性においても，開ループゲインは直流から低周波領域まではきわめて大きく平坦だが（図8-6(b)の範囲①），ある周波数を境に周波数とともにゲインが低下するようになり（図8-6(b)の範囲②），ある周波数でゲインが1倍（0dB：ユニティゲイン，またはゼロクロス周波数）となり（図8-6(b)の③），さらに周波数が高くなるとともにゲインは小さくなっていく．このゲインが低下しはじめてからゼロクロス周波数の付近まで，周波数が10倍ごとにゲインが1/10（-20dB/dec.）に直線的に低下する特性を示す．したがって，オペアンプとして機能するのは図8-6(b)の色で示された範囲④となる．

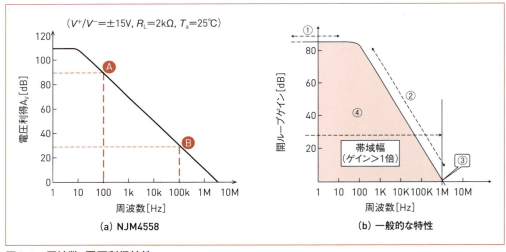

図8-6　周波数-電圧利得特性

 利得帯域幅積（GB積）

　利得帯域幅積は，次のように計算できる．図8-6(a)において，

　　A：$90[dB]=20\log_{10}A_{V1}$ より，$A_{V1}≒31,600$ 倍
　　　$G×B=A_{V1}×f_1=31,600×100=3.16MHz$
　　B：$30[dB]=20\log_{10}A_{V2}$ より，$A_{V2}≒31.6$ 倍
　　　$G×B=A_{V2}×f_2=3.16×100×10^3=3.16MHz$

となることから，電圧利得が減少しているA点，B点いずれの周波数においても，$G×B=A_V×f$の積の値はおよそ3.16MHzと一定値をとることがわかる．利得帯域幅積の値（$G×B$）をこえる部分（図8-6(b)の色で示した以外の領域）では，オペアンプは動作させることができない．

表8-3 汎用オペアンプとの比較

項目	汎用	高精度用	高速・広帯域用	低消費電力用	高音質用
	NJM4558	NJMOP-07	NJM2771	NJM2130	NJM4580
入力オフセット電圧	0.5mV	**60 μV**	2.0mV	5mV	0.3mV
入力バイアス電流	25nA	**1.8nA**	2 μA	80nA	**5nA**
スルーレート	1 V/μs	0.17V/μs	**260 V/μs**	0.5V/μs	5V/μs
消費電流	3.5mA	2.7mA	1.9mA	**80 μA**	6mA
動作電圧	±4～18V	±2～18V	±2～18V	**±2～18V**	±2～18V
入力換算雑音電圧	1.4 μVrms	0.38 μVpp	6.8nV/$\sqrt{Hz}$	50nV/$\sqrt{Hz}$	**0.8 μVrms**
CMRR	90dB	**120dB**	60dB	90dB	**110dB**

太字の項目が汎用オペアンプと比較して優れている特性

3. オペアンプの種類

　オペアンプの種類は，その特性や使用用途（民生用やオーディオなどの業務用，特殊用途としての軍事用など），パッケージ形状，両電源か単電源かなど，さまざまな基準で分類することができる．ここでは，前述したオペアンプの特性を基準として分類する（**表8-3**）．なお，本項ではオペアンプの種類ごとの性能を比較しやすいように，すべて新日本無線のオペアンプで比較した．

1) 汎用オペアンプ（NJM4558など）

　すべての特徴をもった万能なオペアンプは存在しない．本章では，使いやすく安価で入手しやすい汎用オペアンプとしてNJM4558（新日本無線）の特性を述べてきたので，NJM4558と他特性をもつオペアンプとの比較を行う．なお，汎用オペアンプとしては，増幅素子にCMOSを用いて低消費電力で動作するタイプ（電源範囲が±1.8 V～）や，単電源／低電圧で動作するタイプが主流となってきている．

2) 高精度オペアンプ（NJMOP-07など）

　汎用オペアンプと比べて，入力オフセット電圧や入力バイアス電流の低いオペアンプとして設計されており，直流特性を改善したものである．温度ドリフトの影響も受けにくく，測定器など高い精度が求められる用途に使用される一方，周波数特性など帯域幅は狭くなっている．

3) 高速・広帯域オペアンプ（NJM2771など）

　高精度オペアンプと逆の特徴をもっており，広い帯域幅や高スルーレートなど交流特性が改善された特徴をもっているが，一方で直流特性は低いものが多い．

keyword

CMOS (complementary metal oxide semiconductor)

第7章電界効果トランジスタ（p.91）参照．金属酸化物を用いた1対のp型MOS-FETとn型MOS-FETを組み合わせたもの．消費電力が少なく高速動作する特徴をいかし，不揮発性のメモリやイメージセンサなどに用いられている．

オペアンプの規格と種類　101

4) その他

低消費電力用（NJM2130など）：バッテリ駆動携帯用製品など

低雑音用（NJM2122など）：マイクロホンアンプなど

高出力用（NJM4556Aなど）：ヘッドホンアンプなど

高音質用（NJM4580など）：オーディオ用アンプなど

---

4 | 基本増幅回路

オペアンプを使った回路には多くの種類があり，身の回りの電子機器に応用されている．ここでは，オペアンプの動作を理解するために，もっとも基本的な3つの回路について学ぶ．

1. 反転増幅回路

反転増幅回路（inverting amplifier circuit）は，オペアンプと2本の抵抗で作ることができる（**図8-7**）．入力信号をオペアンプのマイナス端子（反転入力端子）に入力すると，出力信号が入力信号に対して反転されて出力される回路である．直流から増幅可能で，マイナス電圧を入力すればプラス電圧が出力される．

反転増幅回路のマイナス端子に直流電圧を加えたときの出力電圧との関係（増幅度 $A_i = 10$ 倍の場合）を示す（**図8-8(a)**）．入力電圧をマイナスからプラスの方向へ増加させていくと，−（入力電圧 × A_i）倍の出力電圧が得られる．

また，**図8-7**の回路に正弦波交流信号のような交流電圧を入力すると，オシロスコープで測定した入出力波形は，入力信号に対して出力信号が反転し（**図8-8(b)**），直流信号を入力したときと同様に，入力電圧に対して−（入力電圧 × A_i）倍の出力電圧が得られることがわかる．以下，反転増幅回路における増幅の仕組みについて述べる．

反転増幅回路では，まずオペアンプの2つの入力のうち，増幅したい信号を反転入力端子（−）へ入力させる（**図8-7**）．非反転入力端子（＋）は0V（GND）にアースされている．また，オペアンプの電源電圧を±18V（NJM4558）とした場合，2つの入力端子間の電圧が増幅された結果10Vの出力電圧を得られたとすると（式（8-1）参照），2つの入力端子間の電位差は0V*として考えてよいことになる．つまり，電位差がない（X点の電位は0V）ということは，

$$v_{in}(-) - v_{in}(+) = 0$$

$$\therefore v_{in}(-) \fallingdotseq v_{in}(+) \, [\mathrm{V}] \tag{8-3}$$

という関係となり，みかけ上，反転入力端子と非反転入力端子が短絡し

*：理想的なオペアンプの増幅率は無限大であると仮定．

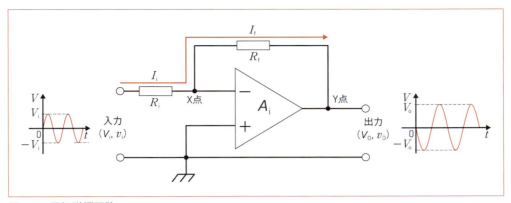

図8-7　反転増幅回路

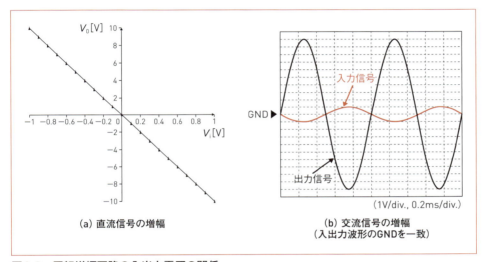

(a) 直流信号の増幅　　　(b) 交流信号の増幅
（入出力波形のGNDを一致）

図8-8　反転増幅回路の入出力電圧の関係
増幅度：$A_i=10$倍，入力電圧1V．

て接続されていると理解できる．したがって，これを**仮想短絡（バーチャルショート／イマジナリショート）**とよび，実際に2つの端子同士は短絡していないが，つながっているように扱うことができる．逆に考えると，反転入力端子が0Vで，同じく0Vの非反転入力端子がアースにつながっていることから，両入力端子ともに接地されている状態と同じであると扱えるため，これを**仮想接地（バーチャルアース／イマジナリアース）**とよぶ．また，これら2つの入力端子の入力インピーダンスは非常に大きいため（前述のオペアンプの特徴参照），オペアンプ内にはほとんど電流が流れない．

以上述べたオペアンプの特徴をふまえ，反転増幅回路の入出力の関係を示す（入力信号をv_iとおく）．

①入力インピーダンスは無限大 → 入力端子には電流が流れない
（抵抗R_fに流れる）：$I_i = I_f$

②X点の電位→　$v_X = 0$ ［V］（仮想短絡，仮想接地より）

③抵抗R_i両端の電圧降下→　$v_i - 0 = I_i \cdot R_i$［V］（②，オームの法則より）

④出力電圧v_oはY点の電位と等しい→　$v_o = v_Y = -I_f \cdot R_f = -I_i \cdot R_f$［V］

（①より，I_fにマイナスがつくのは0Vである点XからI_fが流れ出ているため）

A_iの添え字i
反転（inverse）を表す.

したがって，この反転増幅回路の増幅度A_iは，

$$A_i = \frac{v_o}{v_i} = \frac{-I_i \cdot R_f}{I_i \cdot R_i} = -\frac{R_f}{R_i} \tag{8-4}$$

となる．したがって，反転増幅回路の増幅度A_iは抵抗R_iとR_fだけで決まり，オペアンプ自身の増幅性能とは関係なく増幅度を決めることができる．また，出力電圧v_oは，

$$v_o = -\frac{R_f}{R_i} \cdot v_i = -A_i \cdot v_i ［V］ \tag{8-5}$$

となり，出力電圧が常に入力電圧v_iの抵抗比倍（一定）であるという特徴がある．また，式（8-5）の右辺にマイナスがついていることから，出力電圧は入力電圧と位相が180°（$=\pi$）反転することがわかる（図8-8(b)の位相のずれに注目）．図8-7をみると，オペアンプの出力から帰還抵抗R_fを介して信号の一部が戻る仕組みとなっており，これを**フィードバック**（帰還）という．出力と入力の電圧の位相が反転している（プラスとマイナスが逆になっている）ことから，このようなフィードバックをネガティブフィードバック（負帰還）とよぶ．

以上，反転増幅回路をまとめると，

①入力信号は反転入力端子（−）に入れる（入力インピーダンスは非常に高い）

②増幅度は2つの抵抗の比（$\frac{R_f}{R_i}$）で決まる（増幅・減衰が決まる）

③出力信号は入力信号が反転される（位相が180°異なる）

④反転入力端子がバーチャルアースにより0Vに固定されているので，回路特性が良好で各種応用回路（加算回路，微・積分回路，発振回路など）に利用される

⑤出力インピーダンスがほぼゼロであり，式（8-5）の関係で出力電圧が一定に保たれる

となる．

オペアンプは電源電圧以上の出力電圧が取り出せないことを電気的特性の項で述べたが，実際の回路で，電源電圧以上に増幅された場合にどのような出力波形となるかについて，電源電圧が±15V，入力電圧が2V，増幅度$A_i = 10$倍としてオシロスコープで測定した入出力波形を示した（図8-9）．入力電圧と増幅度から，式（8-5）より出力電圧は20Vと計算できるが，図8-9をみると，電源電圧±15Vより少し低い電圧（約±14V）で出力波形は頭打ち（プラトー）となり，飽和していることがわかる．このように，オペアンプは電源電圧以上に増幅できないことを

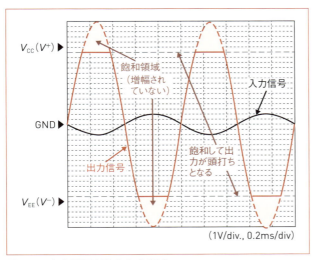

図8-9 出力電圧が飽和した場合
増幅度：$A_i=10$倍，入力電圧2 V．

理解して，回路設計・実験条件を決める必要がある．

2. 非反転増幅回路

　非反転増幅回路（non-inverting amplifier circuit）は，入力信号に対して出力信号は反転しない（図8-10，図8-11）．反転増幅回路と同様に直流から増幅可能であるが，プラス電圧を入力するとプラス電圧が出力される（図8-12(a)）．また，図8-10をみると，反転増幅回路と異なり，v_iに対し直接負帰還はかかっていない（v_iとオペアンプの間に帰還抵抗R_fがない）．しかし，反転入力端子（－）側に帰還をかけ，常にv_iと逆極性の電圧をかけることで，オペアンプ内部で負帰還がかかる．この信号の流れを図8-11（図8-10）を用いて考えてみると以下のようになる．

①出力電圧を抵抗R_iと帰還抵抗R_fで分圧した点をX点とおく．
②オペアンプの出力から抵抗R_fを通る電流I_fは，X点で反転入力端子（－）と抵抗R_iの方向へ分かれるが，反転入力端子の入力インピーダンスは非常に大きいため反転入力端子側（－）へ電流は流れず，電流I_fのほとんどは抵抗R_iへ流れる（電流I_i）．したがって，反転増幅回路と同様に，

$$I_f = I_i \tag{8-6}$$

となる．

③入力電圧v_iの上昇に伴い出力電圧が上昇すると，出力電圧v_oをR_iとR_fで分圧したX点の電位

$$v_X = \frac{R_i}{R_i + R_f} \cdot v_o [V] \tag{8-7}$$

が反転入力端子（－）に入力される．

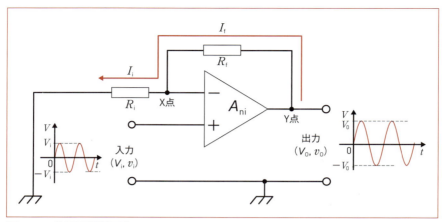

図8-10 非反転増幅回路

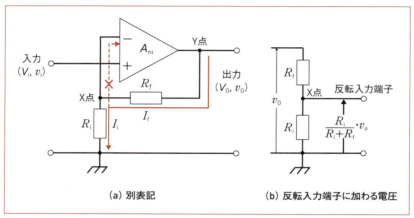

(a) 別表記　　　　　　　　(b) 反転入力端子に加わる電圧

図8-11 非反転増幅回路（図8-10の変形）

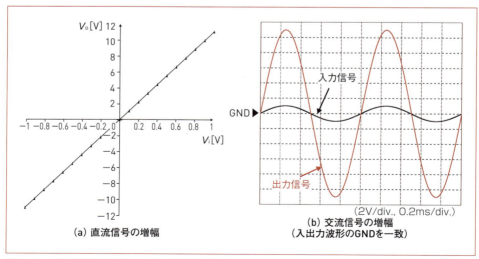

(a) 直流信号の増幅　　　(b) 交流信号の増幅
　　　　　　　　　　（入出力波形のGNDを一致）

図8-12 非反転増幅回路の入出力電圧の関係
増幅度：$A_d = 11$ 倍.

④バーチャルショートにより，非反転入力端子（＋）の電位も X 点の電位 v_X と等しくなる．

⑤非反転入力端子（＋）側から考えると，非反転入力端子（＋）には入力電圧 v_i がかかっているので，バーチャルショートにより反転入力端子（－）の電位も v_i となる．したがって，X 点の電位は，

$$v_X = v_i = \frac{R_i}{R_i + R_f} \cdot v_o \, [\text{V}] \qquad (8\text{-}8)$$

となる．

式（8-8）を出力電圧 v_o で整理すると，

$$v_o = \frac{R_i + R_f}{R_i} \cdot v_i = \left(1 + \frac{R_f}{R_i}\right) \cdot v_i \, [\text{V}] \qquad (8\text{-}9)$$

となる．

⑥したがって，非反転増幅回路の増幅度 A_{ni} は，

$$A_{ni} = \frac{v_o}{v_i} = 1 + \frac{R_f}{R_i} \qquad (8\text{-}10)$$

となる．

式（8-10）より，右辺 $\left(1 + \dfrac{R_f}{R_i}\right)$ はマイナスとはなっていないため，出力電圧の位相は入力電圧と同相である（反転しない）ことがわかる（**図8-12(b)** の入出力波形）．このように，非反転増幅回路は入出力が反転しない特徴を利用して，位相がずれると問題になるような回路などで用いられる．

以上，非反転増幅回路をまとめると，

①入力信号は非反転入力端子（＋）に入れる（入力インピーダンスは非常に高い）

②増幅度は $\left(1 + \dfrac{R_f}{R_i}\right)$ で決まる（増幅度が常に1以上）

③出力信号と入力信号は位相が同じ（同相である＝反転されない）

④出力インピーダンスがほぼゼロであり，式（8-9）の関係で出力電圧が一定に保たれる

となる．

> **A_{ni} の添え字 ni**
> 非反転 (non-inverse) を表す．

3. ボルテージフォロワ

ボルテージフォロワ（voltage follower：**図8-13(a)**）は，電圧フォロワやバッファアンプともよばれ，増幅率 A が1倍の非反転増幅回路（**図8-12**）に相当する．信号源の出力インピーダンスの大きさや，負荷抵抗の大きさに関わらず，入力信号とまったく同じ大きさ（$A=1$）の出力信号が得られる（**図8-13(b)**）．

図8-11 の非反転増幅回路において，抵抗 R_i を無限大（∞），帰還抵抗 R_f を仮に $1\,\text{k}\Omega$（有限の抵抗値）とすると，式（8-10）より，

$$A_{vf} = 1 + \frac{R_f}{R_i} = 1 + \frac{1 \times 10^3}{\infty} \approx 1 \qquad (8\text{-}11)$$

基本増幅回路　107

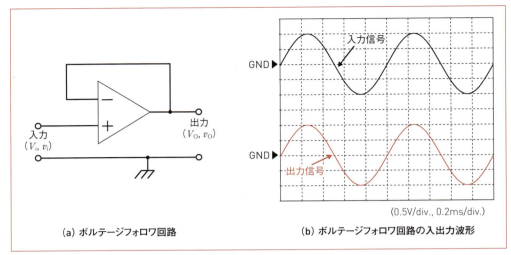

図8-13 ボルテージフォロワ回路と入出力特性

となる．抵抗R_iが無限大ということは，R_iの両端はどこにもつながっていない状態（開放）と同じとなる．また，式（8-11）のR_i（分母）が無限大とすれば，$R_f=0Ω$（抵抗なし）として置き換えることができる．

ボルテージフォロワは，入力インピーダンスが非常に大きく，出力インピーダンスが小さいので，インピーダンス変換として利用される．もし，出力インピーダンスが大きい回路に高負荷回路を接続すると，出力インピーダンスによる電圧降下のため，想定した出力電圧が得られない現象となる．したがって，これら2つの回路の間にボルテージフォロワを追加することにより，信号をロスすることなく（出力電圧を降下させることなく）高負荷回路へ伝えることができる．

以上，ボルテージフォロワについてまとめると，

①増幅度1倍の非反転増幅回路である（非反転増幅回路の特徴と類似）
②入力信号は非反転入力端子（＋）に入れる（入力インピーダンスは非常に大きい）
③出力信号と入力信号は位相が同じ（同相である＝反転されない）
④出力インピーダンスがほぼゼロであり，増幅率が1倍で入力信号がそのまま出力信号となる．

非反転増幅回路の入出力

非反転増幅回路の増幅度を求める際，抵抗R_iに着目してオームの法則を適用すると，

$v_i = I_i \cdot R_i$ [V]   （T-1）

となる．また出力電圧v_oは，抵抗R_iと帰還抵抗R_fの各々の電圧降下を加算した大きさとなるので，

$v_o = R_i \cdot I_i + R_f \cdot I_f$ [V]   （T-2）

式（8-6）より，電流抵抗R_iと帰還抵抗R_fに流れる電流は等しいので，

$v_o = (R_i + R_f) \cdot I_i$ [V]   （T-3）

となり，これらをまとめると式（8-9）を導き出せる．

5 応用回路

　オペアンプを用いた回路は，さまざまな電子回路で用いられている．その動作は一見複雑にみえるかもしれないが，前節までに説明したオペアンプの特徴と基本回路の動作を理解し，加えてキャパシタや抵抗など各素子がもつ電気的特徴（オームの法則，周波数特性）を組み合わせれば理解できる回路である．ここでは，5つの回路の原理・特徴，応用例について説明する．

1. 積分回路

　積分回路（integral circuit）は，入力に与えた電圧を時間の変化とともに積算していく回路である．積分回路では，帰還抵抗R_fの代わりにキャパシタC_fを用いるので，微分積分の考え方を理解すればその動作原理がわかる．以下，キャパシタを用いた積分回路を**RC積分回路**とよぶ．理想的な積分回路では，入力電圧が一定のときは，出力電圧が直線的に変化する．そこで，まずRC積分回路の入出力関係について，反転増幅回路と同様に考えてみる．

　図8-14において，入力電圧v_iが加わったとき，抵抗R_iを通じて電流iがキャパシタC_fに流れ，充電が始まる．このとき，バーチャルアースによりオペアンプの反転入力端子（−）は常に0Vであり，抵抗R_iに入力電圧v_iが加わるため，抵抗R_iに生じる電圧降下，およびキャパシタの端子電圧v_Cとキャパシタに流れる電流iとの関係は，

$$v_i = i \times R_i [\text{V}] \quad （または，i = \frac{v_i}{R_i}[\text{A}]） \tag{8-12}$$

$$v_C = \frac{1}{C_f} \int i\, dt\, [\text{V}] \tag{8-13}$$

となる．式（8-12）はオームの法則であり，式（8-13）はキャパシタC_f

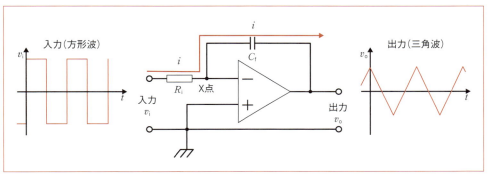

図8-14　積分回路と入出力波形の例

が充電されたときに流れ込んだ電流iの積分に比例した端子電圧v_Cが生じていることがわかる．

式（8-12）を式（8-13）に入れると，

$$v_C = \frac{1}{C_f} \int \frac{v_i}{R_i}\, dt = \frac{1}{C_f R_i} \int v_i\, dt \,[\mathrm{V}] \tag{8-14}$$

となる．一方，出力電圧v_oはX点の電位（バーチャルショートにより0 V）とv_Cとの電位差になるので，

$$v_o = 0 - v_C = 0 - \frac{1}{C_f R_i} \int v_i\, dt = -\frac{1}{C_f R_i} \int v_i\, dt \tag{8-15}$$

となり，入力電圧v_iが積分された値がv_oとして出力されることがわかる．

実際に用いられる積分回路の例を図8-15(a)に示した．また，このRC積分回路（$R_i = 1\,\mathrm{k\Omega}$，$R_f = 10\,\mathrm{k\Omega}$，$C_f = 1\,\mu\mathrm{F}$）に，入力電圧$v_i = 0.5\,\mathrm{V}$，$f = 1\,\mathrm{kHz}$の方形波を入力した場合の入出力波形を図8-15(b)に示した．この積分回路でもオペアンプの反転入力端子（−）へ入力しているため，入力波形と出力波形の位相が反転していることがわかる．図8-15(b)の①，②の部分に注目すると，①の区間，②の区間の入力電圧v_i（黒線の波形）は時間にかかわらず一定値であり，そのとき出力電圧v_o（赤線の波形）は一定値±v_iを積分した結果，$v_o = -v_i \times t$の関係，つまり一定の

RC積分回路の増幅度は
$\dfrac{R_f}{R_i} = \dfrac{10\mathrm{k}}{1\mathrm{k}} = 10$倍
（利得は20 dB），時定数$\tau = 1 \times 10^3 \times 10 \times 10^{-6} = 0.01\,\mathrm{s}$（10ms）．

> **Tips** 微分積分の考え方
>
> 電気・電子回路を学ぶにあたり，一番嫌われる言葉が「微分・積分」だろう．微分・積分というと難解な公式を覚えさせられたり，解かされたりした経験があるからだろうか．教科書的にも，微分回路，積分回路について平易に説明されているものは皆無に等しい．しかし実際回路では，微分や積分の考え方や概念（ほぼすべて，足す，引く，掛ける，割るの考え方）を理解すれば事足りる程度ということになる．したがって本書では，必要以上に平易な言い回しを使うことによって逆に本質がみえなくなってしまうことを避けて記述した（あとは読者自身で理解するのを期待したい！！）．
>
> さて前置きが長くなったが，微分にしても積分にしても，身の回りの現象で説明がつくことが多い（移動速度と距離の関係や食塩水の濃度計算など）．本書で扱う微分・積分回路にはキャパシタンス（C）が多く用いられているが，キャパシタンスという素子は電荷を貯める入れ物（水を溜めるコップ）によく例えられる．水をコップに溜めるには，流れる水を電流に例え，貯まったコップの水の高さ（電位），どれくらいの太さの蛇口から水を注いだか（抵抗），加えてどのくらいの時間をかけたか，という要素が関係してくる．
>
> たとえば，輸液バッグから点滴している状況を考えてみる．輸液バッグに入っている薬液の総量は，電池の電圧ととらえることができる．輸液ラインの内径やクレンメの締め方は，抵抗に相当する．さらに正確な輸液を行うには輸液ポンプなどを用いるが，そこで設定するのは，単位時間あたりの輸液量＝電流となる．輸液ポンプを使って輸液を滴下する，という物理現象のなかでは，単位時間あたりの輸液量の設定を変える，つまり時間的な輸液量の変化が「微分」にあたり，ある時間経過した後の輸液総量が「積分」にあたる．言い換えると，微分は変化分（傾き），積分は面積・体積を求めることと同義である（前述した四則演算を使うということにつながる）．ぜひ身の回りから微分・積分の現象例をみつけて，他の人と一緒に考えてみよう．

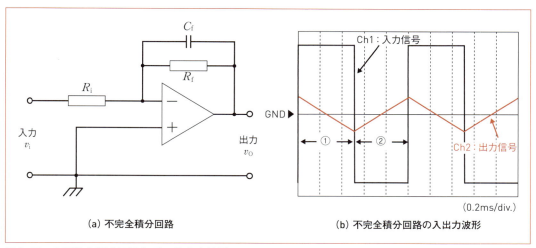

(a) 不完全積分回路　　　　　　(b) 不完全積分回路の入出力波形

図8-15　実用的な積分回路とその入出力波形

傾きで下降（①の区間），上昇（②の区間）していることがわかる．このように，RC積分回路に方形波を入力すると三角波が得られるため，積分回路は**方形波・三角波変換回路**として用いることができる．

また，RC積分回路（図8-15(a)）は，キャパシタC_fに帰還抵抗R_fを並列に挿入したもので，不完全積分回路といい実用的に用いられる回路であり，図8-14の積分回路（直流成分も積分できる完全積分回路という）と反転増幅の機能を持ち合わせている．図8-15(a)の回路において，入力信号に100 mV，500 Hzの方形波を入力し，抵抗$R_i=1\,\mathrm{k}\Omega$，帰還抵抗$R_f=100\,\mathrm{k}\Omega$に設定し，$C_f$の値を変化させて測定した入出力波形を図8-16に示した．C_fの値が変わることにより，キャパシタC_fと抵抗R_fとの積で表される時定数$\tau=C_f\times R_f$ [s]が変化することにより，出力波形が変わってくる．これは，キャパシタC_fの大きさが変わると充放電される電荷量が変わってくる，すなわち時定数τが小さいほど（τ_1）キャパシタC_fの充放電が早く終了し，時定数τが大きいほど（τ_3）キャパシタC_fの充放電に時間がかかり，直線的な積分波形となることがわかる．

最後に図8-15(a)の回路を用いて入出力特性を測定した結果の，周波数特性（利得と周波数との関係）を示す（図8-17）．この積分回路では，入力信号の周波数が$f_C=\dfrac{1}{2\pi R_f C_f}$（高域遮断周波数）より低い周波数領域（非積分領域）でキャパシタC_fが入力信号に対して高インピーダンスとなるため，増幅率$A_i=-\dfrac{R_f}{R_i}$の反転増幅回路として働く．f_Cより高い周波数領域においては，キャパシタC_fが入力信号に対して低インピーダンスとなるため，$A_i=-\dfrac{|Z_C|}{R_i}$の特性をもった積分回路（完全積分回路）として動作する．また，周波数が$f_i=\dfrac{1}{2\pi R_i C_f}$になると，利得が0 dB（増幅度が1）となり，それ以上高い周波数では入力信号より出力信号の方が小さくなる（前出のゼロクロス周波数）．

f_C
RC積分・微分回路におけるf_Cをカットオフ周波数という．

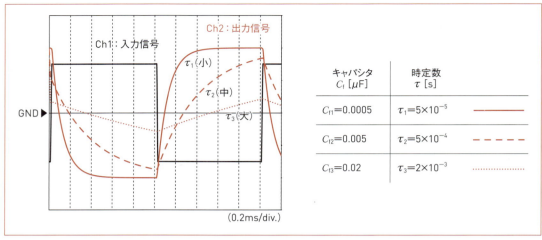

図8-16 積分回路における時定数 τ と出力波形の関係

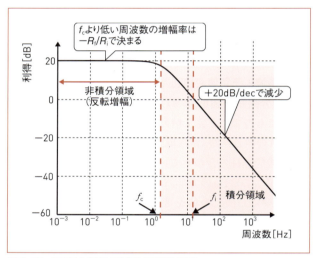

図8-17 不完全積分回路の周波数特性
$R_i = 1k$, $R_f = 10k$, $C_f = 10\,\mu F$ の場合.

2. 微分回路

微分回路（differential circuit）は，入力に与えた電圧の変化量に応じた電圧を出力する回路である．微分回路では，抵抗 R_i の代わりにキャパシタ C_i を用いるので，積分回路と同様に，微分積分の考え方を理解すればその動作原理がわかる．以下，キャパシタを用いた微分回路を *RC微分回路* とよぶ．理想的な微分回路では，入力電圧が一定（変化がない）のときは出力電圧は0となり，方形波のような時間的にある瞬間で変化する波形が入力されると，出力電圧は棒状の波形となる．まず，*RC微分回路* の入出力関係について，反転増幅回路と同様に考えてみる．

図8-18において，反転入力端子（−）に入力電圧 v_i が加わったとき，バーチャルアースにより仮想接地されているため反転入力端子（−）は

112　第8章　オペアンプ

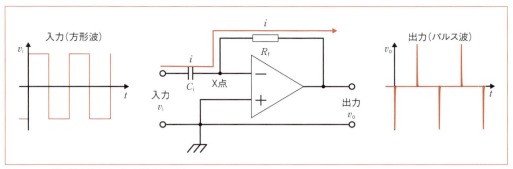

図8-18　微分回路と入出力波形の例

常に0Vとなっている．したがって，入力電圧v_iは，キャパシタC_iに加わり充電が始まる．キャパシタに流れる電流iとキャパシタの端子電圧v_Cとの関係は，

$$i = C_i \frac{dv_C}{dt} = C_i \frac{dv_i}{dt} [A] \tag{8-16}$$

となり，電流iは端子電圧v_iを微分した形になる．また，オペアンプの入力インピーダンスが高いという性質により，この電流iはすべてX点から帰還抵抗R_fへ流れる．また，出力側でオームの法則を適用すると，出力電圧v_oは，X点の電位（=0V）から帰還抵抗R_fの端子間で生じる電圧降下の差となるため，

$$v_o = 0 - i \cdot R_f = 0 - R_f \cdot C_i \frac{dv_i}{dt} = -R_f \cdot C_i \frac{dv_i}{dt} \tag{8-17}$$

となる．したがって，出力電圧v_oは入力電圧v_iが微分された値として出力されることがわかる．図8-18の微分回路も積分回路と同様に，反転入力端子（-）に入力電圧v_iが加わっているので入力と出力の関係は極性が反転する．

実際に用いられる微分回路の例を図8-19(a)に示した．また，このRC微分回路（$R_i=10\,\mathrm{k\Omega}$, $R_f=100\,\mathrm{k\Omega}$, $C_i=500\,\mathrm{pF}$）に，入力電圧$v_i=1.0\,\mathrm{V}$, $f=100\,\mathrm{Hz}$の方形波を入力した場合の入出力波形を図8-19(b)に示した．この微分回路もオペアンプの反転入力端子（-）へ入力されているため，入力波形と出力波形の位相が反転していることがわかる．図8-19(b)の①，②の部分に注目すると，①の区間，②の区間は入力電圧v_i（黒線の波形）が時間にかかわらず一定値となっていて（変化がない），一定値v_iを微分した結果，出力電圧v_o（赤線の波形）は0Vとなる．また，方形波が負→正に立ち上がったとき，正→負に立ち下がったときは瞬間的に急激な電圧の変化が生じているため，キャパシタC_iに電荷が充電され（電流iが一瞬で流れ込む），出力電圧v_oにパルス状の出力が現れる（ただし出力は反転されている）．このように，RC微分回路に方形波を入力するとパルス波が得られるため，方形波の立ち上がり，立ち下がりを検出する回路として用いることができる．

> C_iに充電される電荷qと電流iとの関係は，
> $i = \frac{dq}{dt}[A]$ となる．
> 電流[A]は，電荷q[C]が単位時間[s]あたりどのくらい移動したか（コップに水を溜める速さはどのくらいか）という考え方．

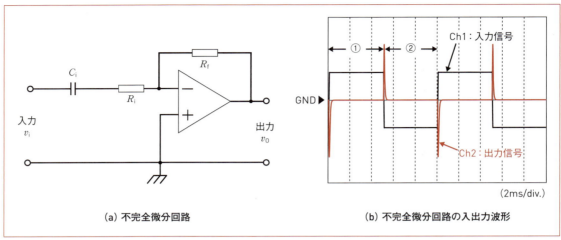

図8-19　実用的な微分回路とその入出力波形

　また，図8-19(a)のRC微分回路は，キャパシタC_iに抵抗R_iを直列に挿入したもので，不完全微分回路といい実用的に用いられる回路である．図8-18の微分回路では，高周波数で大きい増幅度で増幅した場合，出力が発振してしまうことがあり適正な微分出力が得られない．したがって，キャパシタC_iに抵抗R_iを直列に挿入することにより，反転増幅の機能（増幅度がR_f/R_i）を持ち合わせ，出力を微分する回路となる．図8-19(a)の回路において，入力信号に振幅$v_i = 100\,\mathrm{mV}$，周波数$f = 500\,\mathrm{Hz}$の方形波を入力し，抵抗$R_i = 10\,\mathrm{k\Omega}$，帰還抵抗$R_f = 100\,\mathrm{k\Omega}$に設定し，$C_i$の値を変化させて測定した入出力波形を図8-20に示した．キャパシタC_iの値が変わることにより，C_iと抵抗R_iとの積で表される時定数$\tau = C_i \times R_i$［s］が変化することにより，微分される出力波形が変わってくる．RC微分回路では，時定数τが小さいほど（τ_1）キャパシタC_iの充放電が早く終了する（入力波形の時間的に早い変化に追従できる）ため，理想的な微分波形に近い出力を得ることができる．また，時定数τを大きくすると（τ_3），キャパシタC_iの充放電に時間がかかり，入力波形の早い変化に対してゆっくりとした出力波形が得られる．

　最後に，図8-19(a)の回路を用いて入出力特性を測定した結果（周波数と利得との関係）を示す（図8-21）．入力信号の周波数が$f_i = \dfrac{1}{2\pi C_i R_f}$になるまで，入力信号より出力信号の方が小さく，$f_i$で利得が0 dB（増幅度が1）となる（前出のゼロクロス周波数）．入力信号の周波数が$f_c = \dfrac{1}{2\pi C_i R_i}$（約31.8 kHz：低域遮断周波数）になるまでは，キャパシタC_iが入力信号に対して高インピーダンスとなるため，増幅率$A_d = -\dfrac{R_f}{|Z_c|}$の特性をもった微分回路（**完全微分回路**）として動作する．f_cより高い周波数領域（非微分領域）においては，$A_d = -\dfrac{R_f}{R_i}$の反転増幅回路として働く．

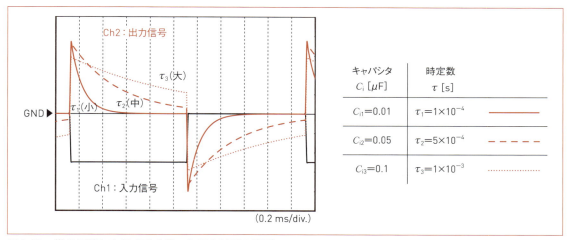

図8-20 微分回路における時定数τと出力波形の関係

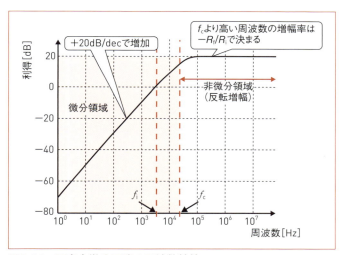

図8-21 不完全微分回路の周波数特性

3. 差動増幅回路

オペアンプは，その特徴で述べたように，2つの入力端子間の電位差を増幅する（式8-1）という機能をもっており，**差動増幅**（differential amplifier）はオペアンプそのものの働きといえる．

オペアンプを**差動増幅回路**として用いた回路を図8-22に示した．

まず，反転入力端子（−）のみにv_{i1}が入力された場合，式(8-4)より，

$$v_{o1} = -\frac{R_f}{R_i}v_{i1} \tag{8-18}$$

となる．これは，非反転入力端子（＋）への入力を0（$v_{i2} = 0$，非反転入力端子（＋）につながる抵抗R_1とR_2がアースされている）として考えた場合であり，反転増幅回路（図8-7）と同じ結果である．

次に，非反転入力端子（＋）のみにv_{i2}が入力された場合を考えると，

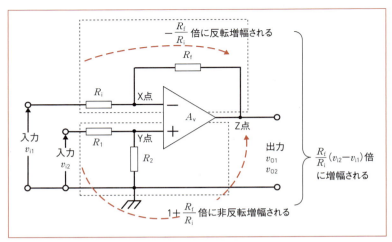

図8-22 差動増幅回路

式 (8-10) (図8-10) と異なり，v_{i2} がY点にて抵抗 R_1 と R_2 で分圧され非反転入力端子 (+) へ入力されているため，Y点での電圧，

$$v_Y = \frac{R_2}{R_1 + R_2} v_{i2} \tag{8-19}$$

が実際の非反転入力端子 (+) へ入力されていることになる．そこで，式 (8-19) を非反転増幅回路の式 (8-10) に当てはめると，非反転増幅回路での出力電圧 v_{o2} は，

$$v_{o2} = \left(1 + \frac{R_f}{R_i}\right) v_Y = \left(1 + \frac{R_f}{R_i}\right) \cdot \frac{R_2}{R_1 + R_2} v_{i2} \tag{8-20}$$

となる．ここで，$R_1 = R_i$，$R_2 = R_f$ とおくと，式 (8-20) は，

$$v_{o2} = \frac{R_i + R_f}{R_i} \cdot \frac{R_2}{R_1 + R_2} v_{i2} = \frac{R_i + R_f}{R_i} \cdot \frac{R_f}{R_i + R_f} v_{i2} = \frac{R_f}{R_i} v_{i2} \tag{8-21}$$

と表される．したがって，出力電圧 v_o は反転増幅回路側 (式 (8-18)) と非反転増幅回路側 (式 (8-21)) が合成されたものとなるので，

$$v_o = v_{o1} + v_{o2}$$

$$= -\frac{R_f}{R_i} v_{i1} + \frac{R_f}{R_i} v_{i2}$$

$$= \frac{R_f}{R_i}(v_{i2} - v_{i1}) \tag{8-22}$$

となり，2つの出力の差が抵抗の比 $\frac{R_f}{R_i}$ 倍に増幅された結果となっている．

図8-23に，2つの入力端子 (v_{i1} と v_{i2}) に正弦波 ($v_i = 0.1\,\mathrm{mV}$，周波数 $f_1 = 1\,\mathrm{kHz}$) を入力したとき，式 (8-22) のように，2つの入力信号の差が出力される差動増幅回路とその入出力波形を示した．2つの入力信号の差が0となることが，電位0Vで平坦な波形が出力されることから確認できる．

式 (8-22) にて，$R_i = R_f$ とおくと，$v_o = v_{i2} - v_{i1}$ となり，非反転入力端子 (+) に入力された電圧 v_{i2} から反転入力端子 (−) に入力された電圧 v_{i1} との差が出力電圧となっている．つまり，差動増幅回路は，v_{i2} と v_{i1} の差を出力する減算回路ともいえる．

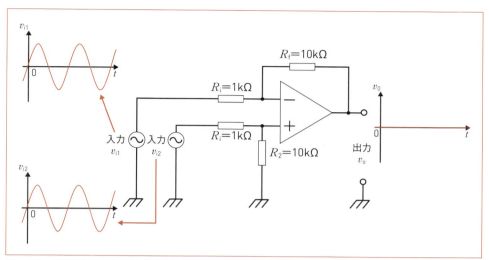

図8-23　差動増幅回路の入出力波形

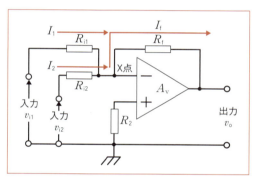

図8-24　加算回路

4. 加算回路

　オペアンプを用いた**加算回路**とは，複数の入力端子からの信号をアナログ的に加算する回路である．ここでは，反転増幅回路を基本とした加算回路（**図8-24**）について考えてみる．

　2つの入力端子に流れる電流をI_1, I_2とすると，オームの法則により，

$$I_1 = \frac{v_{i1}}{R_{i1}} \tag{8-23}$$

$$I_2 = \frac{v_{i2}}{R_{i2}} \tag{8-24}$$

となる．オペアンプの反転入力端子（－）はバーチャルショートしているため，電流はオペアンプには流れずにX点から抵抗R_fへ流れる．したがって，合成電流I_fは，

$$I_f = I_1 + I_2 \tag{8-25}$$

と表される．一方，バーチャルアースによりX点の電位が0Vのため，出力v_oは式（8-23）～式（8-25）より，

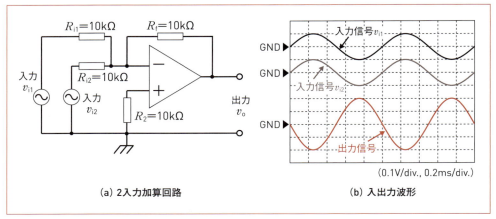

図8-25　2入力の加算回路と入出力特性

$$v_o = 0 - I_f R_f = -(I_1 + I_2)R_f$$
$$= -\left(\frac{v_{i1}}{R_1} + \frac{v_{i2}}{R_2}\right)R_f \tag{8-26}$$

となる．式（8-26）において，$R_1 = R_2 = R$と置き換えると，

$$v_o = -\frac{R_f}{R}(v_{i1} + v_{i2}) \tag{8-27}$$

となり，各入力の電圧の和が増幅されていることがわかる．

図8-25に，2入力の加算回路と入出力特性の測定結果を示す．$v_{i1} = v_{i2} = 0.1\,\text{V}$，周波数1 kHzの入力信号を各々の入力端子に入れると，式（8-27）より，

$$v_o = -\frac{10\text{k}}{10\text{k}}(0.1 + 0.1) = -0.2\,\text{V}$$

となり，入力端子の電圧v_{i1}，v_{i2}を加算した値が得られる．ただし，反転増幅回路を用いているので，出力は入力に対して反転している（図8-25(b)）．

5. 比較回路

比較回路または**比較器**は**コンパレータ**ともよばれ，オペアンプに入力する2つの信号の大小を判定したり，入力電圧をもう一方の基準電圧と比較して，出力に1か0を出力する回路である．オペアンプはコンパレータとして動作させることが可能であるが，一般には専用のコンパレータICが用いられる．ここでは，汎用のオペアンプ（NJM4558など）をコンパレータとして用いた場合の入出力特性について考えていく．

オペアンプに負帰還をかけず，オープンループで動作させると，非反転入力端子（＋）と反転入力端子（－）の大小を比較して出力が決まってくる．オープンループで使用するということは，増幅度が無限大（負帰還の抵抗がない）の状態で使用するため，非反転入力が反転入力より

0（－側の電源電圧）と1（＋側の電源電圧）の信号が出力されるということは，コンパレータはアナログ量を2値のディジタル信号に変換する働きをもっていると考えてよい．

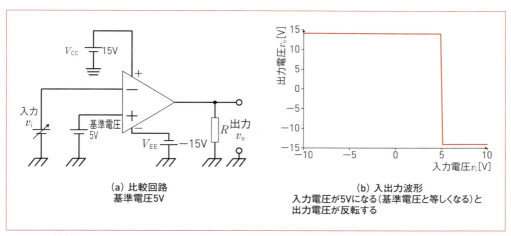

(a) 比較回路
基準電圧5V

(b) 入出力波形
入力電圧が5Vになる（基準電圧と等しくなる）と
出力電圧が反転する

図8-26　比較回路と入出力特性

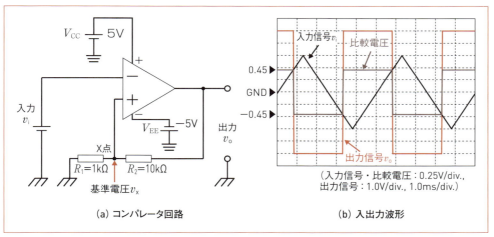

(a) コンパレータ回路

(b) 入出力波形

図8-27　非反転増幅型コンパレータ回路（ヒステリシス付きコンパレータ回路）

大きければ（$v_i^+ > v_i^-$），出力は電源電圧V_{CC}付近で頭打ちとなり，反転入力が非反転入力より大きければ（$v_i^+ < v_i^-$），出力は電源電圧V_{EE}付近で頭打ちとなる．

このように，オペアンプをオープンループで動作させるとコンパレータ機能として用いることができるが，さらにフィードバックに正帰還（ポジティブフィードバック）をかけることで，閾値（基準電圧）に**ヒステリシス特性**をもたせた回路（ヒステリシスコンパレータ回路，またはシュミット回路）として動作させることができる（図8-27）．そこで，電源電圧$V_{CC} = -V_{EE} = 5$Vのオペアンプを非反転増幅のコンパレータとしての三角波（$v_i = 0.75$V，周波数$f_1 = 1$kHz）を入力した場合の動作について考えてみる（図8-27）．

図8-27(a)では，オペアンプの出力信号v_oを抵抗R_1，R_2で分圧して，非反転入力（＋）に正帰還している．

keyword

ヒステリシス付きコンパレータ回路

入力に少しノイズが混入しても安定した増幅ができるように，誤作動を防止する電圧領域を用いた回路．

コンパレータでのヒステリシス特性とは，入力信号の上昇時と下降時で閾値（基準電圧）が変わる特性を指し，磁束密度の変化などでも用いられる．

この回路の入出力特性として，まず入力信号v_iが＋の場合，点Xの電位v_X（＝非反転入力（＋）の電位v_i^+）は，

$$v_X(v_i^+) = \frac{R_1}{R_1 + R_2} v_o \qquad (8\text{-}28)$$

となり，基準電圧$v_X(v_i^+)$は常に出力信号v_oより小さくなる．また，出力信号v_oはこれまで述べてきたように，電源電圧$V_{CC} = -V_{EE} = 5\,V$と等しくなるので，$v_o = 5\,V(=V_{CC})$のときは基準電圧$v_X(v_i^+)$が非反転入力の電位v_i^-より大きくなり（$v_i^- < v_i^+$），$v_o = -5\,V(=V_{EE})$のときは基準電圧$v_X(v_i^+)$が非反転入力の電位v_i^-より小さくなる（$v_i^- > v_i^+$）．したがって，$v_o = 5\,V(=V_{CC})$のとき，v_i^-が上昇して基準電圧$v_X(v_i^+)$をこえる瞬間（v_{XH}）にv_oが反転するため，

$$v_{XH} = \frac{R_1}{R_1 + R_2} V_{CC} = \frac{1\text{k}}{1\text{k} + 10\text{k}} \times 5 \fallingdotseq 0.45\,V \qquad (8\text{-}29)$$

となる．逆に，$v_o = -5\,V(=V_{EE})$のとき，v_i^-が下降して基準電圧$v_X(v_i^+)$を下回る瞬間（v_{XL}）にv_oが反転するため，

$$v_{XL} = \frac{R_1}{R_1 + R_2} V_{EE} = \frac{1\text{k}}{1\text{k} + 10\text{k}} \times (-5) \fallingdotseq -0.45\,V \qquad (8\text{-}30)$$

となり，基準電圧が±$0.45\,V$のときに出力信号が入力信号と反転する動作となることがわかる．

6. 負帰還増幅回路の周波数特性

図8-6に示したように，理想的なオペアンプとして**オープンループ**で電圧利得を測定した場合，直流から低周波領域では利得が非常に大きく一定となるが，ある周波数をこえると周波数とともに電圧利得が低下し，さらに高い周波数で電圧利得が0 dB（＝1倍：**ユニティゲイン**）となり，さらに電圧利得は下がっていく．一方，実際の回路では抵抗を用いて**クローズドループ**にて負帰還をかけて増幅を行う（図8-28(a)）.

負帰還回路の利得が20 dB$\left(\dfrac{R_2}{R_1} = 10\,\text{倍}\right)$と40 dB$\left(\dfrac{R_2}{R_1} = 100\,\text{倍}\right)$として測定した場合の入出力特性を図8-28(b)に示す．たとえば，NJM4558のようにオープンループゲインを100 dBとすると，負帰還による利得（②）とクローズドループゲイン（③）に分けることができる．また，図8-28(a)の回路において，クローズドループゲインから-3 dBダウンのところの遮断周波数を求めると，$f_{C100} \fallingdotseq 9.8\,\text{kHz}$，$f_{C10} \fallingdotseq 91.2\,\text{kHz}$となる．これらの結果より，利得と遮断周波数（帯域幅）は相反する関係になる（利得を稼ぐと周波数帯域が狭くなる，利得を下げると周波数帯域が広くなる）ことがわかる．

一方，図8-28(a)の回路における，入出力の**位相特性**をみると，遮断周波数のときに出力信号の位相が入力の位相よりも45°遅れていることがわかる（図8-29(b)）．また，入力信号の周波数が高いほど，位相の

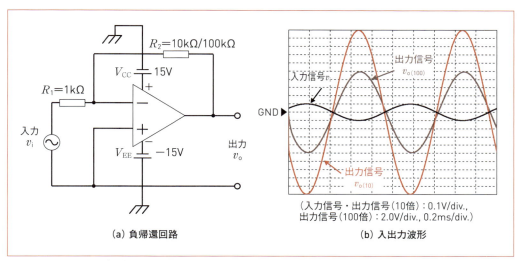

(a) 負帰還回路 (b) 入出力波形

（入力信号・出力信号(10倍)：0.1V/div.,
出力信号(100倍)：2.0V/div., 0.2ms/div.)

図8-28　オペアンプの負帰還回路

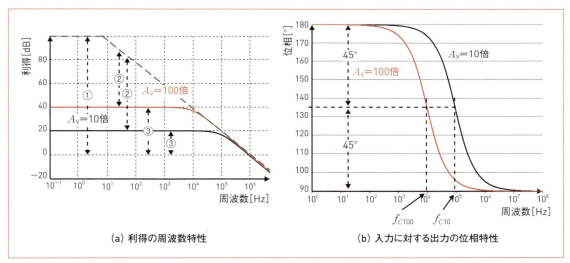

(a) 利得の周波数特性 (b) 入力に対する出力の位相特性

図8-29　負帰還回路の周波数特性

変化が大きくなり，出力信号が遅れることになる．

以上述べてきたように，負帰還増幅回路では，出力の一部を打ち消す（利得を下げる）方向に帰還がかかり，周波数特性などが安定することになる．しかし，帰還で位相が180°遅れると，負帰還だったものが反転して正帰還になってしまうため，**発振現象**が起きるなど不安定な状態となる．したがって，発振を防ぐために，一般的なオペアンプでは位相遅れが180°となる周波数帯での利得が0 dBより（1倍より）小さくなるように，オペアンプ内部にて，低周波領域のオープンループゲインを低めに設定してある．

応用回路　121

章末問題

問題1 理想的なオペアンプの特徴を述べよ．

問題2 オペアンプの定格電源電圧（±15V）のとき（表8-2参照），両電源使用時と単電源使用時で，各々印加してよい最大電圧［V］はいくらか．

問題3 差動増幅器の入力端子間に1mVを入力したとき，1.0Vの出力が得られた．この入力端子を短絡し，入力端子とアースとの間に100mVを入力したとき，10mVの出力が得られた．この差動増幅器のCMRR（同相除去比）はいくらか．

問題4 図8-7の反転増幅回路において，$R_1 = 1\,\mathrm{k\Omega}$，$R_2 = 10\,\mathrm{k\Omega}$，入力電圧 $v_i = 0.282\,\mathrm{V_{pp}}$ のとき，出力電圧 v_o［V］（実効値）はいくらか．ただし，オペアンプは理想オペアンプとする．

問題5 図の非反転増幅回路において，$R_i = 1\,\mathrm{k\Omega}$，$R_f = 10\,\mathrm{k\Omega}$，入力電圧 $v_i = 1\,\mathrm{V_{rms}}$，$f = 1\,\mathrm{kHz}$ のとき，出力電圧 v_o の波形（1周期以上）を示せ．ただし，オペアンプは理想オペアンプとし，最大出力電圧は出力フルスイング型とする．

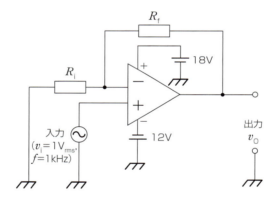

問題6 図の回路において，出力電圧は V_o［V］いくらか．
ただし，$V_{i1} = V_{i2} = 0.1\,\mathrm{V}$，$V_{i3} = 0.2\,\mathrm{V}$，$R_1 = R_2 = R_3 = 1\,\mathrm{k\Omega}$，$R_f = 10\,\mathrm{k\Omega}$ とし，オペアンプは理想オペアンプとする．

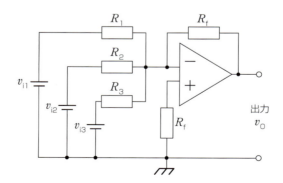

（解答は243-244頁）

第9章 電子回路部品・半導体センサ

現在，我々が利用している電子機器にはさまざまな半導体素子やセンサが用いられている．第1章で述べたように，もともとは真空管から始まり，半導体の整流・増幅作用の発見により半導体素子が急速に発展し，各種電子機器の回路部品として利用されている．これら半導体素子やセンサを分類すると，**受動部品**（素子），**能動部品**（素子），**機構部品**に分けることができる（表9-1）．本章では，これら回路部品（半導体素子）・センサのなかで，身の回りの電子機器や医療機器に汎用されている素子について，簡単な動作原理と応用例について述べる．

1 発光ダイオード（LED）

発光ダイオード（図9-1）は **LED**（light emitting diode）とよばれ，回路や機器の動作状況を示す表示・警告用ランプや電源ランプ，7セグメントの数字表示用に用いられてきた．その後，青色や紫色の発光ダイオードが実用化され，LEDによる白色光照明が白熱球や蛍光灯の代替として，その省電力性能を活かして利用されている．

動作原理はダイオードと同様である．pn接合部に順方向バイアスをかけると，順方向電流が流れる．pn接合面付近では，n型半導体側の電

臨床とのつながり
手術に用いる手術灯（無影燈）も以前はハロゲンランプなどが主流だったが，現在では，LED以外の無影燈はほとんど製造販売されていない．

表9-1 電子部品の分類

分類	特徴	種類
受動部品（素子）	外部から供給された電力以上の動作をせず，制御することができない素子（消費・蓄積したりするのみ）	抵抗，コンデンサ，コイル・トランス，など
能動部品（素子）	外部から供給された電力を大きく増幅したり，信号の流れを制御することができる素子	ダイオード※，トランジスタ・FET，三端子レギュレータ，オペアンプ，各種IC，など
機構部品	電気電子回路のなかで電気的な役割にあまり寄与しない部品	スイッチ，ヒューズ，コネクタ，ケース，基板，など

※ダイオードはエネルギーを供給したり増幅したりする素子ではないので受動素子ともいえるし，トランジスタの動作の基本でもあるから外部の電源を必要とし，信号の流れを制御することができると解釈すると能動素子となり，解釈の仕方により分かれる場合がある．

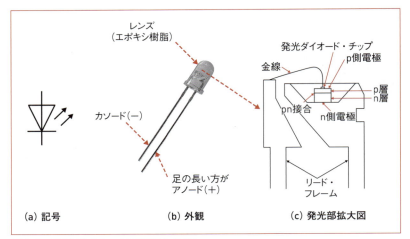

図9-1 発光ダイオードの記号と外観

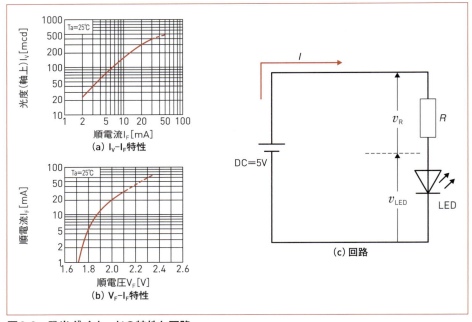

図9-2 発光ダイオードの特性と回路

(東芝セミコンダクター社　TLSU113Pデータシートより)

子とp型半導体側の正孔が再結合する．このとき放出されるエネルギーが，半導体の不純物の種類や構造，材料などにより特定の波長の光として放出される．実際の発光ダイオードの特性をみると，順電流が大きいほど光度（発光する強度）も強くなることがわかるが（**図9-2(a)**），順電流が20 mA以上では光度はあまり変化しない．一般に，LEDの点灯確認に十分な光度である150 mcd発光させるには10 mA程度の順電流が必要となり，順電流10 mAを流すには2 V前後の順方向電圧で十分であることがわかる（**図9-2(b)**）．したがって，5 Vの電源で発光ダイオー

ドを10 mAで点灯させる場合，回路に用いる電流制御用の抵抗は，

$$R = \frac{5\text{V} - V_{\text{LED}}}{I} = \frac{5\text{V} - 2\text{V}}{10\text{mA}} = \frac{3\text{V}}{10\text{mA}} = 300\,\Omega \tag{9-1}$$

となる．この抵抗における消費電力は，3 V × 10 mA = 30 mW となるので，1/8 W 以上の抵抗を用いれば動作することがわかる．

2 受光素子

1. フォトダイオード（フォトトランジスタ）

フォトダイオードもLEDと同様に，構造・原理的にダイオードの種類の1つである．前述のLEDは，pn接合部に順方向電流が流れると光としてエネルギーが放出される発光素子であるが，フォトダイオードは逆に，pn接合部に光を照射すると，電流または電圧を発生する受光素子である（図9-3）．広義では光電池（太陽電池）も含まれるが，通常は光の強弱変化を検出する光センサを指す．

フォトダイオードの種類には一般的に，**Siフォトダイオード**（PD），PINフォトダイオード（PIN-PD），アバランシェ・フォトダイオード（APD）などがある．Siフォトダイオードの一般的な構造（図9-4）をもとに，動作原理について概説する．

Siフォトダイオードでは，受光面側のp型層と基盤側のn型層でpn接合を形成し光電変換を行う．Siフォトダイオードに光が照射されると，そのエネルギーがバンドギャップより大きい場合,価電子帯のエネルギーが伝導帯へ励起され，下の価電子帯に正孔を残す．これら電子と正孔の対は，入射光量に比例してp型層，空乏層，n型層の部分で発生し，電子はp型層から流れてきた電子とともにn型層の伝導帯に残り，正孔は

バンドギャップ
第1章 p.7 Tips参照．

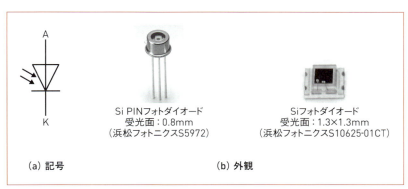

図9-3　フォトダイオードの記号と外観

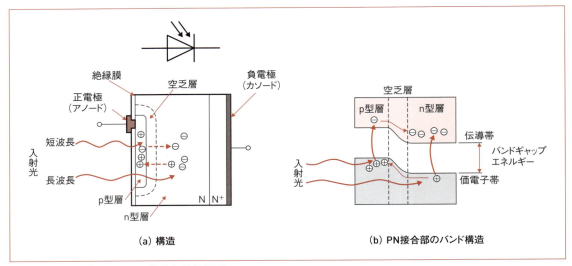

図9-4　フォトダイオードの構造と動作原理

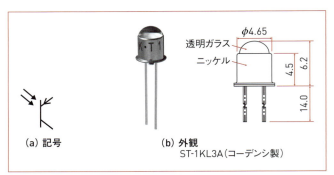

図9-5　フォトトランジスタの記号と外観

　　n型層中を空乏層まで拡散し，p型層に集まる．p型層とn型層から電極を取り出して外部回路を作製すれば，n型層から電子が，p型層から正孔が各々の反対側の電極に向かって流れることで，電流が流れることになる．

　　フォトダイオードは，入射光に対する直線性がよい，雑音が小さい，感度波長範囲が広い，機械的強度が高い，小型・軽量である，長寿命であるなど，種々の特徴を有していることから，光通信をはじめ，パルスオキシメータやX線装置など医療機器のセンサや，分光光度計，露出計，複写機などさまざまな電子機器に利用されている．

　　フォトトランジスタは，フォトダイオードと同様，光電効果の一種である光起電力効果により，光を電気信号に変換する素子である．受光面は，ガラス素材などで覆われているタイプが多い（図9-5）．フォトトランジスタはフォトダイオードとトランジスタで構成されており，ベースが受光面となり，発生した光電流をトランジスタで増幅する（図9-6

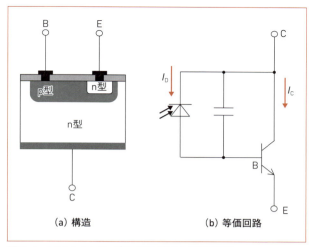

図9-6 フォトトランジスタの構造と等価回路

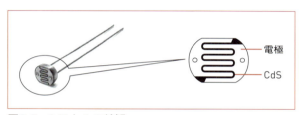

図9-7 CdSセルの外観

(a)).ベース・コレクタ間で発生した光電流がh_{FE}倍され,コレクタ電流として取り出されるフォトトランジスタはフォトダイオードと同様,一般に応答時間が速いため,光によるON/OFF機能を利用し,光電スイッチや各種読み取り装置,位置検出,流量・濃度検出などの他,**フォトカプラ**などに用いられている.

2. 光導電セル(CdSセル)

光導電素子は,硫化カドミウム(CdS)やセレン化カドミウム(CdSe)などの化合物半導体を主成分とした受光素子であり,**CdSセル**や**CdSeセル**ともよばれている(図9-7).CdSは光照射により導電率が高くなる(電気抵抗率が低くなる)ことを利用して,光エネルギーを電気抵抗に変換する(**光導電効果**).CdSセルは光に対し高感度である一方,一般に応答時間が遅く,電気伝導度と光量の直線性の範囲が狭いという特徴がある(図9-8).照度変化の検出が緩やかであり,可視光線から赤外線まで広範囲の波長の光に反応するため,人体から放出される赤外線を検知して街灯・電灯をON/OFFさせるスイッチや,液晶モニタが部屋の明るさに合わせてバックライトを暗くするなどの照度検知器として用いられている.

応答時間

フォトトランジスタの応答時間は数μs程度(図9-5のST-1KL3Aの場合,立ち上がり時間は3.2μs).

TOPICS

照度検知

人間の視感度に近い波長特性をもった照度検知素子としてPanasonicのNaPiCa(http://www3.panasonic.biz/ac/j/control/sensor/illuminance/napica/index.jsp)などがある.

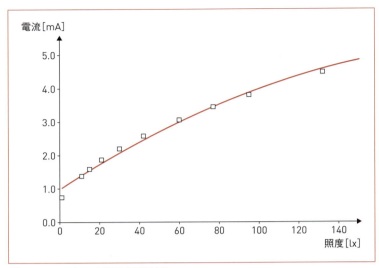

図9-8　CdSセルの照度電流特性
（Macron International Group Ltd. 製　MI11516，φ＝11 mm，ピーク波長560 nm）

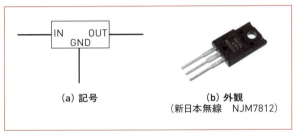

図9-9　三端子レギュレータの記号と外観

3 三端子レギュレータ

　三端子レギュレータは，名前のとおり3つの端子をもった電子部品である（図9-9）．レギュレータ（調整器）として，電源回路などに定電圧を提供するために用いられる．三端子レギュレータは，設定する電圧より高い入力電圧に対して，必要のない電圧を熱として消費し，設定された電圧を安定して出力する働きがある．三端子レギュレータには正電源用（78xxシリーズ）と負電源用（79xxシリーズ）があり，たとえば図9-9(b)のNJM7812であれば，出力電圧として＋12Vの定電圧を出力する三端子レギュレータということになる．

4 圧力センサ

圧力センサとは，気体や液体の圧力の変化を**感圧素子**（ステンレスダイヤフラム，シリコンダイヤフラムなど）を介して計測し，電気信号に変換し出力するセンサを指す．

物体にかかる圧力は，物体に加えられた気体や液体の圧力によって生じるひずみを計測することで測定できる．この物体のひずみを計測するための圧力センサには，ひずみによる抵抗変化を利用した**ひずみゲージ**（ストレインゲージ）や，圧電効果を用いた**圧電素子（ピエゾ素子）**が用いられている（図9-10）．ひずみゲージは，細長い導線を折りたたむように配置された薄膜構造になっており，ひずみゲージに変形が生じる（導線が伸びて細くなる）とひずみゲージの抵抗が増加する抵抗変化を利用している．圧電素子は，物体に力が加わると，その力に比例した電圧が発生する現象である．これら圧力センサは，観血式血圧測定用のセンサや，各種接触センサ，振動や運動の検出，衝撃回数のカウントなどに利用されている．

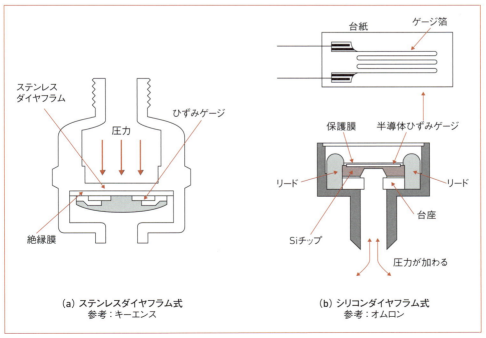

図 9-10　圧力センサ

5 振動センサ，加速度センサ

振動センサや**加速度センサ**は，衝撃力や加速度を検出する電子部品である．振動センサや加速度センサは，ノート型PCに内蔵されるハードディスクや携帯情報端末の衝撃検知，自動車の盗難防止機能やゲーム機のコントローラ，歩数計などさまざまな電子機器の振動検知に用いられている（図9-11(a)）．振動センサには，前述の圧力センサと同様に圧電効果を利用した圧電セラミックなどが用いられ，外部から加わった振動や衝撃の大きさに比例した電圧が生じることによって，振動の大きさを測定している．

また，加速度センサは，振動センサの機能に加え，加速度の測定を目的としたセンサである（図9-11(b)）．振動センサと異なるのは，直流分の加速度が検出可能であるため，重力を検出することができるところである．図9-11(b)左上のセンサ構造図において，おもりに矢印方向の加速度Gが加わったと仮定すると，左下模式図にあるように，圧電素子を支点として回転モーメントM（$=m \cdot G \cdot L$）が生じる．このとき，圧電素子にすべり応力が加わり，加速度Gに比例した異符号の電圧が各々の分割面に発生する．この電圧（電位差）を差動検知することで，加速度の検出を行っている．加速度センサの種類としては，**静電容量検出方式**（相対的な位置を静電容量の変化で検知），**ピエゾ抵抗方式**（加速度によりバネ部分にひずみが発生），**熱検知方式**（加速度による対流の変化を熱抵抗などで検知）などがある．

keyword
加速度
加速度とは，単位時間あたりの速度の変化率（m/s²）を表す．

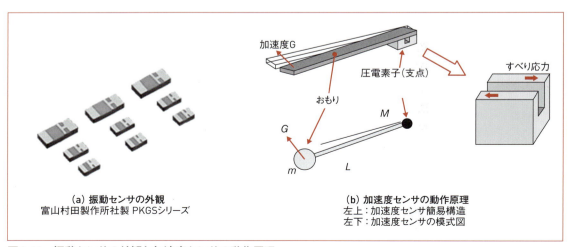

(a) 振動センサの外観
富山村田製作所社製 PKGSシリーズ

(b) 加速度センサの動作原理
左上：加速度センサ簡易構造
左下：加速度センサの模式図

図9-11　振動センサの外観と加速度センサの動作原理

6 温度センサ（サーミスタ，熱電対）

温度計測用のセンサは，接触式と非接触式の2つに大別される．接触式には，**サーミスタ**や**熱電対**，金属測温抵抗体，IC化温度センサなどがあり，非接触式にはサーモパイルや半導体赤外線検出器などがある．ここでは，身の回りの電子機器や医療機器などに頻用されているサーミスタと熱電対について概説する．

サーミスタとは，温度変化によって電気抵抗が大きく変化する抵抗体（感温半導体）である．Mn，Ni，Co，Fe，Cuなどの遷移金属の酸化物を焼結してつくられた半導体である．温度上昇に対して抵抗値が下がるタイプを**NTCサーミスタ**（図9-12），抵抗値が上がるタイプを**PTCサーミスタ**という．

一方，熱電対は，異なる2つの金属をつないだとき，開放端に生じた起電力を測定することで測温する（図9-13）．これは，2つの異なる種類の金属をつないで回路をつくり，開放端の温度T_0は一定（低温），測定点（2種金属の接点）の温度Tを高温にする．つまり，2つの接点に温度差を与えると回路に起電力が生じるという**ゼーベック効果**を用いて測温している．熱電対は中高温での測定（300℃以上）に適しているため，主に工業用（ボイラーや各種燃焼炉など）や，耐食性に優れていることからガス環境下でも使用されている．

keyword
焼結
粉末を加圧成形し，融点以下の温度で熱処理した場合，粉体粒子の間に結合が生じて成形した形で固まる現象（広辞苑第6版）．

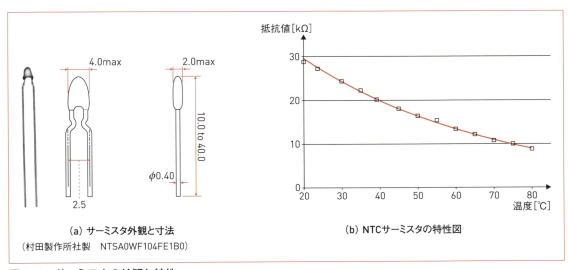

(a) サーミスタ外観と寸法
（村田製作所社製　NTSA0WF104FE1B0）

(b) NTCサーミスタの特性図

図9-12　サーミスタの外観と特性

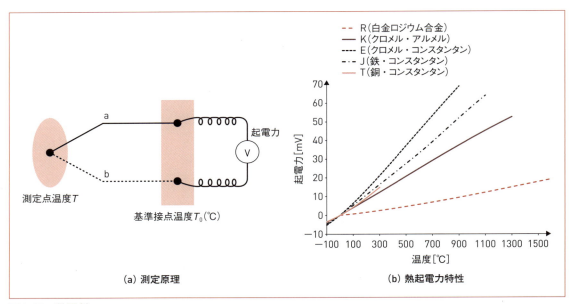

図9-13　熱電対

第10章 ディジタルの基礎

1 ディジタル

　一般に，連続した量として取り扱うものを**アナログ**（analog）といい，離散した（とびとびな）量として取り扱うものを**ディジタル**（digital）という．

1. ディジタル表示

　私たちは時計のことを，アナログ時計またはディジタル時計とよぶことがある．ここでのディジタルとは，とくにコンピュータを内蔵しているという意味ではない．両者の違いは，表示方法の違いにある．図10-1の時計表示をみて「今何時？」と聞かれれば，数字を直接見ることができるディジタル表示のほうが素早く読み取れるかもしれない．「今から30分経つと何時になるか？」を考えるときは，ディジタル表示の数値を読み取って足し算するよりも，アナログ表示の長針を180度回転させた位置の時間を読み取るほうが簡単かもしれない．また，10時09分20秒は，秒の表示がないディジタル時計では表現することはできないが，アナログ時計では秒針がなくても分針の位置で表現することができる．両者は一長一短なのでどちらが優れているというわけではない．

　医療現場では，患者の状態を把握するためにさまざまな生体情報をモニタリングする必要がある．例えば図10-2のように，心電図，心拍数，血圧波形，最高血圧，最低血圧などの指標がベッドサイドやナースステーションに置かれたディスプレイに表示されている．一般的に，頻度や大

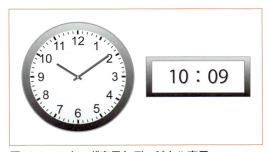

図10-1　アナログ表示とディジタル表示

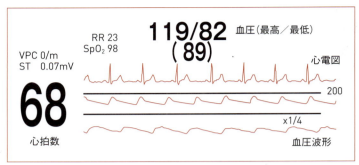

図10-2　ベッドサイドモニタの画面例

きさといった値に意味がある情報（心拍数，最高血圧，最低血圧など）はディジタル表示され，波形の形や変化のトレンドなどが意味をもつ情報（心電図，血圧波形）の場合はアナログ表示されている．このように，医療現場でもアナログ表示とディジタル表示は使い分けられている．

2. さまざまなディジタル

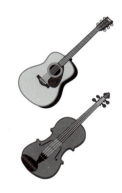

　変わったところでは，そろばんをディジタル式計算器とよぶことができる．なぜならそろばんを用いた計算では，珠を動かすか動かさないかというONとOFFの状態しかなく，その中間に球を置いても数学的な意味をもたないためである．

　ギターをディジタル，バイオリンをアナログと区別することもできる．ギターのネック（弦を押さえる部分）には，フレットとよばれる音の高さを決める区切りが設けられている．このため，例えばミからファに向けて連続的に音を変化させることはできない．一方で，バイオリンにはフレットがないので，弦を押さえる指を連続的にスライドさせると，音色も連続的に変化させることができる．

3. ディジタル信号

　ディジタルと生体は無縁のように思える．ところが，全か無かの法則として知られているように，神経は加わった刺激が閾値より低いと何も反応せず，閾値を超えるとその刺激強度に関係なくほぼ一定の活動電位を示す．すなわち，神経は興奮するかしないか，のどちらかの状態しかない．しかし，我々が感じる痛みは，痛いか痛くないかの2通りではない．これは，刺激の強度を，興奮の発生頻度によって区別しているためである．

　電子回路におけるディジタル信号も，神経と同様にある閾値（例えば2.5 V）を境にして，high（5 V）かlow（0 V）の2通りの条件だけで信号をやりとりする．例えば，3 Vも4 Vも同様にhighとして処理される．

　合格か不合格かの二段階評価だけでなく，十段階評価もまた離散した情報であるからディジタルである．段階を増やせば情報量が増える一方

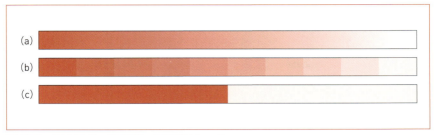

図10-3　アナログ，10段階，2段階スケール

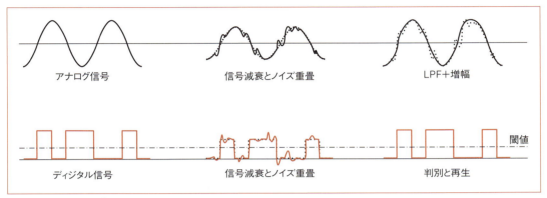

図10-4　信号と雑音

で，各段階の間隔が狭くなり（無限に段階を増やせばアナログそのもの），外乱の影響を受けやすくなる．図10-3をコピー機で複写し，そのコピーをまた複写し，という操作を10回繰り返したとする．10回目にコピーした紙は，教科書の印刷よりも不鮮明となるが，濃淡の差が大きな図10-3(c)は2色をはっきり区別できるだろう．図10-3(b)の10段階の濃淡では，隣同士の区別が曖昧になるかもしれない．図10-3(a)の連続したグラデーションでは，濃淡や彩度，コントラストなど，元の図をそのまま再現することは困難である．

　コピーを例にしたが，電気信号も同様に考えることができる．ある信号を次の電子回路や隣の機器，離れた場所にある装置とやりとりするとき，元の信号の振幅は減衰しノイズが重畳する．正確な情報通信を行うためには，この劣化した信号を元の信号に復元することが重要となる．ノイズの混ざったアナログ信号は，低域通過フィルタを通すことでノイズを低減させることができるが（一般にノイズは信号よりも高域の周波数を多く含む），完全に元の信号に復元することはできない（図10-4）．ディジタル信号は，例えノイズが重畳しても判別に影響を与えない振幅であれば，元の信号に再生することができる．

詳しくは第15章の通信を参照のこと．

2 | 二進法

1. 二進数

0から9までの数字を使って数を表す方法のことを**十進法**（decimal number system）という．これは，人間の手の指が10本だったことから発展したと考えられている．

あるかないか，1か0か，YesかNoかなど，2通りしかない状態を数学的に取り扱うために**二進法**（binary number system）が用いられている．二進法で表した数をとくに**二進数**という．

十進数では9に1を加えると桁が繰り上がるが，二進数では1に1を加えると桁が繰り上がる．したがって二進数では，0から1を加えていくと，0，1，10，11，100といった具合になる（表10-1）．

十進法での10は「じゅう」だが，二進法での10は「イチゼロ」とよぶ．本書では，十進数と二進数を混在して使う場合，それらを区別するために11 $_{(BIN)}$ や11 $_{(DEC)}$ のように下付き括弧で表現することにする．

2. 桁の重み

数字の桁にはそれぞれ重みがある．二進数と十進数の桁の重みの違いを表10-2に示した．

二進数の1つの桁のことをビット（bit：binary digitの略）とよぶ．例えば1111 $_{(BIN)}$ は4ビットの二進数と表現される．

3. n進法

15 $_{(DEC)}$ = 1111 $_{(BIN)}$ のように，二進数では他の進数と同じ大きさの数を表現する場合にも多くの桁数が必要である．桁数が多いと取り扱いに不便なことが多い．そこで，八進数（octal number）や十六進数（hexadecimal number）が用いられることがある（表10-1）．

$$11000111 \text{ }_{(BIN)} = 307 \text{ }_{(OCT)} = 199 \text{ }_{(DEC)} = C7 \text{ }_{(HEX)}$$

表 10-1　各進数の関係

二進数 binary number	八進数 octal number	十進数 decimal number	十六進数 hexadecimal number
0	0	0	0
1	1	1	1
10	2	2	2
11	3	3	3
100	4	4	4
101	5	5	5
110	6	6	6
111	7	7	7
1000	10	8	8
1001	11	9	9
1010	12	10	A
1011	13	11	B
1100	14	12	C
1101	15	13	D
1110	16	14	E
1111	17	15	F
10000	20	16	10
10001	21	17	11
10010	22	18	12
10011	23	19	13
10100	24	20	14
1100100	144	100	64
1111111	177	127	7F
11111111	377	255	FF
100000000	400	256	100

表 10-2　二進数と十進数の桁の重みの違い

二進法	2^7	2^6	2^5	2^4	2^3	2^2	2^1	2^0	2^{-1}	2^{-2}	2^{-3}	2^{-4}	2^{-5}
重み	128	64	32	16	8	4	2	1	0.5	0.25	0.125	0.0625	0.03125
十進法	10^7	10^6	10^5	10^4	10^3	10^2	10^1	10^0	10^{-1}	10^{-2}	10^{-3}	10^{-4}	10^{-5}
重み	10000000	1000000	100000	10000	1000	100	10	1	0.1	0.01	0.001	0.0001	0.00001

📖 章末問題

問題1 次の数を，二進数，八進数，十進数，十六進数に変換せよ．

$AA_{(HEX)}$

$55_{(OCT)}$

(解答は244頁)

138　第10章　ディジタルの基礎

第11章 論理回路

1 論理回路と論理代数

　ここでは，2値信号を処理するための基礎として，**論理回路**と**論理代数**について学ぶ．2値信号の処理として，身近にあるスイッチと電球を用いて簡単な例をあげながら説明していく．

1. 2値信号処理と真理値表

　2つのスイッチと1つの電球を使った**図11-1(a)**の回路がある．スイッチと電球の状態をまとめた表が**図11-1(b)**である．**図11-1(b)**から，この回路は2つのスイッチAおよびBが同時にONにならなければ電球Yは点灯しないことがわかる．このような関係を**論理積**または**AND**という．スイッチの状態を入力として，AまたはBがOFFのときを"0"，ONのときを"1"とし，電球の状態を出力として，消灯のときを"0"，点灯のときを"1"というように2値で表すと，**表11-1**のようになる．このように，入力（スイッチAおよびB）と出力（電球Y）の関係を2値で表したものを**真理値表**という．

　また，出力Yを入力AとBの関数と考えると，次式のように表すことができる．このような式で表された関数を**論理関数**（論理式）といい，"・"は省略してもよい．

$$Y = A \cdot B \qquad または \qquad Y = AB$$

　次に，**図11-2(a)**の回路のスイッチおよび電球の状態をまとめた表が**図11-2(b)**である．この回路はスイッチAおよびBのうち，どちらか一方がONであれば電球Yが点灯する．このような関係を**論理和**または**OR**という．真理値表は**表11-2**のようになる．また，論理関数で表すと次式のようになる．

$$Y = A + B$$

　図11-3(a)の回路のスイッチと電球の状態をまとめると，**図11-3(b)**のようになる．ただし，このスイッチAはこれまでのスイッチとは異なり，スイッチを押すとスイッチの接点が外れ（電流が流れない），スイッチを離すとスイッチの接点が接触する（電流が流れる）仕組みとなっている．したがって，この回路はAを押す（ON）と電球Yが消灯し，逆

論理回路と論理代数　　139

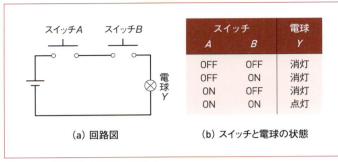

図11-1　論理積（AND）の概念

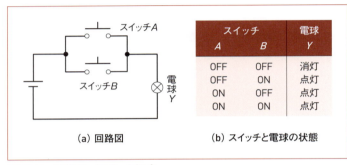

図11-2　論理和（OR）の概念

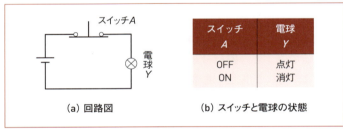

図11-3　論理否定（NOT）の概念

に A を離す（OFF）と Y は点灯する．このような関係を**論理否定**または**NOT**といい，真理値表は**表11-3**のようになる．論理関数で表すと次式のようになる．

$$Y = \overline{A}$$

以上のように，2値信号を扱う場合，AND，OR，NOTが基本となり，2値信号の処理はすべてこの3つで行うことができる．

2. 論理代数の定理

2値信号を扱った論理関数の演算には，**論理代数（ブール代数）**が用いられる．論理代数には公理と定理があり，定理は公理によって証明することができる．また，第3節で述べる論理式の簡単化は，ブール代数

によって行われるが，ここで扱う公理や定理がその基本となる．

●公理
① $A + 0 = A$ ② $A \cdot 1 = A$
③ $A + B = B + A$ ④ $A \cdot B = B \cdot A$ 【交換則】
⑤ $A + (B \cdot C) = (A + B) \cdot (A + C)$ ⑥ $A \cdot (B + C) = A \cdot B + A \cdot C$ 【分配則】
⑦ $A + \overline{A} = 1$ ⑧ $A \cdot \overline{A} = 0$

●定理
① $A + A = A$ ② $A \cdot A = A$
③ $A + 1 = 1$ ④ $A \cdot 0 = 0$
⑤ $A + (A \cdot B) = A$ ⑥ $A \cdot (A + B) = A$ 【吸収則】
⑦ $\overline{\overline{A}} = A$ 【二重否定】
⑧ $(A + B) + C = A + (B + C)$ ⑨ $(A \cdot B) \cdot C = A \cdot (B \cdot C)$ 【結合則】
⑩ $A + (\overline{A} \cdot B) = A + B$ ⑪ $A \cdot (\overline{A} + B) = A \cdot B$
⑫ $\overline{A + B} = \overline{A} \cdot \overline{B}$ ⑬ $\overline{A \cdot B} = \overline{A} + \overline{B}$ 【ド・モルガンの定理】

⑫と⑬の定理は**ド・モルガンの定理**とよばれ，ブール代数ではよく用いられる重要な関係式の一つである．また，公理や定理のなかで，論理積を論理和に，論理和を論理積に，0を1に，1を0に置き換えた式が成立することがわかる．このような性質を**論理式の双対性**という．

演習 1
　定理⑩について，公理を使って証明せよ．

解答
（定理⑩の証明）
　　左辺 $= A + (\overline{A} \cdot B)$　　┐ 公理⑤
　　　　$= (A + \overline{A}) \cdot (A + B)$　◀─┤ 公理⑦
　　　　$= 1 \cdot (A + B)$　◀──┤ 公理②
　　　　$= A + B$　◀──┘
　　　　$= 右辺$

論理回路と論理代数　　141

2 論理ゲート

2値信号を扱った論理関数の演算機能をもつ電子回路を**論理ゲート**という．ここではまず，ダイオードやトランジスタで構成される基本論理ゲート（AND，OR，NOTゲート）と，**MIL規格**の論理ゲート記号について学ぶ．また，基本論理ゲートの他によく用いられる論理ゲートの働き，MIL規格の記号についても学ぶ．

1. ANDゲート

図11-4(a)の入力端子A，Bに，それぞれE〔V〕の電圧を入力した際の出力端子Yの電圧について考える．ただし，2つのダイオードD_1，D_2は理想的なものとする．図11-4(b)では，A，Bに電圧Eが印加されているため，D_1，D_2には電流が流れない．したがって，抵抗Rにも電流が流れず電圧降下が発生しないため，YにはE〔V〕が出力される．

次に，図11-4(c)のように$A=E$〔V〕，$B=0$Vの場合を考える．AにはE〔V〕の電圧が印加されているため，D_1には電流が流れない．しかし，Bには電圧が印加されていないため，D_2には順方向電圧が加わり電流が流れる．したがって，Rに電流が流れ，電圧降下が発生し，Yは0Vとなる．

$A=0$V，$B=E$〔V〕の場合も同様に，D_2には電流が流れず，D_1に

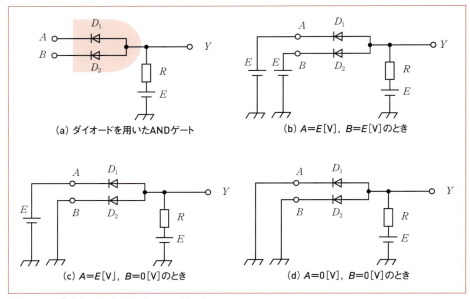

図11-4　ダイオードを用いたANDゲート

は電流が流れるため，Yは0Vとなる．

最後に，図11-4(d)のように$A = B = 0$Vのとき，D_1, D_2には順方向電圧が加わるため，両者に電流が流れる．したがって，Rに電流が流れ，電圧降下が発生し，Yは0Vとなる．

以上より，図11-4(a)の回路は，「入力AおよびBが同時にE [V]（2値信号の1）であるとき出力YはE [V]（1）となり，それ以外の入力では出力Yは0V（0）となる」**論理積（AND）**になっている．MIL規格では図11-5の記号で表される．

2. ORゲート

図11-6(a)の回路について考える．ただし，2つのダイオードD_1, D_2は理想的なものとする．図11-6(b)のように入力端子A, Bに電圧が印加されていないとき，抵抗Rに電流が流れないため，出力端子Yは0Vとなる．

次に，図11-6(c)のように$A = E$ [V]，$B = 0$Vの場合を考える．Bには電圧が印加されていないため，D_2には電流が流れない．しかし，Aには電圧E [V]が印加されているため，D_1に順方向電圧が加わりRに電流が流れる．したがって，抵抗の両端に電圧が発生し，YはE [V]

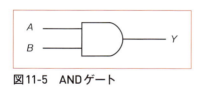

図11-5　ANDゲート

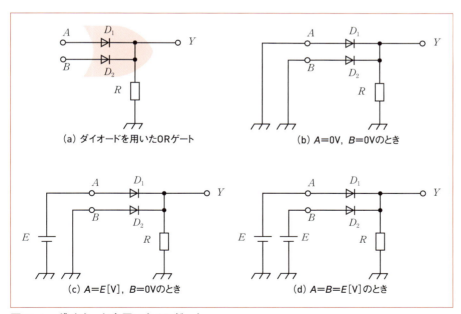

図11-6　ダイオードを用いたORゲート

となる.

　$A = 0\,\mathrm{V}$, $B = E\,[\mathrm{V}]$ の場合も同様に，Y は $E\,[\mathrm{V}]$ となる.

　最後に，図11-6(d)のように $A = B = E\,[\mathrm{V}]$ のとき，D_1, D_2 には順方向電圧が加わるため，両者に電流が流れる．したがって，R の両端に電圧が発生し，Y は $E\,[\mathrm{V}]$ となる.

　以上より，図11-6(a)の回路は「入力 A または B のどちらか一方，もしくはその両方が $E\,[\mathrm{V}]$（2値信号の1）のとき出力は $E\,[\mathrm{V}]$（1）となり，入力 A および B が同時に $0\,\mathrm{V}$（2値信号の0）の場合のみ出力が $0\,\mathrm{V}$（0）となる」**論理和**（**OR**）になっている．MIL規格では図11-7の記号で表される.

3. NOTゲート

　図11-8(a)の入力端子 A が $0\,\mathrm{V}$ のとき，出力端子 Y の電圧について考える．図11-8(b)のように，入力端子 A には電圧が印加されていないとき，トランジスタは動作せず，コレクタ電流が流れない．したがって，抵抗 R にも電流が流れず電圧降下が発生しないため，Y には電源電圧 $E\,[\mathrm{V}]$ が出力される．次に，図11-8(c)のように $A = E\,[\mathrm{V}]$ のときを考

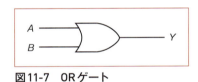

図11-7　ORゲート

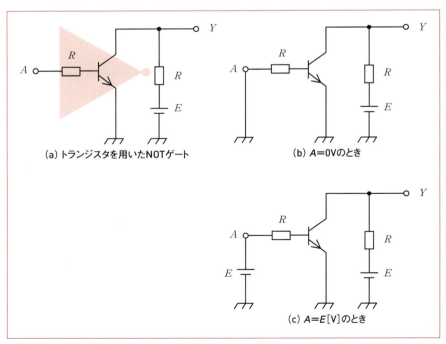

図11-8　トランジスタを用いたNOTゲート

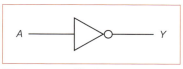

図11-9　NOTゲート

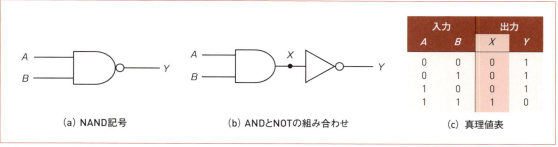

図11-10　NANDゲート

える．トランジスタのベース－エミッタ間に電圧 E [V] が印加されているため，ベース電流が流れ，それによってコレクタ電流も流れる．したがって，R によって電圧降下が発生し，Y は0Vとなる．

このように，図11-8(a)の回路は「入力 A が0V（2値信号の0）のとき出力 Y は E [V]（1）となり，逆に入力 A が E [V]（2値信号の1）のとき出力 Y は0V（0）となる」**論理否定**（**NOT**）になっている．MIL規格では図11-9の記号で表される．

4. NANDゲート

図11-10に示したように，**NANDゲート**はANDゲートの出力にNOTゲートを接続した回路と同じ演算結果が得られる論理ゲートのことをいう．真理値表は図11-10(c)のように表される．真理値表からわかるように，NANDゲートの出力はANDゲートの出力が否定された値となり，次のような式で表される．

$$X = A \cdot B$$
$$Y = \overline{X}$$
$$ = \overline{A \cdot B}$$

5. NORゲート

図11-11に示したように，**NORゲート**は，ORゲートの出力にNOTゲートを接続した回路と同じ演算結果が得られる論理ゲートのことをいう．NORゲートの真理値表は図11-11(c)のように表され，次のような式で表される．

$$X = A + B$$
$$Y = \overline{X}$$
$$ = \overline{A + B}$$

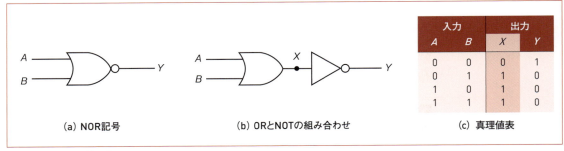

図11-11　NORゲート

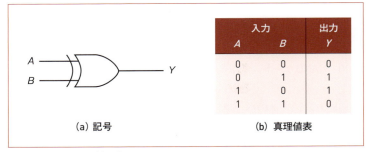

図11-12　Ex-ORゲート

6. Ex-ORゲート（排他的論理和）

「2つの入力AおよびBが異なる場合，すなわち入力Aが0および入力Bが1，またはAが1およびBが0のときのみ出力Yが1になる論理関数」を**排他的論理和**（Exclusive OR：Ex-OR）という．このように，入力AとBが不一致の場合，出力Yが1になるので**不一致回路**とよばれることもある．Ex-ORゲートの記号および真理値表は図11-12のように表される．式では次のように表される．

$$Y = \overline{A} \cdot B + A \cdot \overline{B} \quad\text{または}\quad Y = A \oplus B$$

3　論理式の簡単化

　論理式は，前述の定理や公理を使っていろいろな式に変換できる．それに伴って，同じ働きをもつ論理回路をいくつも作ることができる．しかし，論理回路の設計や製造工程では，できるだけ簡単化された論理回路を作製することが求められる．本節では，**論理演算（ブール代数）**や視覚的にとらえることができる**カルノー図**や**ベン図**を使って簡単化する方法を学ぶ．

1. 論理代数による簡単化

論理代数（ブール代数）の公理や定理を用いて，論理式を展開することにより論理式を簡単化していく．

演習 2

次式を論理代数により簡単化しなさい．
$$Y = \overline{A} + \overline{A+B} + A \cdot \overline{B}$$

解答

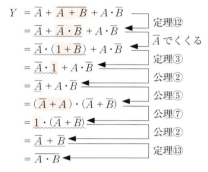

簡単化する前の式 $Y = \overline{A} + \overline{A+B} + A \cdot \overline{B}$ と，簡単化した後の式 $Y = \overline{A \cdot B}$ の回路図を図 11-13 に示す．それぞれの回路は同じ働きをするが，論理式を簡単化することによって，少ない論理ゲートの数で構成できる．これは，回路を設計，製造するうえで，低コスト化，小型化，演算速度の高速化の実現に非常に重要となる．

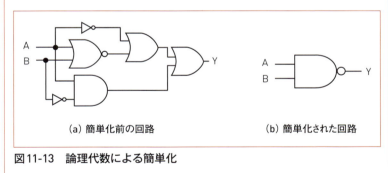

図 11-13　論理代数による簡単化

2. カルノー図による簡単化

まず，**カルノー図**の概念を説明し，その後カルノー図による簡単化の方法を演習により学んでいく．

【2変数の場合】

2変数AとBがあり，これらの変数がとりうる値の組み合わせは $(0, 0)$，$(0, 1)$，$(1, 0)$，$(1, 1)$ の4通りとなる．変数Aを行，変数Bを列に，とりうる値の組み合わせを図11-14(a)のように作成する．この図をカルノー図という．この図において"0"を否定，"1"を肯定として変数

TOPICS

多入力論理ゲート記号

3入力以上の論理ゲートの表し方を下図に示す．3入力のANDゲートは図Aのように，それ以上の多入力ANDゲートは図Bのように表す．同じように3入力のORゲートは図Cのように，それ以上の多入力ORゲートは図Dのように表す．

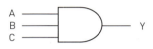

図A　3入力のANDゲート

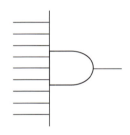

図B　多入力ANDゲート

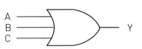

図C　3入力のORゲート

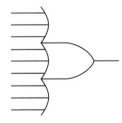

図D　多入力ORゲート

で表すと，図11-14(b)のようになる．

　図11-14(b)において，隣り合うマスの論理和をとる．すると，同一行のマスの論理和は$\overline{A}$またはAのように簡単化される．同じように同一列のマスの論理和は$\overline{B}$またはBのように簡単化される．この仕組みを利用して，論理式を視覚的に簡単化する．

$$\overline{A} \cdot \overline{B} + \overline{A} \cdot B = \overline{A} \cdot (\overline{B} + B) = \overline{A} \qquad A \cdot \overline{B} + A \cdot B = A \cdot (\overline{B} + B) = A$$

$$\overline{A} \cdot \overline{B} + A \cdot \overline{B} = (\overline{A} + A) \cdot \overline{B} = \overline{B} \qquad \overline{A} \cdot B + A \cdot B = (\overline{A} + A) \cdot B = B$$

【3変数の場合】

　扱う変数がA, B, Cの3変数の場合のカルノー図は図11-15(a)となる．これを変数で表すと図11-15(b)のようになる．カルノー図を作成する際，隣りあうマスの値は1ビットしか異ならないことに注意する．すなわち，1行1列目のマスは(0,0,0)で，隣りあう1行2列目のマスは(0,0,1)で，1ビット目のみ異なっている．また，2行2列目のマスは(1,0,1)で，隣り合う1行2列目のマス(0,0,1)とは3ビット目のみ異なっている．

【4変数の場合】

　4変数（A, B, C, D）のカルノー図は図11-16(a)となる．これを変数で表すと図11-16(b)のようになる．3変数の場合と同様に，4変数の場合もカルノー図を作成する際，隣りあうマスの値は1ビットしか異ならないことに注意する．

A \ B	0	1
0	00	01
1	10	11

(a) カルノー図

A \ B	$\overline{B}$	B
$\overline{A}$	$\overline{A}\overline{B}$	$\overline{A}B$
A	$A\overline{B}$	AB

(b) 変数による表現

図11-14　2変数のカルノー図

A \ BC	00	01	11	10
0	000	001	011	010
1	100	101	111	110

(a) カルノー図

A \ BC	$\overline{B}\overline{C}$	$\overline{B}C$	BC	$B\overline{C}$
$\overline{A}$	$\overline{A}\overline{B}\overline{C}$	$\overline{A}\overline{B}C$	$\overline{A}BC$	$\overline{A}B\overline{C}$
A	$A\overline{B}\overline{C}$	$A\overline{B}C$	ABC	$AB\overline{C}$

(b) 変数による表現

図11-15　3変数のカルノー図

CD\AB	00	01	11	10
00	0000	0001	0011	0010
01	0100	0101	0111	0110
11	1100	1101	1111	1110
10	1000	1001	1011	1010

(a) カルノー図

CD\AB	$\overline{C}\overline{D}$	$\overline{C}D$	CD	$C\overline{D}$
$\overline{A}\overline{B}$	$\overline{A}\overline{B}\overline{C}\overline{D}$	$\overline{A}\overline{B}\overline{C}D$	$\overline{A}\overline{B}CD$	$\overline{A}\overline{B}C\overline{D}$
$\overline{A}B$	$\overline{A}B\overline{C}\overline{D}$	$\overline{A}B\overline{C}D$	$\overline{A}BCD$	$\overline{A}BC\overline{D}$
AB	$AB\overline{C}\overline{D}$	$AB\overline{C}D$	$ABCD$	$ABC\overline{D}$
$A\overline{B}$	$A\overline{B}\overline{C}\overline{D}$	$A\overline{B}\overline{C}D$	$A\overline{B}CD$	$A\overline{B}C\overline{D}$

(b) 変数による表現

図11-16 4変数のカルノー図

演習3

$Y = \overline{A} + \overline{A+B} + A \cdot \overline{B}$ の真理値表から，カルノー図を使って簡単化しなさい．

表11-4 真理値表

入力		出力			
A	B	$\overline{A}$	$\overline{A+B}$	$A \cdot \overline{B}$	Y
0	0	1	1	0	1
0	1	1	0	0	1
1	0	0	0	1	1
1	1	0	0	0	0

解答

① 2変数のカルノー図を用意する．

② 真理値表の出力 Y が1になる入力に着目する．この場合，$(\overline{A}, \overline{B})$，$(\overline{A}, B)$，$(A, \overline{B})$ の3通りがある．

③ 前述のように，2変数の場合，同一行および同一列の論理和は簡単化できるので，図11-17のように，同一行または同一列の領域をグループ化する．

④ グループ1は $\overline{A}$，グループ2は $\overline{B}$ が共通しており，それぞれ $\overline{A}$，$\overline{B}$ となる．

⑤ 最後にグループ1の $\overline{A}$ と，グループ2の $\overline{B}$ との論理和 $Y = \overline{A} + \overline{B}$ が解となる．

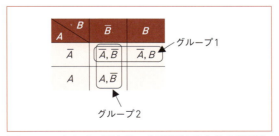

図11-17 カルノー図を使った真理値表からの簡単化

論理式の簡単化

演習 4

$Y = A \cdot \overline{B} \cdot C + A \cdot B \cdot C + A \cdot B \cdot \overline{C} + \overline{A} \cdot B \cdot \overline{C}$ をカルノー図で簡単化しなさい．

解答

① 3変数のカルノー図を用意する．
② この論理式の各項は，各変数の論理積のかたちで表されている．したがって，出力 Y が1になるのは，少なくとも各項のうちの1つが1のときである．これをカルノー図で表すと図 11-18 のようになる．
③ 図 11-18 について，行または列において共通する変数でグループ化する．

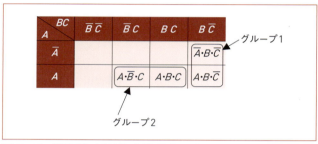

図 11-18 論理積で表された論理式のカルノー図による簡単化

④ グループ1は変数 B と変数 $\overline{C}$，グループ2は変数 A と変数 C が共通しており，グループ1は $B \cdot \overline{C}$，グループ2は $A \cdot C$ となる．
⑤ $Y = B \cdot \overline{C} + A \cdot C$

演習 5

$Y = (A + \overline{B}) \cdot (\overline{B} + C) \cdot (\overline{C} + \overline{D}) \cdot (\overline{D} + \overline{A})$ の論理式をカルノー図で簡単化しなさい．

解答

① この論理式の各項は，各変数の論理和のかたちで表されている．したがって，出力 Y が1になるのは，各変数の論理和がすべて1のときである．
② この論理式は4変数を扱っているので，4変数のカルノー図を論理和の数だけ用意する．この論理式では，4つの4変数カルノー図を用意する．
③ 各論理和について，1になる変数の条件を考える．
　$A + \overline{B}$：カッコの中が1になるのは，$A = 1$ または $B = 0$ のときである．したがって，図 11-19 (a) のように，A である領域，$\overline{B}$ である領域をカルノー図で表す．
　$\overline{B} + C$：カッコの中が1になるのは，$B = 0$ または $C = 1$ のときである．したがって，図 11-19 (b) のように，$\overline{B}$ である領域，C である領域をカルノー図で表す．
　$\overline{C} + \overline{D}$：カッコの中が1になるのは，$C = 0$ または $D = 0$ のときである．したがって，図 11-19 (c) のように，$\overline{C}$ である領域，$\overline{D}$ である領域をカルノー図で表す．
　$\overline{D} + \overline{A}$：カッコの中が1になるのは，$D = 0$ または $A = 0$ のときである．したがって，図 11-19 (d) のように，$\overline{D}$ である領域，$\overline{A}$ である領域をカルノー図で表す．
④ 新たに4変数カルノー図を用意する．図 11-20 (a) のように，図 11-19 (a) から図 11-19 (d) のすべてにおいて共通している項をカルノー図で表す．

⑤ 図11-20(b)のように，行または列において，共通する変数でグループ化する．
⑥ グループ1は$\overline{A}$と$\overline{B}$と$\overline{C}$，グループ2はAとCと$\overline{D}$，グループ3は$\overline{B}$と$\overline{C}$と$\overline{D}$，グループ4は$\overline{B}$とCと$\overline{D}$が共通している．したがって，グループ1は$\overline{A}\cdot\overline{B}\cdot\overline{C}$，グループ2は$A\cdot C\cdot\overline{D}$，グループ3は$\overline{B}\cdot\overline{C}\cdot\overline{D}$，グループ4は$\overline{B}\cdot C\cdot\overline{D}$となる．
⑦ 最後に，それぞれのグループの論理和 $Y=\overline{A}\cdot\overline{B}\cdot\overline{C}+A\cdot C\cdot\overline{D}+\overline{B}\cdot\overline{C}\cdot\overline{D}+\overline{B}\cdot C\cdot\overline{D}$ が解となる．

図11-19 各論理和のカルノー図

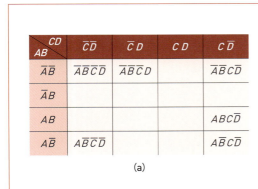
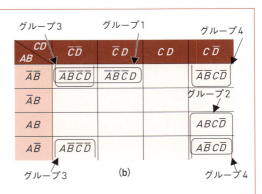

図11-20 論理和で表された論理式のカルノー図による簡単化

3. ベン図による簡単化

ベン図は，全体領域を図11-21(a)のように四角で表す．変数が1つの場合，2つの場合，3つの場合，それぞれ図11-21(b)から(c)のように円で表す．円の領域外を否定とする．

まず，図11-21のように，変数の数だけ円を描く．図11-22のように，AND演算の場合は各変数の共通領域，OR演算の場合は各変数のすべてを含む領域，NOT演算の場合はその領域外となり，該当する領域を色で表す．

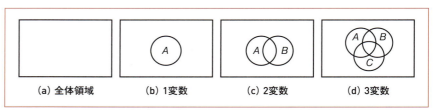

図11-21　ベン図の表し方

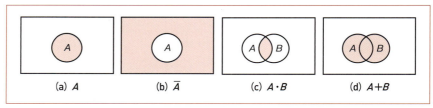

図11-22　ベン図

演習6

　$Y = A \cdot \overline{B} + B \cdot C$ をベン図で表しなさい．

解答

① 3変数なので図11-21(d)のベン図を用意する．
② $A \cdot \overline{B}$ の領域と $B \cdot C$ の領域をそれぞれ求め，その後それらの全領域を求める．

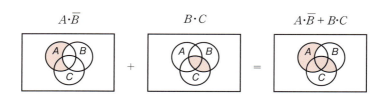

演習7

$Y = (\overline{A} + B) \cdot (B + \overline{C})$ をベン図で表しなさい．

解答

① 3変数なので図 11-21 (d) のベン図を用意する．
② $(\overline{A} + B)$ の領域と $(B + \overline{C})$ の領域をそれぞれ求め，その後それらの共通領域を求める．

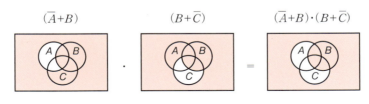

演習8

$Y = A + A \cdot B$ をベン図を使って簡単化しなさい．

解答

① 2変数なので図 11-21 (c) のベン図を用意する．
② A の領域と $A \cdot B$ の領域をそれぞれ求め，その後それらの全領域を求める．
③ $Y = A + A \cdot B$ は $Y = A$ と等しいことがわかる．

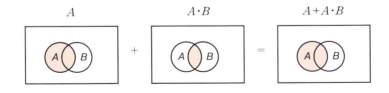

4. 簡単化の指標

本章では，論理回路の簡単化について示したが，どの回路が簡単なのかを知るための指標が必要である．そこで本節では，その指標となる入力数，素子数，次数（段数）について説明する．

入力数：論理回路を構成する論理素子への入力数の総和．
素子数：論理回路を構成する論理素子の数の総和．
次数（段数）：論理回路において，入力から出力まで通過する論理素子の数の最大数．

これらの3つの指標の総和が最も小さいものが最も簡単な論理回路となる．例として，$Y = A + A \cdot B + A \cdot \overline{C} + B \cdot \overline{C}$ を論理代数で簡単化していく過程の回路図を用いて説明する（**図11-23**）．

以上の結果から，論理式③の回路図が最も簡単化された回路であることがわかる．

論理式の簡単化

$$
\begin{aligned}
Y &= A + A\cdot B + A\cdot\overline{C} + B\cdot\overline{C} && ①\\
&= (A + A)\cdot(A + B) + \overline{C}\cdot(A + B)\\
&= A\cdot(A + B) + \overline{C}\cdot(A + B)\\
&= (A + \overline{C})\cdot(A + \mathrm{B}) && ②\\
&= A + B\cdot\overline{C} && ③
\end{aligned}
$$

(a) 論理式①の回路図
入力数：13
素子数：7
次　数：4
合　計：24

(b) 論理式②の回路図
入力数：7
素子数：4
次　数：3
合　計：14

(c) 論理式③の回路図
入力数：5
素子数：3
次　数：3
合　計：11

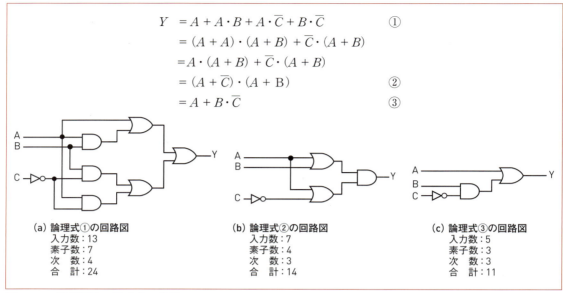

図11-23　論理回路の簡略化の比較

4　いろいろな論理回路

これまで，論理回路の基本となる各論理ゲートの働き，論理代数，論理式の簡単化について学んできた．ここでは，**論理ゲート**を組み合わせることによって，ある機能をもつ組み合わせ回路の代表的なものを学ぶ．

1. 半加算回路

半加算回路（half adder：**HA**）は，次のような下位の桁からの桁上がりを考えない2進数1桁の加算回路である．ただし，この場合の“+”は算術加算記号である．

$$
\begin{array}{r}0\\ +\ \ 0\\ \hline 0\ 0\end{array}\qquad
\begin{array}{r}0\\ +\ \ 1\\ \hline 0\ 1\end{array}\qquad
\begin{array}{r}1\\ +\ \ 0\\ \hline 0\ 1\end{array}\qquad
\begin{array}{r}1\\ +\ \ 1\\ \hline 1\ 0\end{array}
$$

図11-24と表11-5がそれぞれ回路図と真理値表であり，論理式は次のように表される．ただし，Sは**和**（sum），Cは**桁上がり**（carry：キャリー）とする．

$$
\begin{aligned}
S &= \overline{A}\cdot B + A\cdot\overline{B}\\
&= A \oplus B\\
C &= A\cdot B
\end{aligned}
$$

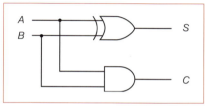

図11-24 Ex-ORを用いた半加算回路

表11-5 半加算回路の真理値表

| 入力 || 出力 ||
A	B	C	S
0	0	0	0
0	1	0	1
1	0	0	1
1	1	1	0

2. 全加算回路

2進数2桁の加算は次のようになり，最下位桁は半加算回路（HA）で構成できるが，2桁目の加算は下位の桁からの桁上がりを考慮して加算しなければならない．

```
                (1)←桁上がり     (1)(1)←桁上がり
    0 0          0 1          1 0          1 1
  + 0 1        + 0 1        + 0 1        + 0 1
  ─────        ─────        ─────        ─────
    0 0 1        0 1 0        0 1 1        1 0 0
```

そこで，下位の桁からの桁上がりを考慮した加算回路を**全加算回路**（full adder：**FA**）という．全加算回路は，半加算回路を組み合わせて作ることができる．図11-25(a)のように，半加算回路をブラックボックスとして表すと，全加算回路は図11-25(b)，真理値表は表11-6のようになる．ただし，C'は下位桁からの桁上がりとする．

> **Tips**
> ### AND演算からNOR演算への変換，OR演算からNAND演算への変換
>
> ①のように$Y=\overline{\overline{A\cdot B}}$は，$Y=A\cdot B$の否定をさらに否定（二重否定）したものと等しくなる．これをド・モルガンの定理に適用すると②のようになる．このように，AND演算からNOR演算へ変換することができる．例えば，NORゲートICの中には4つのNORゲートが組み込まれている．そのうちの3つが使用されていなければ，ANDゲートを新たに用いるよりも，②の回路図のようにNORゲートで作ることによってICの数を減らすことができる．
>
> 同様に，OR演算も以下のようにNAND演算へ変換することができる．

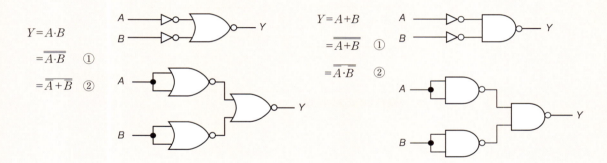

いろいろな論理回路 155

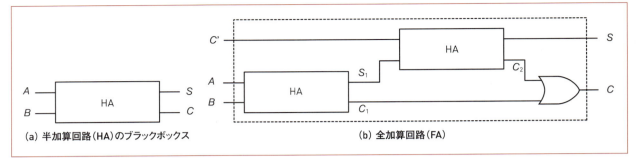

図11-25 半加算回路を用いた全加算回路

表11-6 全加算回路の真理値表

入力			出力				
C'	A	B	C_1	S_1	C_2	C	S
0	0	0	0	0	0	0	0
0	0	1	0	1	0	0	1
0	1	0	0	1	0	0	1
0	1	1	1	0	0	1	0
1	0	0	0	0	0	0	1
1	0	1	0	1	1	1	0
1	1	0	0	1	1	1	0
1	1	1	1	0	0	1	1

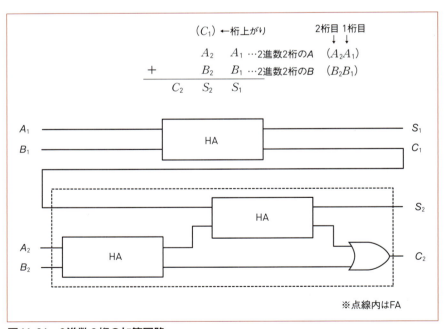

図11-26 2進数2桁の加算回路

$$S_1 = \overline{A} \cdot B + A \cdot \overline{B} \qquad S = \overline{C'} \cdot S_1 + C' \cdot \overline{S_1}$$
$$\quad = A \oplus B \qquad\qquad\quad = C' \oplus S_1 = C' \oplus (A \oplus B)$$
$$C_1 = A \cdot B$$
$$C_2 = C' \cdot S_1 = C' \cdot (A \oplus B)$$
$$C = C_1 + C_2 = A \cdot B + C' \cdot (A \oplus B)$$

2進数2桁の$A(A_2 A_1)$に，2進数2桁の$B(B_2 B_1)$を加算するときの回路図は**図11-26**，真理値表は**表11-7**のようになる．

3. 一致回路

図11-27に示す回路の動作を考える．この回路は**表11-8**の真理値表からわかるように，入力のAとBが両方とも"0"，または両方とも"1"である場合，出力Yに"1"を出す回路である．すなわち，入力AとBが一致しているときに出力Yに"1"を出す．このような回路を一致回路という．

表11-7　2進数2桁の加算回路の真理値表

入力				出力			
A_2	A_1	B_2	B_1	C_2	S_2	C_1	S_1
0	0	0	0	0	0	0	0
0	0	0	1	0	0	0	1
0	0	1	0	0	1	0	0
0	0	1	1	0	1	0	1
0	1	0	0	0	0	0	1
0	1	0	1	0	1	1	0
0	1	1	0	0	1	0	1
0	1	1	1	1	0	1	0
1	0	0	0	0	1	0	0
1	0	0	1	0	1	0	1
1	0	1	0	1	0	0	0
1	0	1	1	1	0	0	1
1	1	0	0	0	1	0	1
1	1	0	1	1	0	1	0
1	1	1	0	1	0	0	1
1	1	1	1	1	1	1	0

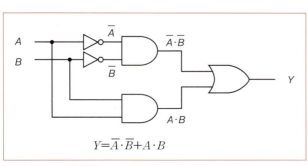

図11-27　一致回路

表11-8　一致回路の真理値表

入力		出力				
A	B	$\overline{A}$	$\overline{B}$	$\overline{A} \cdot \overline{B}$	$A \cdot B$	Y
0	0	1	1	1	0	1
0	1	1	0	0	0	0
1	0	0	1	0	0	0
1	1	0	0	0	1	1

章末問題

問題1 $Y = A \cdot \overline{B} + B + A \cdot C$ の回路図を書きなさい（1）．また，この式を論理演算により簡単化し（2），その回路図を書きなさい（3）．

問題2 次の回路図を論理式で表し（1），その論理式を論理演算により簡単化しなさい（2）．

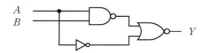

問題3 $Y = \overline{A} \cdot \overline{B} + A \cdot C + B \cdot C$ をカルノー図により簡単化しなさい．

問題4 $Y = A \cdot \overline{B} \cdot C \cdot D + \overline{A} \cdot B \cdot \overline{C} \cdot D + A \cdot \overline{B} \cdot C \cdot \overline{D} + \overline{A} \cdot B \cdot \overline{C} \cdot \overline{D}$ をカルノー図により簡単化しなさい．

問題5 半加算回路をEx-ORゲートを使わず設計しなさい．

問題6 2進数3桁の加算回路を設計しなさい．

（解答は244-246頁）

第**12**章 カウンタ回路

　第11章では，論理ゲートを組み合わせることによって，加算回路，一致回路などのある機能をもった回路について学んだ．これらの組み合わせ回路は，信号が入力されているときだけ決められた動作をするが，信号が途絶えるとその機能を果たさない．すなわち，記憶する機能はもっていない．例えば，数を数える際には，現在どこまで数えているか一時的に記憶していなければならず，単なる組み合わせ回路だけで構成することはできない．そこで本章では，**フリップフロップ**という記憶する機能をもった回路について学び，それを応用してカウンタ回路を構成する．

1 双安定回路

　双安定回路（bistable circuit）は，次の信号が入力されるまでの間，一時的に出力の状態を0または1のどちらかに保持（記憶）しておく機能をもった**2値記憶回路**である．双安定回路は，2つの出力 Q と $\overline{Q}$ をもつ．つまり，2つの出力の状態は互いに異なった関係にあり，Q が0の場合 $\overline{Q}$ は1，Q が1の場合 $\overline{Q}$ は0となる．通常，双安定回路の出力の状態は **Q** で代表され，出力が1というのは $Q=1$ ということを意味する．

　双安定回路には**フリップフロップ**（flip-flop）がある．フリップフロップは，外部からの制御信号（クロックパルス）の**立ち上がり**または**立ち下がり**（エッジ）でのみ，入力信号に応じて出力が遷移し，保持する双安定回路である．以下，フリップフロップについて学習していく．

双安定回路　159

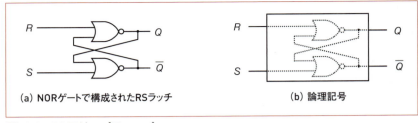

図12-1 RSフリップフロップ

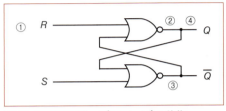

図12-2 RSフリップフロップの動作

表12-1 RSフリップフロップの動作

(a) 動作表

入力		出力	
S	R	Q^{t+1}	$\overline{Q}^{t+1}$
0	0	0	1
0	0	1	0
0	1	0	1
1	0	1	0
1	1	0	0

(b) 機能表

入力		出力	機能
S	R	Q^{t+1}	
0	0	Q^t	保持
0	1	0	リセット
1	0	1	セット
1	1	0	禁止

2 フリップフロップ

1. RSフリップフロップ

図12-1(a)の回路は，2つの2入力**NORゲート**で構成された**RSフリップフロップ**といわれる双安定回路の1つである（R：リセット，S：セット）．このように，RSフリップフロップはRとSの2つの入力，Qと$\overline{Q}$の2つの出力がある．これを図12-1(b)のようにブラックボックスとして表すこともある．以降，これを論理記号として扱っていく．

　フリップフロップは，それぞれのNORゲートにおいて，1つの入力は互いのNORゲートの出力に接続されている．2つの入力の初期値をそれぞれ$R = 0$，$S = 0$，そのときの出力をそれぞれ$Q = 1$，$\overline{Q} = 0$と仮定して動作を解析してみる．この状態から$R = 1$，$S = 0$を入力すると以下のように動作する．以下の動作順序を図12-2に示す．

①$R = 0 \rightarrow 1$が入力されると，
②$Q = \overline{R + \overline{Q}}$であるから，$Q = 1 \rightarrow Q = \overline{1 + 0} = 0$へと遷移する．
③$\overline{Q} = \overline{S + Q}$であるから，$Q = 1 \rightarrow 0$に遷移したことにより$\overline{Q} = 0 \rightarrow \overline{Q} = \overline{0 + 0} = 1$へと遷移する．
④$\overline{Q} = 0 \rightarrow 1$に遷移したことにより，さらに$Q = \overline{1 + 0} = 0 \rightarrow Q = \overline{1 + 1} = 0$と，結果的に$Q$自体の値は変わらないが，このような動作をし，安定状態になる．

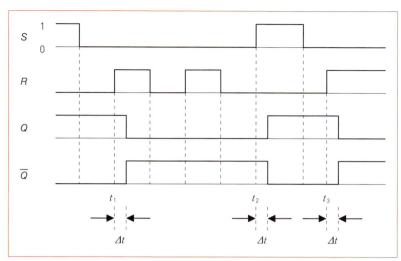

図12-3 RSフリップフロップのタイムチャート例

同様に解析をすると，$R=1\to 0$，$S=0$の場合，$Q=0$，$\overline{Q}=1$となり変化がない．次に，$R=0$，$S=0\to 1$とすると$Q=0\to 1$，$\overline{Q}=1\to 0$へと遷移する．続いて，$R=0$，$S=1\to 0$へと変化させても$Q=1$，$\overline{Q}=0$と変化がない．最後に，$R=0\to 1$，$S=0\to 1$とすると，$Q=1\to 0$，$\overline{Q}=0$と2つの出力が同じ値となる．前述のように，双安定回路の2つの出力Qと$\overline{Q}$の状態は互いに異なった関係にあるので，RSフリップフロップでは$R=1$，$S=1$という入力の組み合わせは禁止されている．以上の動作をまとめると**表12-1**のようになる．なお，**表12-1(a)**を動作表，**表12-1(b)**を機能表という．**表12-1(b)**より，RSフリップフロップは，2つの入力R，Sがともに0のとき，出力Q^{t+1}はQ^tの値を保持する．また，$R=1$のとき，出力Q^{t+1}は必ず0になる．すなわち，出力は**リセット**（reset）されることになる．$S=1$のときには，出力Q^{t+1}を必ず1に**セット**（set）する．

RSフリップフロップなどの入力，出力の時間的変化を視覚的に表したものを**タイムチャート**（time chart）という．RSフリップフロップのタイムチャートの一例を**図12-3**に示す．横軸が時間，縦軸が電圧である．ただし，高電圧を1，低電圧を0として表している．出力Q，$\overline{Q}$は，**表12-1**にしたがって入力によって時間的変化をする．Δtは，入力が変化してから出力が変化するまでの遅延時間を意味している．例えば，時刻t_1で入力が変化するが，出力は$t_1+\Delta t$で変化が生じる．実際の回路ではこの遅延時間を無視できないことがあるが，これ以降は**図12-4**のように無視して取り扱うことにする．

2. JKフリップフロップ

RSフリップフロップは，2つの入力RとSに同時に1を入力するとQ

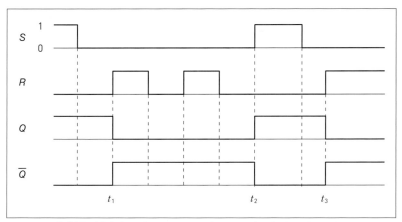

図12-4　動作遅延を無視したRSフリップフロップのタイムチャート

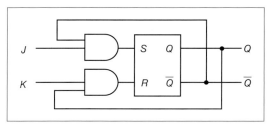

図12-5　RSフリップフロップにANDゲートを接続した回路

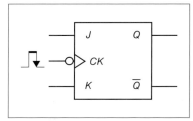

図12-6　JKフリップフロップの論理記号

$=\overline{Q}=0$になるため，この入力の組み合わせを禁止としていた．そこで，RSフリップフロップにANDゲートを図12-5のように接続し，$S=R=1$のとき出力を反転させる新たなフリップフロップが考え出された．

新たなフリップフロップの入力をJ，Kとし，入力$J=K=1$，出力$Q^t=0$，$\overline{Q}^t=1$とすると，2つの出力Q^{t+1}と$\overline{Q}^{t+1}$は，それぞれ1，0となり反転する．これが再び2つのANDゲートに帰還され，それぞれの出力は$Q^{t+2}=0$，$\overline{Q}^{t+2}=1$となり，入力$J=K=1$であるかぎり永遠に繰り返される．このように，図12-5のRSフリップフロップの入力の組み合わせ$S=R=1$の禁止を取り除くことはできたが，2つの出力が0→1→0→1のように繰り返されてしまう．そこで，外部から制御信号を加えることによって，出力が帰還されても，入力として受け付けないようにした双安定回路が考え出された．これが**JKフリップフロップ**である（図12-6）．すなわち，JKフリップフロップの2つの入力JとKは，それぞれRSフリップフロップのSとRに相当し，入力の組み合わせ$J=K=1$のときは出力を反転させる働きをもっている．なお，外部から加えられる制御信号を**クロックパルス**（clock pulse）という．

JKフリップフロップには，マスタスレーブ型JKフリップフロップ，ポジティブエッジトリガ型JKフリップフロップ，ネガティブエッジトリガ型JKフリップフロップがあるが，ここではマスタスレーブ型JKフ

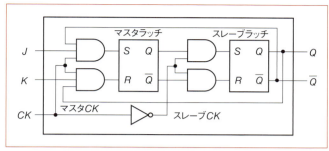

図12-7 マスタスレーブ型JKフリップフロップ

表12-2 マスタスレーブ型JKフリップフロップの機能表

CK	J	K	Q^{t+1}	$\overline{Q}^{t+1}$	機能
⎍	0	0	Q^t	$\overline{Q}^t$	保持
	0	1	0	1	リセット
	1	0	1	0	セット
	1	1	$\overline{Q}^t$	Q^t	反転
その他	—	—	Q^t	$\overline{Q}^t$	保持

リップフロップについて考えていく.

マスタスレーブ型JKフリップフロップ（master-slave JK flip-flop）は図12-7のように，前段の**マスタラッチ**（master latch）と後段の**スレーブラッチ**（slave latch）で構成されている．マスタラッチとスレーブラッチには互いに異なった**クロックパルス**が入力されるため，次のようにマスタラッチとスレーブラッチの動作に時間的な差が生じる.

クロックパルスが1の場合，マスタラッチが動作状態となり，スレーブラッチは保持状態となる．このとき，入力 J, K と帰還された Q, $\overline{Q}$（スレーブラッチの出力）により，マスタラッチの出力 Q と $\overline{Q}$ が決まる．しかし，スレーブラッチは保持状態となっているため，マスタラッチの出力 Q と $\overline{Q}$ が変化しても，スレーブラッチの出力 Q と $\overline{Q}$ は変化しない.

次にクロックパルスが0になると，今度はマスタラッチが保持状態となり，スレーブラッチは動作状態となる．したがって，先に変化したマスタラッチの出力 Q と $\overline{Q}$ がスレーブラッチに入力され，スレーブラッチの出力 Q と $\overline{Q}$ が変化する．このとき，マスタラッチは保持状態となっているため，スレーブラッチの出力 Q と $\overline{Q}$ が変化しても，マスタラッチの出力 Q と $\overline{Q}$ は変化しない.

このように，マスタラッチとスレーブラッチに互いに異なったクロックパルスを入力することによって，マスタラッチとスレーブラッチが同時に動作することはない．これによって情報の伝達を確実に行い，誤作動を防いでいる．また，スレーブラッチの出力 Q と $\overline{Q}$ はクロックパルスが0になったときに変化するので，このJKフリップフロップの出力は，クロックパルスの立ち下がりで遷移し，次のクロックパルスの立ち下がりまでその状態を保持している．このように，外部から加えられる制御信号（クロックパルス）によって，2つの出力が 0→1→0→1 のように繰り返されることなく安定した回路となる.

以上の動作をまとめた機能表を表12-2に示す．図12-7のクロックパルス（CK）の記号において信号レベル1を太線で描いたが，この間でデータを読み込むことを表している．また，図12-7において論理記号中の CK の○印，ならびに CK 記号の矢印は，出力が CK の立ち下がりで遷

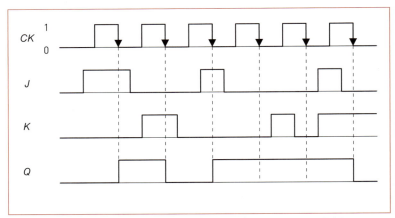

図12-8　マスタスレーブ型JKフリップフロップのタイムチャート例

表12-3　Dフリップフロップの機能表

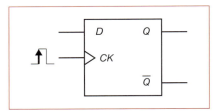

図12-9　Dフリップフロップの論理記号

移することを表している．マスタスレーブ型JKフリップフロップのタイムチャートの一例を図12-8に示す．出力Qは，表12-2のようにCK＝1のとき入力JとKの値を読み込み，それに応じてCKが立ち下がるときに出力Qが変化する．

3. Dフリップフロップ

　Dフリップフロップ（D flip-flop）は，CKが立ち上がる直前の入力Dを読み込み，CKの立ち上がりで出力Qが遷移し，次のCKが立ち上が

 汎用ロジックIC（7400シリーズ）

　論理回路（AND，OR，NOT，NOR，NANDなど）に用いられている小規模な集積回路の代表に，7400シリーズがある．そのフリップフロップ回路として，ポジティブエッジトリガ型JKフリップフロップやネガティブエッジトリガ型JKフリップフロップが用いられている．両者フリップフロップの違いは次のようになる．

　ポジティブエッジトリガ型JKフリップフロップ（positive edge-triggered JK flip-flop）は，CKが立ち上がる直前の入力JとKの値を読み込み，CKの立ち上がりで出力Q，$\overline{Q}$が遷移し，次のCKの立ち上がりまでその状態を保持するJKフリップフロップである．

　ネガティブエッジトリガ型JKフリップフロップ（negative edge-triggered JK flip-flop）は，CKが立ち下がる直前の入力JとKの値を読み込み，CKの立ち下がりで出力Q，$\overline{Q}$が遷移し，次のCKの立ち下がりまでその状態を保持するJKフリップフロップである．

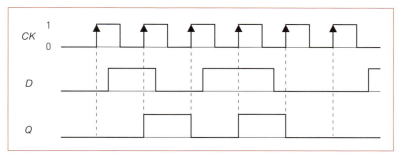

図12-10 Dフリップフロップのタイムチャート例

表12-4 Tフリップフロップの機能表

入力		出力		機能
CK	T	Q^{t+1}	$\overline{Q}^{t+1}$	
↑	0	Q^t	$\overline{Q}^t$	保持
	1	$\overline{Q}^t$	Q^t	反転
その他	—	Q^t	$\overline{Q}^t$	保持

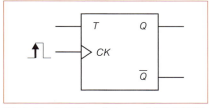

図12-11 Tフリップフロップの論理記号

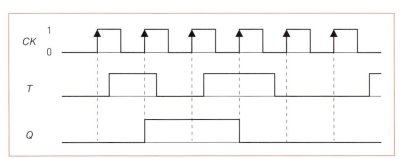

図12-12 Tフリップフロップのタイムチャート例

るまで保持するフリップフロップである．機能表を表12-3に，論理記号を図12-9に示す．また，Dフリップフロップのタイムチャートの一例を図12-10に示す．出力Qは，表12-3のようにCKが0から1に立ち上がる直前で入力Dの値を読み込み，それに応じてCKが立ち上がるときに出力Qが変化する．

4. Tフリップフロップ

Tフリップフロップ（T flip-flop）は，入力Tが1の場合，CKが入力されるごとに出力Q，$\overline{Q}$が反転し，入力Tが0の場合には出力が保持されるフリップフロップである．機能表を表12-4に，論理記号を図12-11に示す．また，Tフリップフロップのタイムチャートの一例を図12-12に示す．出力Qは，表12-3のように入力$T=1$のとき，CKが0から1に立ち上がるごとに反転する．

フリップフロップ　165

3　2^n進カウンタ

　図12-13(a)のように，Tフリップフロップの入力Tを1に固定したときの出力Qについて考えてみる．Tが1の場合，図12-13(b)のように，CKが入力されるたびにQは反転を続ける．また，出力信号は，CKの2倍の周期をもつ矩形波であることがわかる．

　次に図12-14(a)のように，Tフリップフロップを直列に3個接続したときのタイムチャートを図12-14(b)に示す．ただし，すべての入力T_1からT_3には1が入力されている．それぞれのQ_1からQ_3をまとめたのが**表12-5**である．Q_1を最下位ビット，Q_3を最上位ビットとして，「$Q_3Q_2Q_1$」という2進数3桁の数字として考えると，CKが入力されるごとに数を数える機能を有することがわかる．このように，Tフリップフロップを直列接続することによって数を数える回路を構成できる．このような回路を**カウンタ**（counter）という．また，このカウンタはCKが入力されるごとに数を増加させていくので，**アップカウンタ**（up counter）という．この回路では，Tフリップフロップを直列に3個接続しているので，$2^3 =$ **非同期式8進アップカウンタ**といい，0から$2^3-1 = 7$まで数えると再び0に戻る．実際には，Tフリップフロップごとに遅延時間が発生する（非同期式）が，ここでは無視している．このように，Tフリップフロップを直列にn個接続すると**非同期式2^n進カウンタ**を構成できる．

　次に図12-15(a)のように，2段目，3段目の入力CK_2，CK_3に，それぞれ1段目の出力Q_1，2段目の出力Q_2を接続する．CKが1つ入ると，1段目の$Q_1 = 1$が2段目のCK_2に入力される．これによって，$Q_2 = 1$となり，3段目のCK_3に入力され，$Q_3 = 1$となる．このように，1段目のTフリップフロップにCKが入力されていくと，図12-15(b)のタイムチャートに示す動作をする．それぞれの出力をまとめたのが**表12-6**であり，このカウンタはCKが入力されるごとに数を減少させていくので，**ダウンカウンタ**（down counter）という．

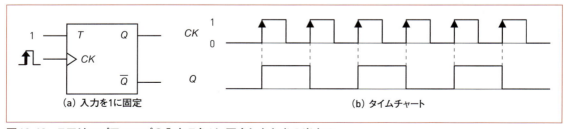

図12-13　Tフリップフロップの入力Tを1に固定したときの出力Q

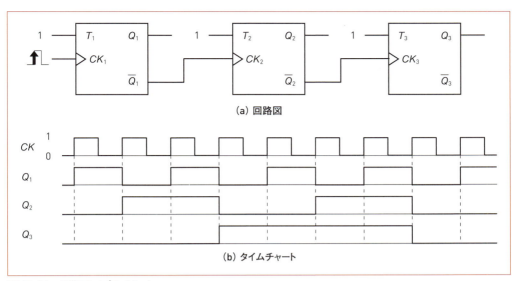

図12-14 8進アップカウンタ

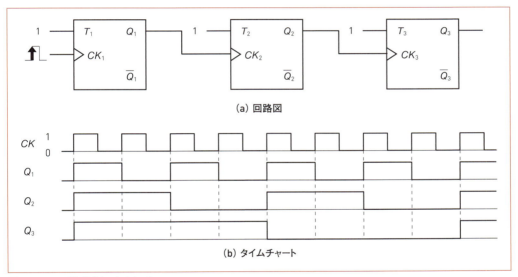

図12-15 8進ダウンカウンタ

表12-5 8進アップカウンタの動作

CK数	Q_3	Q_2	Q_1	10進数
0	0	0	0	0
1	0	0	1	1
2	0	1	0	2
3	0	1	1	3
4	1	0	0	4
5	1	0	1	5
6	1	1	0	6
7	1	1	1	7
8	0	0	0	0
9	0	0	1	1

表12-6 8進ダウンカウンタの動作

CK数	Q_3	Q_2	Q_1	10進数
0	0	0	0	0
1	1	1	1	7
2	1	1	0	6
3	1	0	1	5
4	1	0	0	4
5	0	1	1	3
6	0	1	0	2
7	0	0	1	1
8	0	0	0	0
9	1	1	1	7

4　n進カウンタ

　前節では，Tフリップフロップを直列にn個接続することによってつくられる2^n進カウンタを取り扱ってきた．例えば，Tフリップフロップを直列に2個接続すると，2^2進カウンタ（4進カウンタ），3個接続すると2^3進カウンタ（8進カウンタ）をつくることができる．本節では，2^n進カウンタではなく，0から$n-1$まで数えられる**非同期式n進カウンタ**について考えていく．

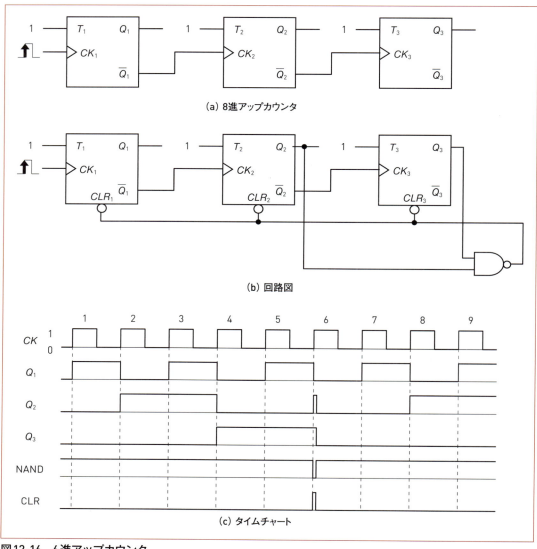

図12-16　6進アップカウンタ

例えば，6進カウンタは0から5まで2^3進カウンタ（8進カウンタ）でカウントアップし，6になるときに0にリセットすれば実現できる．図12-16(a)は**非同期式8進アップカウンタ**であるから，図12-14(a)とまったく同じ動作をする．この回路を使って，6になるときに0にリセットさせることを考える．図12-16(b)のように，これまで表記を省略してきたが，各Tフリップフロップには出力を強制的にクリア（clear）する**CLR端子**がある．すなわち，CLRに信号が入力されると出力が強制的に0になる．ただし，各Tフリップフロップ中のCLR端子の○印は負論理を表しているので，CLR端子に0が入力されると出力が0になることを表している．このCLR機能を利用してつくられた**非同期式6進アップカウンタ**が図12-16(b)である．

図12-16(b)の回路において，0から5までカウントアップし6になると，出力$(Q_3Q_2Q_1)_2$は$(110)_2$となる．出力Q_3とQ_2にはNANDゲートが接続されており，図12-16(c)のように6個目のCKが入力されるとこのNANDゲートの出力が0となる．NANDゲートの出力が0になることによって，NANDゲートの出力が接続されている各CLR端子に0が入力され，それぞれのTフリップフロップの出力が瞬時にクリアされ，出力は$(000)_2$となる．その後，CKが入力されると再び1から5までカウントアップされていく．

このように，各Tフリップフロップのrefer CLR端子を利用することにより，2^n進カウンタを使ってn進カウンタをつくることができる．

章末問題

問題1 次のマスタスレーブ型JKフリップフロップに以下のような信号が入力されたときの，出力のタイムチャートを完成させなさい．ただし，出力が変化するまでの遅延時間は考えなくてもよい．

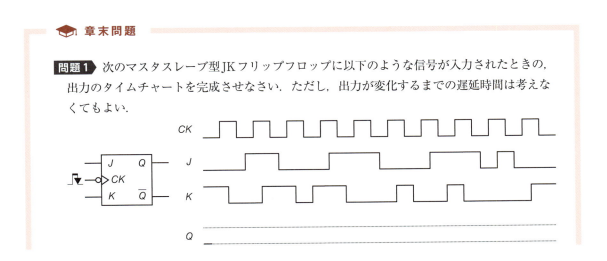

n進カウンタ

問題2 次のDフリップフロップに以下のような信号が入力されたときの，出力のタイムチャートを完成させなさい．ただし，出力が変化するまでの遅延時間は考えなくてもよい．

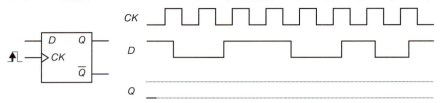

問題3 次のネガティブエッジトリガ型JKフリップフロップの2つの入力端子に1が入力されている．以下のようなCK信号が入力されたときの出力のタイムチャートを完成させなさい．また，その結果から，どのようなはたらきをするか答えなさい．ただし，出力が変化するまでの遅延時間は考えなくてもよい．

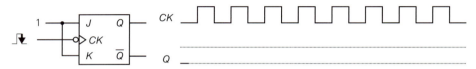

問題4 次のポジティブエッジトリガ型Dフリップフロップを以下のように接続し，次のようなCK信号が入力された．このときの出力のタイムチャートを完成させなさい．また，出力Q_1およびQ_2の結果から，どのようなはたらきをするか答えなさい．ただし，出力が変化するまでの遅延時間は考えなくてもよい．なお，それぞれの出力の初期値は以下のようになっている．

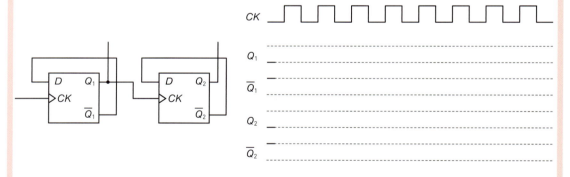

問題5 TフリップフロップとNANDゲートを使って，同期式12進アップカウンタを設計しなさい．

（解答は246-248頁）

第13章 AD変換, DA変換

アナログ信号をディジタル信号に変換することを**AD変換**といい，その逆のプロセスを**DA変換**という．また，変換する回路や素子のことを変換器またはコンバータ（converter）という．

図13-1に，ディジタル録音・再生の流れを簡単に示した．我々が鼓膜を介して聴く音は空気の振動である．録音では，まず音の振動を**センサ**（マイクロフォン）によって電気信号に変換する．普通，センサでとらえた信号は微小なため，増幅器により信号増幅を行う．次に，必要な信号を取り出すためにフィルタを通す．一般に，ヒトの可聴周波数は20 Hzから20 kHzなので，データ化しても聞くことができない20 kHz以上の周波数をカットする（フィルタの役割は後述する）．前処理されたアナログ信号は，CDの記録に適したディジタル信号にAD変換される．CDに記録したディジタル信号は，DA変換，低域通過フィルタによる平滑化，増幅によってアナログ信号に復元することができる．

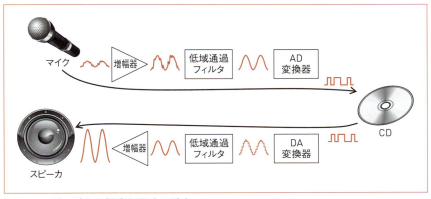

図13-1　ディジタル録音と再生の流れ

1　AD変換

アナログ信号は，図13-2に示したように**標本化（sampling）**，**量子化（quantizing）**，**符号化（coding）**とよばれる過程を経て，ディジタル信号に変換される．

1. 標本化

標本化とは，時間および振幅が連続しているアナログ信号を一定間隔 T_s で抜き出すことで，時間的に離散した振幅の値を得ることである． T_s [s] を**サンプリング周期**, $f_s = 1/T_s$ [Hz] を**サンプリング周波数**とよぶ．

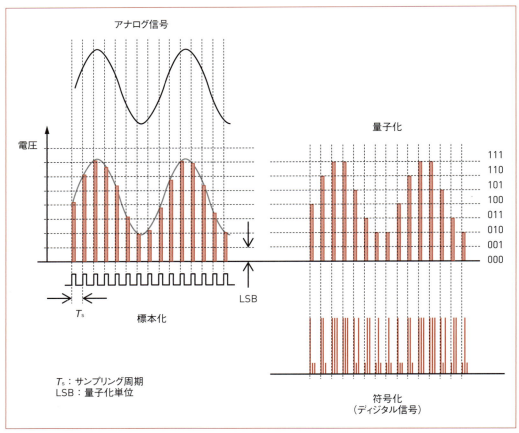

図13-2　AD変換の流れ

1) 標本化定理

連続したアナログ信号を標本化すると，サンプリングの合間に含まれる信号の情報が失われるように思える．しかし理論的には，元のアナログ信号の最高周波数成分f_mの2倍を超えるサンプリング周波数f_sで標本化したならば，元の信号を復元することができる．これを**標本化定理**（**サンプリング定理**）とよぶ．

　　　原信号を復元できる条件：$f_s > 2f_m$

音楽CDの場合，可聴周波数の上限が20 kHz程度なので，標本化定理よりサンプリング周波数として44.1 kHzが用いられている．

2) 折り返し雑音

サンプリング周波数の1/2の周波数を**ナイキスト周波数**（**Nyquist frequency**）という．ナイキスト周波数を超える周波数成分を含むアナログ信号をAD変換するとどうなるであろうか．図13-3のように，アナログ信号2（周波数$f_2 = 7f_s/8$）をサンプリングすると，ちょうど$f_s/2$を中心に折り返したアナログ信号1（周波数$f_1 = f_s/8$）をサンプリングしたものと同じになる．このように，ナイキスト周波数以上の周波数成分は，$f_s/2$で折り返した低域の周波数成分に加算されて信号を歪めてしまうことから，**折り返し雑音**または**エイリアシング**（aliasing）とよばれる．

折り返し雑音を防ぐためには，標本化定理にしたがってあらかじめナ

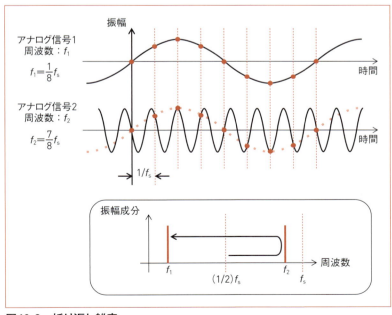

図13-3　折り返し雑音

イキスト周波数以上の周波数成分を信号から除去すればよく，一般的に図13-1のように低域通過フィルタが用いられている．このフィルタのことを，その目的から**アンチエイリアスフィルタ**ともよぶ．

3）標本化保持回路

　瞬間的にAD変換できれば理想なのだが，実際には変換に有限の時間を要する．変換中にアナログ信号の振幅が変化しても正確性が損なわれないように，サンプリングした値を一定期間保持する**標本化保持回路**（**sample and hold circuits**）が用いられることがある．標本化保持回路は，AD変換の精度を向上させるが，一方で高速変換には不向きである．

2. 量子化

　量子化とは，標本化した振幅信号を**LSB**（**least significant bit**）ごとに区切った基準値に当てはめることである．LSBは，区別できる最小の振幅のことで，**量子化単位**ともよばれる．AD変換前に，変換予定の振幅が変化する範囲（**FSR**：**full scale range**）を2^n個（nは整数）に分割することで，離散した基準値を決めておく．nが大きいほど分割間隔が狭まりアナログ信号に近づく．nは二進数表現のビット数であることから，nビットの**分解能**という表現が用いられる．音楽用CDの分解能は16bitである．

　量子化は，連続したアナログ振幅値を離散したディジタル基準値に当てはめるため，必ず**量子化誤差**が生じる．

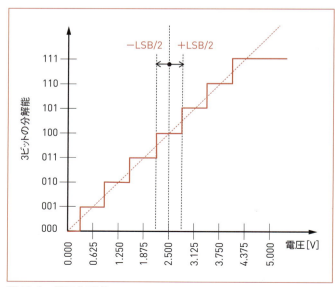

図13-4　量子化誤差

表13-1　4ビットの符号化例

振幅範囲	unipolar	bipolar	
ディジタル・コード	CSB	COB	CTC
＋FSB	0000	0000	1000
＋FSB／2	0111	0011	1011
＋1LSB	1110	0110	1110
ZERO	1111	0111	1111
－1LSB		1000	0001
－FSB／2		1011	0011
－FES		1111	0111

CSB：complementary straight binary code, COB：complementary offset binary,
CTC：complementary two's complement

2の補数（complementary binary code）は医用情報処理工学を参照のこと.

1）量子化誤差

　例えば，0〜5Vのアナログ信号を3ビットの分解能で量子化してみる．FSR＝5V，$2^3 = 8$なので，1LSB＝0.625Vとなる．**図13-4**のように四捨五入で量子化すると，LSBの整数倍を中心に±0.5LSBだけアナログ信号との誤差が生じることがわかる．また，FSR－0.5LSB（4.6875V）以上になると誤差が大きくなる．

アナログ電圧→量子化
0.3125以下	→000
0.3125〜0.9375	→001
0.9375〜1.5625	→010
1.5625〜2.1875	→011
2.1875〜2.8125	→100
2.8125〜3.4375	→101
3.4375〜4.0625	→110
4.0625以上	→111

3. 符号化

　標本化と量子化を行うと，時間および振幅ともに離散したディジタル情報となるが，これをさらにコンピュータ処理や通信に適したディジタル信号に変換するために，2値符号との対応づけ，すなわち符号化が行われる．

　表13-1に，代表的な符号化のルール（ディジタル・コード）を示した．取り扱う情報の範囲によって，0から正の（または負の）範囲のみをユニポーラ（unipolar），0を挟んで正負の範囲をバイポーラ（bipolar）と区別する．

4. AD変換器

　さまざまなAD変換方式が実用化されており，それぞれサンプリング周波数や分解能，精度などにおいて得手不得手がある．**図13-5**に示したように，サンプリング周波数と分解能はトレードオフの関係となる．高分解能が得られる変換方式には，**逐次比較型**や**$\varDelta\varSigma$（デルタシグマ）型**がある．また，高速な変換方式には，**フラッシュ型**や**パイプライン型**などがある．

AD変換　　175

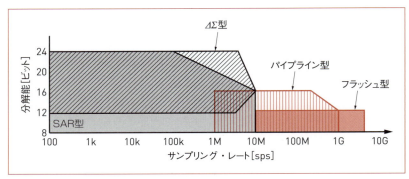

図13-5　各AD変換方式の特徴
(松井邦彦：A-Dコンバータ活用　成功のかぎ. 14, CQ出版, 2010より)

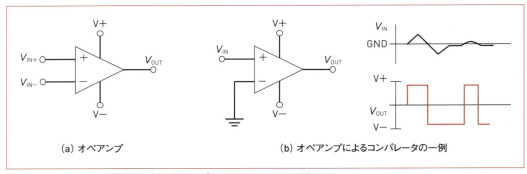

図13-6　1ビットAD変換器（オペアンプによるコンパレータ）

1) 1ビットAD変換器

分解能1ビットで量子化するということは，アナログ信号をある値を境にしてそれよりも大きいか小さいかに分類することに相当する．この変換は，**コンパレータ（comparator）**で実現できる．図13-6に，オペアンプを用いたコンパレータを示した．オペアンプは利得が高いため，負帰還せずに用いると，小さな入力でも出力を最大値まで振り切らせることができる．例えば，図13-6(b)のように反転入力端子をグランドに接続すれば，V_{IN}の振幅の大きさに関係なく，正か負かに対応したパルス状のV_{OUT}が出力される．

> コンパレータは比較器ともよばれる．

2) 逐次比較型AD変換器

図13-7に，分解能3ビットの逐次比較型AD変換器の構成および動作を示した．図はクロックなど動作を制御する信号を省いてある．逐次比較型は入力アナログ電圧V_{IN}と，AD変換器内部のDA変換器で発生させた既知の電圧V_{DA}とを比較しながら出力ディジタル信号DO（digital output）を得る方式である．図13-7(b)に示したように，逐次比較レジスタで桁の重みの大きい方（DO_2）から1を代入してゆき，それをDA変換したV_{DA}とV_{IN}とを比較して，V_{IN}が大きければその桁は1，小さけ

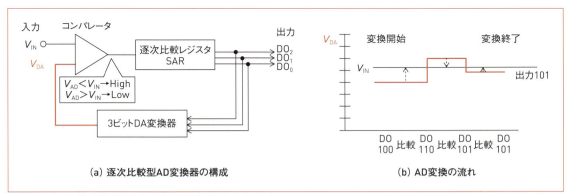

図13-7 逐次比較型AD変換の概要（分解能3ビット）

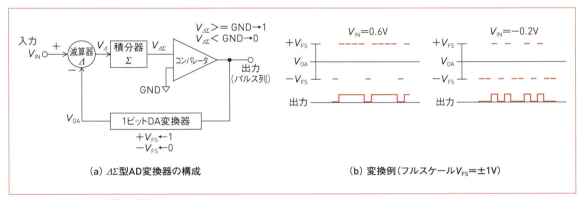

図13-8 ΔΣ型AD変換の概要

ればその桁は0にするという処理を繰り返すと，ディジタル信号が得られる．

1回のAD変換に複数回の逐次比較が必要なため，高速変換には不向きである．また，変換途中で入力電圧が変化しないように，sample and hold回路が必要である．後述のΔΣ型などとは異なり，逐次比較型は前後の入出力状態に関係なく1回の変換で独立したディジタル値を得ることができる．この特徴から，連続変換だけでなく必要なときのみ変換させることも可能である．また，1つの変換器に複数のアナログ信号（4chなど）を切り替えて入力することによって，多チャネル化させることもできる．

3) ΔΣ型AD変換器

ΔΣ型AD変換器の概要を図13-8に示した．名称にもなっているデルタは2つの信号の差分処理を意味し，シグマは新しく入力された値を加算していく積分処理を意味している．図では減算器と積分器がそれぞれの役割を果たす．

$\Delta\Sigma$型は，コンパレータで繰り返し量子化することで量子化雑音を減少させ，実用的な分解能のAD変換を実現する．このため，実際のサンプリング周波数f_Sのn倍の処理を繰り返す必要があり，高速変換には不向きである．nf_Sのことを**オーバーサンプリング周波数**という．出力信号は，入力信号の振幅の大きさをパルスの幅に置き換えたパルス幅変調波（詳しくは第15章を参照のこと）となる．

フルスケールV_{FS}が± 1Vの$\Delta\Sigma$型AD変換の流れを考えてみる．コンパレータは，$V_{\Delta\Sigma} \geqq 0$Vならば1を，$V_{\Delta\Sigma} < 0$Vならば0を出力する．初期状態として，$V_{\Delta\Sigma}$が0Vとすると，出力は1となる．これに対して，コンパレータは$+V_{FS} = 1$Vの電圧を出力する．

ここで，図（b）のように，AD変換器に$V_{IN} = 0.6$Vが入力されたならば，減算器の出力電圧は$V_\Delta = 0.6 - 1 = -0.4$V，積分器の出力電圧は$V_{\Delta\Sigma} = 0 + (-0.4) = -0.4$Vとなる．このときコンパレータの出力は0（Low）である．さらにこの出力は1ビットDA変換器を経由して減算器にフィードバックされ，$V_\Delta = 1.6$V，$V_{\Delta\Sigma} = 1.2$Vとなり，コンパレータの出力が1（High）に切り替わる．この処理が，1サンプルのAD変換値を求めるためにn回繰り返され，出力パルス列が得られる．ここで，オーバーサンプリング周波数が$10 f_S$とすれば，$V_{IN} = 0.6$VのAD変換出力は0111101111となる．このディジタル信号を，フルスケールV_{FS}に対応づけて0を-1V，1を1Vとして平均すると0.6Vとなり，入力電圧と等しいことがわかる．

このように，オーバーサンプリングして平均化することによって，1ビットAD変換器を使って高い分解能を獲得することができる．

4) フラッシュ型AD変換器

フラッシュ型は，フルスケールを2^N段階（Nは分解能）で区切った基準電圧と$2^N - 1$個のコンパレータを用いて，一気にAD変換する方式である．例えば，8ビットの分解能でフルスケール± 5Vならば，255個のコンパレータを並列に接続し，$10/256$V（約39mV）ごとに区切られた基準電圧と，入力電圧を一括で比較して量子化する．フラッシュ型は回路構成が大きくなるためパッケージが大型になることに加え，消費電力が大きくなるが，もっとも高速変換ができる方式である．

5) パイプライン型AD変換器

低分解能のフラッシュ型を複数段接続して，高速で高い分解能を実現させる方式である．パイプライン型でも，とくに分解能Nビットを分解能N/2ビットのフラッシュ型2段で実現する方式を，**ハーフ・フラッシュ型**または**サブレンジング型**とよぶ．

8ビット分解能とするために，フラッシュ型では127個のコンパレータが必要であるが，4ビット分解能フラッシュ型を2段にするとコンパ

レータが30個ですむことになる．1段目では粗い変換となるが，その結果をDA変換して入力との差をとり（これは1段目で変換できなかった誤差），これを次段の入力とすることで，総合的に高速変換と高分解能を兼ね備えたAD変換を実現できる．

2 DA変換

ディジタル信号は，図13-9に示したように，**復号化**（**decoding**），**補間**（**interpolation**）とよばれる過程を経て，アナログ信号に変換される．

1. 復号化と補間

符号化されたディジタル信号から，離散した振幅値のインパルスへと変換することを復号化という．さらに，時間的に離散したインパルス列の間を埋めて連続的な信号にするために補間が行われる．もっとも簡単な補間として，次のパルスまで前の値を保持（サンプルホールド）する方法がある．

2. 低域通過フィルタ

図13-9のように，補間された信号はパルスをつなぎ合わせたものなので，階段状の波形となる．標本化定理で説明したように，AD変換前のアナログ信号はナイキスト周波数以下の周波数であるはずである．し

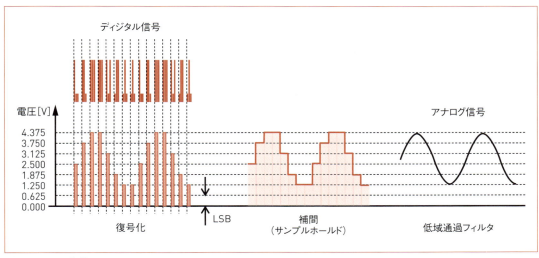

図13-9　DA変換

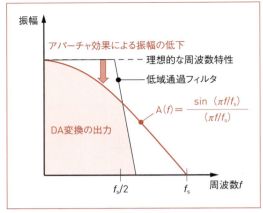

図13-10　アパーチャ効果

たがって，復号化，補間した信号から，ナイキスト周波数以下の周波数成分を抜き出すことで，再生目的のアナログ信号を得ることができる．この役目として，低域通過フィルタが用いられている．

3. アパーチャ効果

　復号化，補間した信号は，サンプリングからサンプリングまでの間を直流信号で埋めている．このため，元のアナログ信号には含まれていたはずの高周波成分の振幅が減衰する．この現象を**アパーチャ効果**（aperture effect）とよぶ．

　図13-10のように，アパーチャ効果によってDA変換した信号振幅は次式の包絡線に沿って減少する．必要とするアナログ信号の最高周波数よりも十分に大きなサンプリング周波数とすることで，アパーチャ効果による影響を軽減することができる．

$$A(f) = \frac{\sin(\pi f/f_s)}{(\pi f/f_s)}$$

4. DA変換器

　DA変換器は，単独でディジタル信号をアナログ電圧に変換するだけでなく，AD変換器内部に組み込まれて広く用いられている．ここでは代表的な**抵抗ラダー型**を紹介する．

1）抵抗ラダー型DA変換器

　図13-11に示したように，抵抗ラダー型は2種類の抵抗（抵抗値R，$2R$）をはしご（ラダー）のように組み合わせた回路で，R-2R型ともよばれる．

　図13-11の回路の各スイッチSW_nは，二進法で表されたディジタル信

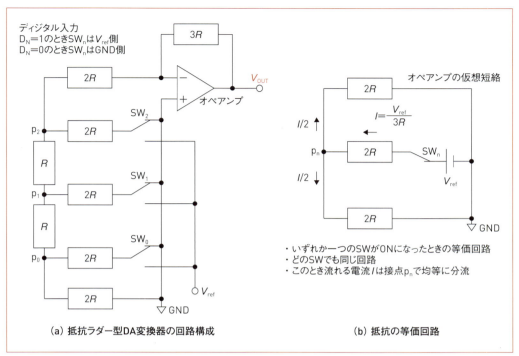

図13-11　3ビット抵抗ラダー型DA変換器の概要

号Dの各桁D_nと対応づけられている．例えば，100であればSW_2がV_{ref}側に動く．このとき，抵抗を合成して等価回路を描くと図13-11(b)のようになり，SWを通って流れ込む電流は$I = V_{ref}/3R$となる．この電流は接点p_2で二股にわかれ，オペアンプの反転増幅回路には$I/2$の電流が流れる．したがって，$V_{OUT} = -V_{ref}/2$となる．$D = 010$ならば，接点p_1で$I/2$となり，接点p_2で$I/4$となった電流が反転増幅回路に流れるので$V_{OUT} = -V_{ref}/4$となる．同様に，$D = 001$ならば$V_{OUT} = -V_{ref}/8$となる．SWが同時に動作したときには，各SWからの電流が重ね合わされたものが反転増幅回路に流れる．このように，SWの動作とDの桁の重みとが対応づけされている．

章末問題

問題1 心電図（0.05～100 Hz），および筋電図（5～10 kHz）をAD変換したい．それぞれ，サンプリング周波数を少なくとも何Hz以上にする必要があるか．

問題2 図13-4のように，四捨五入で量子化するAD変換器がある．フルスケールFSR = 10 V，分解能4ビットとして以下の問いに答えよ．
①量子化単位LSBはいくらか．

②5.5 Vのアナログ信号をAD変換したときの出力と，量子化誤差［V］はいくらか．

問題3 図13-11のDA変換回路で$R = 1\,\mathrm{k\Omega}$，$V_{ref} = 6\,\mathrm{V}$であった．$D = 011$が入力されたとき，反転増幅回路に流れる電流と出力電圧はいくらか．また，すべての入力条件に対する出力電圧を表にまとめよ．

(解答は248頁)

第14章 パルス発振回路

1 パルスとは

　パルス（pulse）を正確に定義するのは非常に難しく，広義に解釈すると衝撃的に生じた電流または電圧のことであり，直流や正弦波交流でないものを指す．しかし，電子工学で一般的にパルスというと，ある時間に対して十分短い時間だけ，ある一定の値を示す電流または電圧のことを指す．**パルス波**，**方形波**，**矩形波**ともいう．特にディジタル回路のように，外部制御信号として使われるパルスは**クロックパルス**といわれる．

　パルスは今や，通信（第15章）や論理回路（第11章）を利用した電子計算機（CPUを内蔵した電子機器）などにおいて欠くことができない存在となっている．また，パルスは電子工学のほかに，ヒトや動物の生理学にも深くかかわりをもっている．例えば，外界からの刺激情報を脳中枢に伝えたり，あるいは脳から各器官へ指令を出したりするが，これらはすべて神経を伝送路としてパルスによって行われている．

　次に，パルスの一般的な定義を示す．一般的には**図14-1**のパルスが基本とされており，時間t_1において無限小時間で振幅がAに達し，時間t_2まで振幅Aを保ち，時間t_2において無限小時間で振幅が0に戻る．ここで，パルスの基本用語について定義する．

　　τ：パルス幅（pulse width）［s］
　　T：繰り返し周期（repetition rate）［s］
　　$f=1/T$：繰り返し周波数（repetition frequency）［Hz］
　　A：振幅（amplitude）；電圧は［V］，電流は［A］
　　$D=\tau/T$：デューティ比（duty factor）

　図14-1に示したパルスが理想的であるが，実際にはある回路を通すと波形が崩れて**図14-2**のようになる．このような波形を表現する方法として，以下のような定義が用いられる．

　　t_r：立ち上がり時間（rise time）［s］；パルスが立ち上がる際，振幅

TOPICS ⊕
パルスとは
ドイツ語で脈拍を"プルス"とよぶ．電子回路では脈拍のように断続する電圧や電流を"パルス"とよぶ．

パルスとは　183

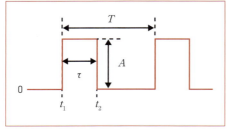

図14-1 基本的なパルス波

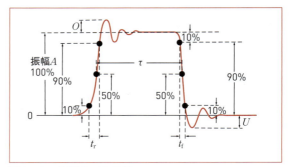

図14-2 実際のパルス波

　が10％に達した点から90％に達するまでの時間
- t_f：立ち下がり時間（fall timeまたはdecay time）[s]；パルスが立ち下がる際，振幅が90％から10％へ下降するまでの時間
- τ：半値幅（パルス幅）[s]：立ち上がり時の振幅が50％に達してから，立ち下がり時の振幅が50％へ下降するまでの時間
- O：オーバーシュート（Overshoot）[％]：立ち上がり時に，振幅Aを超える振動を繰り返す部分
- U：アンダーシュート（Undershoot）[％]：立ち下がり時に，振幅0を超える振動を繰り返す部分

2 発振とは

　トランジスタやFETなどの能動素子と，抵抗R，コイルL，コンデンサCの受動素子を用いて，外部から信号を加えることなくさまざまな周波数の交流信号を発生させる回路を**発振回路**という．通常の増幅回路は，入力端子に加えられた微小信号を増幅して同じ周波数の信号を出力するが，発振回路は入力信号を加えることなく交流信号を出力する．これより，発振回路は，入力信号を加えず直流電源のエネルギーを利用して交流エネルギーに変換する回路と考えることもできる．

　発振回路は発生する波形によって，**帰還型発振回路**と**弛張（しちょう）型発振回路**に分けられる．**帰還型発振回路**は，**能動素子**の増幅作用と，**受動素子**や**水晶振動子**の帰還回路（出力の一部を入力に戻す回路）によって構成され，特定の周波数を選択できる発振回路である．その例として，LC発振回路，水晶発振回路，RC発振回路などがある．また，弛張型発振回路は，パルスやのこぎり波のような波形を発生する回路で，ネオン管などの放電管の発振回路として用いられている．

　帰還型発振回路を発振周波数により分類すると，**表14-1**のようにな

表14-1　帰還型発振回路の周波数範囲と主な用途

	周波数	主な用途
RC 発振回路	低周波（超低周波〜数MHz）	信号発生器
LC 発振回路	高周波	無線機器・ラジオ・テレビジョン
水晶発振回路	低周波・高周波	無線機器・コンピュータ・時計 民生機器・超音波機器

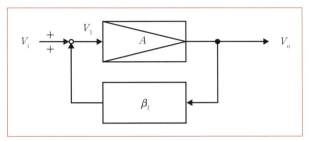

図14-3　帰還増幅回路の概要

る．発振回路の種類によって発振周波数が異なり，用途もそれぞれ異なる．

図14-3は増幅利得が A 倍である増幅回路と，帰還率が β_f 倍である帰還回路から構成されている発振回路（一種の帰還増幅回路）の概要を示している．帰還とは，増幅回路から出力された信号の一部を入力側に帰すことをいう．また帰還率とは，帰還回路に入る信号と，その回路から出力される信号との比のことをいう．前述のように発振回路は，入力信号を加えることなく交流信号を出力するので，回路中の雑音（微小交流信号）V_i が発振のもととなる．

いま，入力雑音電圧を V_i，出力電圧を V_o とすると，帰還回路を通して入力側に帰還される電圧は $\beta_\mathrm{f} V_\mathrm{o}$ となる．これより，増幅回路に入力される電圧 V_1 は，

$$V_1 = V_\mathrm{i} + \beta_\mathrm{f} V_\mathrm{o}$$

となる．これが増幅回路によって A 倍されて出力 V_o となるので，

$$V_\mathrm{o} = A(V_\mathrm{i} + \beta_\mathrm{f} V_\mathrm{o})$$

となる．これより出力 V_o は

$$V_\mathrm{o} = \frac{A V_\mathrm{i}}{1 - A\beta_\mathrm{f}}$$

となり，この帰還増幅回路の電圧利得 A_f は

$$A_\mathrm{f} = \frac{V_\mathrm{o}}{V_\mathrm{i}} = \frac{A}{1 - A\beta_\mathrm{f}} \tag{14-1}$$

となる．ここで，$A\beta_\mathrm{f}$ を**ループ利得**（loop gain）という．いま，帰還電圧が入力雑音電圧と**同位相**の場合，ループ利得 $A\beta_\mathrm{f} > 0$ となり，$A_\mathrm{f} > A$ となって，帰還増幅回路の利得は，帰還をかけない場合より大きくなる．このような帰還のかけ方を**正帰還**という（この回路を**正帰還増幅回**

路という）．式（14-1）からもわかるように，正帰還増幅回路は利得が増大するので特定の周波数の信号を増幅する点で優れているが，歪みが増加することや，回路が安定しないことなどの欠点がある．特にループ利得$A\beta_f = 1$になると，帰還増幅回路の電圧利得A_fが無限大となり，入力信号が0であっても出力に電圧が発生し**発振**を起こす．発振回路は，この発振現象を積極的に利用したものである．

帰還増幅回路の発振条件は前述のように，

$$A\beta_f = 1 \tag{14-2}$$

となる．この式の左辺は一般に複素数であるため，極座標で表すと，

$$A\beta_f = \left| A\beta_f \right| e^{j\theta}$$

となり，$A\beta_f = 1$を満たすには，

$$\left| A\beta_f \right| = 1, \quad \theta = 0$$

が条件となる．$\left| A\beta_f \right| = 1$は振幅条件，$\theta = 0$は周波数条件といえる．したがって，$A\beta_f$を求め，これを1とおき，虚数部を解けば発振周波数が求められ，実数部を解くと振幅条件が得られる．

3 | 発振回路

1. LC発振回路

LC発振回路は，帰還回路がコイルとコンデンサで構成された発振回路である．

図14-4に，ハートレー発振回路（Hartley oscillator）の原理図を示した．$Z_1 = j\omega L_1$，$Z_2 = j\omega L_2$の回路の発振条件は次のようになる．

周波数条件：$f = \dfrac{1}{2\pi\sqrt{(L_1 + L_2) \cdot C}}$

振幅条件：$h_{fe} = \dfrac{L_1}{L_2}$

実際には，L_1とL_2が1個のコイルに中間タップを設けてつくられることが多く，L_1とL_2との間に相互インダクタンスMが存在する．その場合には，発振条件は以下のようになる．

周波数条件：$f = \dfrac{1}{2\pi\sqrt{(L_1 + L_2 + 2M) \cdot C}}$

振幅条件：$h_{fe} = \dfrac{L_1 + M}{L_2 + M}$

ハートレー発振回路は，高い周波数まで比較的発振しやすく，**実効イ**

186 第14章 パルス発振回路

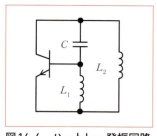
図14-4　ハートレー発振回路

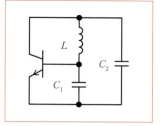
図14-5　コルピッツ発振回路

ンダクタンス（$L_1 + L_2 + 2M$）が大きくなるので低周波発振にも用いられる．また，コイルの中間タップを移動させることで調整が容易に行える．さらに，発振周波数は1個のコンデンサによって制御できるので，可変コンデンサを用いることで容易に発振周波数を変えることができる．

図14-5に，コルピッツ発振回路（Colpitts oscillator）の原理図を示した．発振条件は以下のとおりである．

周波数条件：$f = \dfrac{1}{2\pi\sqrt{L\left(\dfrac{C_1 C_2}{C_1 + C_2}\right)}}$

振幅条件：$h_{\mathrm{fe}} = \dfrac{C_2}{C_1}$

コルピッツ発振回路は，帰還回路網が低域フィルタを構成しているため，高調波が少なく発振波形が比較的よい．しかし，発振周波数を変化させるとき，2個のコンデンサを調整しなければならないため，可変周波数の発振器としてはあまり用いられない．

2. 水晶発振回路

水晶は**二酸化ケイ素**SiO_2の結晶であり，外部から機械的圧力を加えると，表面に電荷を生じ，逆に電界中に入れると，電界の強さに応じたひずみを生じる．これを**圧電効果**（Piezo-elecrtic effect）という．水晶はこの他に弾性的性質をもっており，固有振動数による**弾性振動**を起こす．この振動と同一の周波数の電界を加えると共振を起こし，電気回路のLC共振回路として考えることができる．等価回路で表すと図14-6(b)のようになる．ここでLは質量m，Cはバネ定数Kの逆数（コンプライアンス），Rは粘性による損失係数に相当し，C_pは電極間の容量となる．

水晶振動子のインピーダンス特性は図14-6(c)のようになり，直列共振周波数f_s，並列共振周波数f_pは，それぞれ次のようになる．ただし，Rはきわめて小さい値であるため無視することとする．

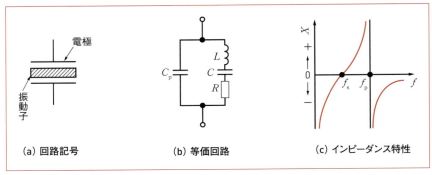

図14-6　水晶振動子

$$f_\mathrm{s} = \frac{1}{2\pi\sqrt{L \cdot C}}$$

$$f_\mathrm{p} = \frac{1}{2\pi\sqrt{\dfrac{LCC_\mathrm{p}}{C+C_\mathrm{p}}}} = f_\mathrm{s}\sqrt{1+\frac{C}{C_\mathrm{p}}}$$

一般に，C_pはCよりも十分に大きいので，f_sとf_pの間隔は非常に狭くなる．この範囲では，周波数のわずかな変化がリアクタンスの大きな変化につながる．これは水晶振動子の重要な性質である．また，図14-6(c)のインピーダンス特性からわかるように，f_sとf_pの間の周波数では誘導性リアクタンスとなることから，水晶振動子はコイルとして働く．

前述のLC発振回路の発振条件からわかるように，トランジスタやFET，コイル，コンデンサなどの定数の変化が発振周波数の安定性に影響する．これらの定数は，周囲の温度・湿度変化，電源変動，経年変化に影響されるため，安定度（周波数変化分/発振周波数）は一般的に10^{-4}程度となっている．これに対して，圧電効果を利用した水晶振動子は安定度がきわめて高く，10^{-6}程度の安定度を容易に得ることができる．

このような性質をもった水晶振動子をLC発振回路のコイルとして用いると，安定度の高い発振回路を構成することができる．図14-7は**ピアス**（Pierce）**BE発振回路**とよばれ，コレクタ回路のLC共振回路が，発振状態で誘導性リアクタンスとして調整されるため，ハートレー発振回路と考えることができる．

図14-8は**ピアスCB発振回路**とよばれ，コレクタ回路のLC共振回路が容量性リアクタンスとして調整されるため，コルピッツ発振回路として考えることができる．

ピアス回路では，周波数を切り替えるごとにLC共振回路の調整が必要となる．これに対して，LC共振回路を単にCで置き換えることにより調整を省略した発振回路が考え出された（図14-9）．この回路はサバロフ（Sabaroff）回路または無調整回路とよばれており，コルピッツ発振回路として動作する．

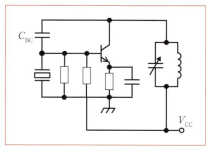

図14-7 ピアスBE発振回路

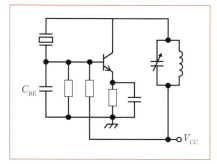

図14-8 ピアスCB発振回路

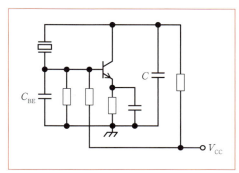

図14-9 サバロフ回路

4 マルチバイブレータとは

マルチバイブレータとは，図14-10のように2段の**抵抗結合増幅回路**に正帰還をかけた帰還型発振回路で，パルスを発生する．一般に，外部からの電気刺激がなければ常にある状態にとどまっている回路状態を，回路の**安定状態**という．安定状態が2つある回路を**双安定回路**，1つある回路を**単安定回路**，また安定状態がない回路を**無安定回路**という．

通常，マルチバイブレータは双安定回路，単安定回路，無安定回路に分類される．

図14-11のように，外部から加えられた幅の狭いパルスを**トリガパルス**（trigger pulse）というが，双安定回路はトリガパルスが入力されるごとに1つの安定状態からもう1つの安定状態に交互に移行する．単安定回路は，トリガパルスが入力されると安定状態ではなくなり，回路定数で決まる時間が経過すると再び安定状態となる．また無安定回路は，安定状態が存在しないため，回路定数で決まる周期で常に移行し続ける．

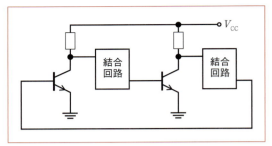

図14-10 マルチバイブレータの基本回路構成

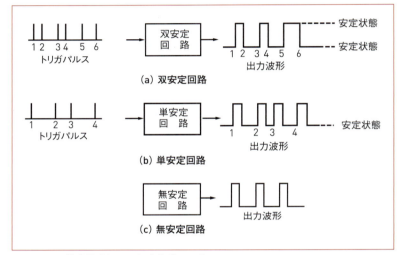

図14-11 代表的なマルチバイブレータ

1. 無安定マルチバイブレータ

図14-12に，**無安定マルチバイブレータ**（astable multivibrator）の基本回路と動作波形を示す．Tr_1がOFFからONになる時間をt_0とする．①C_1にはR_{C1}を通して$+V_{CC}$の電圧が充電されているが，②時間t_0でTr_1がONになると，C_1の$+$側がグランドされたことになるため，Tr_2のベース・エミッタ間電圧V_{BE2}は$-V_{CC}$となる．③これによりTr_2はONからOFFへと変化し，C_2にはR_{C2}を通して$+V_{CC}$の電圧が充電される．したがって，Tr_2のコレクタ・エミッタ間電圧V_{CE2}は$\tau_{C2} = C_2 R_{C2}$の時定数で$+V_{CC}$まで充電される．

一方，C_1の電荷はR_{B2}を通して放電されるので，Tr_2のV_{BE2}は$\tau_{B2} = C_1 R_{B2}$の時定数で上昇する．④そして再び時間t_1でTr_2がOFFからONとなり，Tr_1のベース・エミッタ間電圧V_{BE1}は$-V_{CC}$となる．これによりTr_1はONからOFFへと変化する．これを繰り返すことによりパルスを発生する．Tr_1のパルス幅をT_1，Tr_2のパルス幅をT_2とすると，

$$T_1 = 0.69\ C_2\ R_{B1}$$
$$T_2 = 0.69\ C_1\ R_{B2}$$

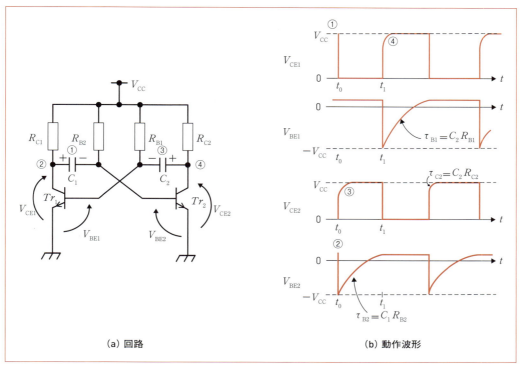

(a) 回路　　　　　　　　(b) 動作波形

図14-12 無安定マルチバイブレータ

となり，ON/OFFの周期 T は

$$T = T_1 + T_2 = 0.69\,(C_2 R_{B1} + C_1 R_{B2})$$

となる．

このように，無安定マルチバイブレータは，トリガパルスを入力されることなく回路定数で決まる周期で常に移行し続ける．したがって，**自走マルチバイブレータ**（free-running multivibrator）とよばれることがある．

2. 単安定マルチバイブレータ

図14-13に，**単安定マルチバイブレータ**（monostable multivibrator）の基本回路と動作波形を示す．図14-12の無安定マルチバイブレータの結合回路の1つを，図14-13のように抵抗による**直流結合**としている．この図において Tr_1 がOFF, Tr_2 がONの状態が安定状態である．①これに時間 t_0 でトリガパルスを与えると，ダイオード D_1 に順方向電圧が加わり，Tr_1 のコレクタ・エミッタ間電圧 V_{CE1} が0Vになる．②これによって C_2 の＋側がグランドされたことになるため，Tr_2 のベース・エミッタ間電圧 V_{BE2} は $-V_{CC}$ となる．③したがって Tr_2 はONからOFFへと変化する．それに伴い Tr_2 のコレクタ電流が流れないため，Tr_2 のコレクタ・エミッタ間電圧 V_{CE2} は $+V_{CC}$ となる．④その後 C_2 の電荷は R_2 を通して時定数 $\tau_B = C_2 R_2$ で放電され，Tr_2 の V_{BE2} は上昇する．⑤そして再

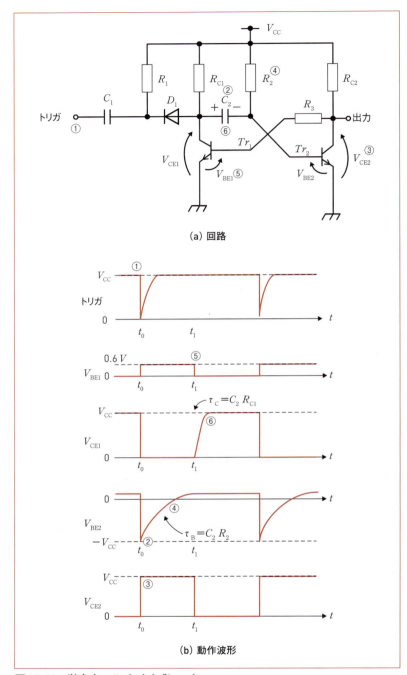

図14-13 単安定マルチバイブレータ

び時間t_1でTr_2がOFFからONとなり，Tr_1のベース・エミッタ間電圧V_{BE1}は0Vとなるため，Tr_1はONからOFFへと変化する．⑥これによりC_2は再びR_{C1}を通して時定数$\tau_C = C_2 R_{C1}$で$+V_{CC}$に充電される．

このように，単安定マルチバイブレータはトリガパルスが与えられると，それを契機に安定状態が崩れ，回路定数で決まる周期で再び安定状

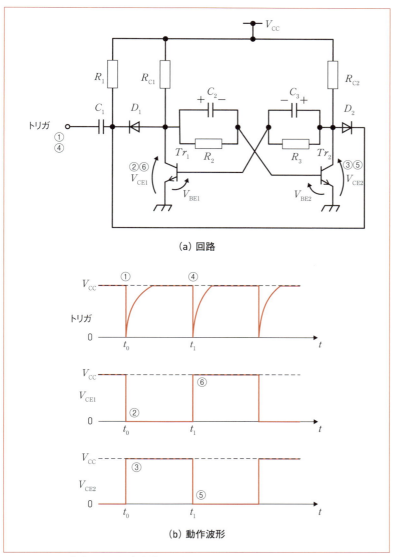

図14-14 双安定マルチバイブレータ

態に戻ることによりパルスを発生させる．パルス幅をTとすると，

$T = 0.69\ C_2\ R_2$

となる．

3. 双安定マルチバイブレータ

　図14-14に，**双安定マルチバイブレータ**（bistable multivibrator）の基本回路と動作波形を示す．図14-13の単安定マルチバイブレータの結合回路のもう一方も，抵抗による直流結合としている．この図において，Tr_1がOFF，Tr_2がONの状態とする．①これに時間t_0でトリガパルスを与えると，②ダイオードD_1に順方向電圧が加わり，Tr_1のコレクタ・エミッタ間電圧V_{CE1}が0Vになり，Tr_1はONになる．③これによって

C_2の＋側がグランドされたことになるため，Tr_2のベース・エミッタ間電圧V_{BE2}は$-V_{CC}$となる．したがってTr_2はONからOFFへと変化する．それに伴いTr_2のコレクタ電流が流れないため，Tr_2のコレクタ・エミッタ間電圧V_{CE2}は$+V_{CC}$となる．この状態で，電源からTr_1にベース電流が供給され続けるため，これが1つの安定状態となる．

④次に時間t_1で再度トリガパルスを与えると，⑤ダイオードD_2に順方向電圧が加わり，Tr_2のコレクタ・エミッタ間電圧V_{CE2}が0Vになる．⑥これによってC_3の＋側がグランドされたことになるため，Tr_1のベース・エミッタ間電圧V_{BE1}は$-V_{CC}$となる．したがってTr_1はONからOFFへと変化する．それに伴いTr_1のコレクタ電流が流れないため，Tr_1のコレクタ・エミッタ間電圧V_{CE1}は$+V_{CC}$となる．この状態でも，電源からTr_2にベース電流が供給され続けるため，これがもう1つの安定状態となる．

このように，双安定マルチバイブレータはトリガパルスが与えられないかぎり，そのときの状態を**保持**（記憶）する．したがって2値の記憶回路として用いられる．これは前章で述べた**フリップフロップ**と同じ機能を有していることになる．

🎓 章末問題

問題1 無安定マルチバイブレータ，単安定マルチバイブレータ，双安定マルチバイブレータから出力されるパルス波の周期の違いについて，その発生原理から説明しなさい．

問題2 第12章で扱ったフリップフロップは，無安定マルチバイブレータ，単安定マルチバイブレータ，双安定マルチバイブレータのうちのどれか．

(解答は249頁)

第15章 通信

1 通信とは

　通信（communication）とはどのように定義したらよいだろうか？辞書で調べてみると，「①人がその意思を他人に知らせること，音信を通ずること，たより．②郵便・電信・電話・パソコンなどによって意思や情報を通ずること」となっている．それでは，**放送**（broad casting）と通信とはどのように違うのだろうか？　放送は，「一般公衆によって直接受信されることを目的とした無線通信．ラジオ放送・テレビジョン放送など．また，限定された地域で有線により行われるものもいう」となっている（いずれも広辞苑第六版より）．また，有線テレビジョン放送は，「公衆によって直接受信されることを目的とする有線電気通信の送信をいう」[1] と規定されていることからもわかるように，放送は電気通信の一形態であることは明らかである．

　以下，次節より電気通信に関する分類，通信方式，伝送路やネットワーク通信の種類，そして医療での応用について述べる．

2 電気通信の手段と歴史

　一般的に，通信とはもともと"人"と"人"とが意思疎通させることであり，それを物理的に助けるのが通信工学であるといわれている．太古から"人"と"人"とが通信する，つまりコミュニケーションする手段として，"会話（音声→聴覚）"や"筆記（文字→視覚）"というツールが用いられており，"話す↔聞く"，"書く↔読む"によって意思疎通を行ってきた．

　このような"音声"と"文字"によるコミュニケーションの分類と歴史を，近年のIT技術による手段までまとめると，**表15-1**のようになる．とくに近年の**インターネット**（Web）を用いた通信やSNS（social network service）による情報発信，また記録方式（アナログからディジタ

電気通信の手段と歴史　195

表15-1　通信の手段

	音声		文字
1対1	対話 電話（IP電話）		筆談，郵便，電報，FAX，電子メール
	テレビ電話，チャット		
1対多	演説 ラジオ放送 携帯電話（グループ通話）		掲示，新聞 テレビ放送 電子メール
	テレビ電話，WWW（インターネット），SNS		

ルへ）の進歩により，従来の"1対1"，"1対多"という概念を越えたコミュニケーション手段が取られており，日常から最先端の分野まで恩恵を受けているといえる．

　まず通信の歴史をひもとくと，狼煙（弥生時代）から始まり，赤い旗を立てたり，鐘や太鼓を鳴らしたり（戦国時代），飛脚（江戸時代）により手紙を届けたりと，昔の情報源は"人"であった．現在も基本は変わっていないが，通信の手段が多種多様になってきた．モールス信号から始まった文字・音声情報信号は電話や携帯電話へ，ラジオ・テレビ放送は音声・映像情報を伝送するシステムとして発展してきたが，内容は必ずしも"人"の意思とは限らず，風景などの画像，音楽や映画などのエンターテインメント，ニュースや料理番組など，さまざまな情報提供が行われてきており，**音声通信**や，**画像通信**とよばれてきた．**画像**は**静止画**と**動画**に分けられ，前者はFAX，後者はテレビがその役割を担ってきた．これら映像信号は音声信号と同様に，通信技術のなかでは波形情報として取り扱われてきたが，現在，その信号形態がアナログ電話回線からディジタル光回線，アナログテレビ放送からディジタルテレビ放送（地上波デジタル放送）へと移行してきた．また，電子計算機（コンピュータ）に代表される半導体素子の進化や，通信インフラとしての光ファイバやインターネット技術の発展・普及に伴い，コンピュータ間で

Tips

地上波デジタル放送

　2003年12月1日から，東京，大阪，名古屋で，地上波UHF帯を使用して開始されたデジタルテレビ放送を指す．2006年末までに全都道府県で放送を開始し，2007年度末には全国の92％にあたる約4,360万世帯で視聴可能となった．

　地上波デジタル放送では，映像や音声の信号を圧縮して一度に多くの情報を送ることができ，ハイビジョンによる高画質・高音質放送，データ放送，ワンセグ，双方向番組，電子番組ガイド（EPG）など，さまざまなサービスが提供されている．地上波アナログテレビ放送は2012年3月31日をもって終了した．首都圏では，既存の東京タワーにかわり，東京スカイツリー（2012年5月22日開業）が地上波デジタル放送のアンテナ塔として使用されている．

大量のデータがやりとりされるようになってきた．データの発生源は，携帯情報端末や，コンピュータかコンピュータで制御されている端末装置であり，通信でやりとりされる信号形態は"符号"になる．これら符号の数は，文字，音声，静止画像，動画像になるにつれてその伝送量が膨大となり，高速にたくさんのデータを送受信できる技術とそのインフラが発展してきた．

次に，電気通信の歴史にみられる発展の軌跡をもとに，電気通信分野における4つのブレークスルーについて解説する（**付録2**）．

1つ目のブレークスルー（＝電気通信システムの幕開け）は，1837年の**モールス**による**電信**の発明である．ここでいう電信とは，電報，つまり**モールス符号**を用いた文字通信であったため，大量の情報を短時間に伝える通信には不向きであった．

2つ目のブレークスルーは，電信の発明から約40年後の1876年に，**ベル**が電話機を発明したことである．"音声による公共的電気通信システム"が初めて実現されたことにより，モールス符号を知らなくても多くの情報を音声によって，誰でも簡単に伝えることが可能となった（日本の公衆通信は，1890年に東京（155加入）－横浜間（42加入）で始まった）．さらに電話技術において遠距離通信を可能としたのは，1900年代に入って開発された**中継器**の恩恵による．中継器を利用することで，電話機間を接続している電線の抵抗による電気信号の減衰を抑え，電気信号を遠隔地まで伝送する中継伝送方式が実現し，全国どこでも電話によって通信が行えるようになった．一方，現在の携帯電話による通信の原型でもある無線通信（電線を用いない通信システム）は，中継器と同様，当時の軍事技術を利用することで1950年代ごろから実用化されてきた．使用する周波数も，超短波（30～300 MHz）から，極超短波（300 MHz～3 GHz），センチメートル波（3～30 GHz）やミリ波（30～300 GHz）と高い周波数が使用され（後述，**図15-3**），大量の情報を高速に伝える無線伝送方式が実用化された．

3つ目のブレークスルーは，1960年代に入ってから開発されたディジタル技術による．電気通信の信号種類として，アナログ信号（時間的に連続に変化する波形）である音声や画像を伝送するのではなく，ディジ

モールス符号

「トン・ツー・トントン…」という符号（信号）を発明したC. Morceは，発明家でもあり画家でもある．レオナルド・ダ・ヴィンチも天才的な発明家だったが，先人達は1つの分野のみならず，まさに"マルチメディア"で活躍していたことがうかがえる．モールス符号の基本表は世界的に共通して使われるようになったが，他媒体による通信技術の発展により，商業通信としては1999年に廃止された．

電気通信の手段と歴史　　197

keyword

PCM通信

3節参照．1937年にイギリスのリーブスが発明した通信方式．当初，音声→ディジタル信号変換装置が高価だったため，トランジスタやICなど半導体技術が発展後に実現・普及した．

keyword

Modem（MOdulator-DEModulator）

変復調装置の略．3節「変調・復調とは」参照．

ISDN（Integrated Service Digital Network）

一般家庭などに配線されている既存の電話回線（銅線電話回線）を利用したディジタル通信サービス．

ADSL（asymmetric digital subscriber line）

既存のアナログ電話回線（ツイストペアケーブル通信線路）を使ってインターネットに接続する通信サービス・技術．

光通信（FTTH : fiber to the home）

光ファイバによる家庭向けのデータ通信サービス．

TOPICS

電磁波（電波）の性質

「医用電気工学2 第13章 電磁波の性質」も参照．電波とは，「300万MHz（= 3 THz）以下の周波数の電磁波」と電波法で定義されており，私たちの日常におけるラジオやテレビでは，表15-2に示すような周波数帯域で用いられている．

タル信号（0と1のビット列）に変換して伝送する**パルス符号通信方式（PCM 通信）**の導入により，通信がディジタル化された．PCM通信は雑音にも強く，従来の電話通信システムと比べて，中継器を複数段通過して伝送しても音声劣化が少ないというメリットがある．さらに，1970年代に入ると，電線や電波よりも多くの情報を高速に伝えることのできる**光ファイバケーブル**による通信技術が誕生し，より大量の情報を高い信頼性で高速に伝送できる光通信方式が実用化された（5節「伝送路」参照）．

4つ目のブレークスルーは，1990年代に爆発的に広まった**インターネット**（internet）の普及による．インターネットによるデータ通信は，当初**モデム**（modem）とよばれる端末装置を音響カプラ（データ信号を2種類の音に変換し，電話機の送受話器につけて送受信する装置）を用いて，300 bpsや1,200 bps（bit per second：1秒間に何ビットの情報を送受信できるかを表す単位）程度の低スピードから始まった．その後，アナログ信号から0と1のディジタル信号へ移行していくなかで，銅線を使ったディジタル通信（ISDN通信）で32 k（32,000）bpsから64 k（64,000）bpsへと高速化し，さらにADSL通信の登場により1 M（1,000,000）bps，2 Mbps，8 Mbps，12 Mbps…40 Mbpsへと高速化してきた．前述した光ファイバケーブルがインフラとして整備され始めた1980年代後半には公衆通信網のディジタル化が進み，現在は最大100 Mbps（ユーザ端末での公称値）の通信速度をもつ光ファイバケーブルによる「光通信」が一般家庭にまで普及している．また無線LANについても，広域で使用されることを目的としたWiFiとよばれる規格（使用周波数や通信レート，多重化方式の違いにより，IEEE 802.11a，802.11b，802.11g，802.11n，802.11acなど）や，モバイル機器向けのBluetooth（IEEE 802.15.1）などが使用されるようになり，iPhoneやiPad，スマートフォンなどに代表される携帯情報端末の普及と相まって，通信形態が大きく変化してきた．

このように電気通信は，出現してわずか150年ほどの間に，情報の伝送速度や伝送される情報の量を飛躍的に増大させてきた．医療現場で「見えないものを見たい」という要求からX線CTや内視鏡装置が発展してきたように，電気通信の分野でも，より多くの情報を，より高速に，より遠方に伝送する，というゴールのない要求を実現しつつ，現在私たちが恩恵を受けている通信社会があるわけである．

198　第15章　通信

周波数による電磁波の伝わり方

無線通信では，ケーブルなどの有線を使わずに，アンテナから電磁波を飛ばして離れた場所との通信を行う．そのため，表15-2に示した電磁波の種類（＝周波数の違い：中波，短波，極超短波，マイクロ波など）により，電磁波の伝わり方（性質）が異なってくる（図15-1）．一般的に周波数が高いほど，電磁波が進む直進性が高まり光に近くなるため，山や高層ビル，雲や霧などの遮蔽物にぶつかると，電磁波の出力は弱まってしまう．東京タワーや東京スカイツリーなどに代表されるテレビ放送用のテレビ塔が高いのはこのためである．

表15-2　使用されている電磁波（電波）の例

放送の種類	電磁波の名称	映像電波の周波数 （搬送周波数）
AMラジオ	MF　中波 (Medium Frequency)	531〜1,602 kHz （音声周波数）
FMラジオ	VHF　超短波 (Very High Frequency)	76〜90 MHz （音声周波数）
地上波アナログテレビ		90〜108 MHz 170〜222 MHz
ケーブルテレビ		108〜170 MHz 222〜300 MHz
	UHF　極超短波 (Ultra High Frequency)	300〜468 MHz
地上波デジタルテレビ		470〜770 MHz
BSアナログ・ デジタルテレビ	SHF　極超短波（センチメートル波） (Super High Frequency)	120 GHz帯

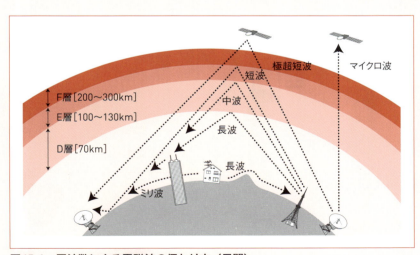

図15-1　周波数による電磁波の伝わり方（昼間）

3 変調・復調とは

　私たちが耳にする音声（音波）の周波数は，約20～20,000 Hz（20 kHz）の範囲といわれている．このような周波数の範囲を，**低周波**とよんでいる．一方，テレビやラジオ，携帯電話などの情報は電波によって運ばれるが，これら電波で音声信号や映像信号を運ぶには，低周波では遠くまで伝播することができない．

　そこで，私たちが利用する低周波の音声や映像信号（**信号波**＝元の信号）は，直接アンテナから電波のように放射するのではなく，遠方への送信に適した"高周波の信号に乗せる"操作が必要となり，これを**変調**といい，信号をのせる高周波を**搬送波**（キャリア）という（図15-2 上段）．変調は，宅配便で荷物を運ぶ方法に似ている（図15-2 下段）．荷物を受け取る側では，荷物だけがほしいわけであるが，荷物だけが勝手に運ばれるわけではなく，荷物を離れた場所へ運ぶためにはトラックや電車，飛行機などの輸送手段が必要になる．これら輸送手段のおかげで，荷物は目的地に運ばれる．変調とは，この荷物（信号波）を運搬するための輸送手段（搬送波）にのせる作業に該当する．また，これら搬送波に使用される電磁波の周波数は，通信機器の技術発展や利用形態が変化して

> **TOPICS**
> **元の信号**
> 音声をマイクロホンで電圧や電流に変換してケーブルで伝送するように，ある情報を表す信号をベースバンド信号ともいう．本章では，「信号波」または「元の信号」という記述で統一．

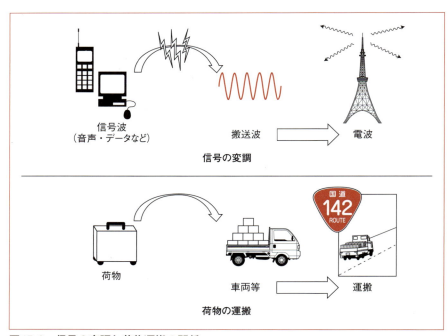

図15-2　信号の変調と荷物運搬の関係

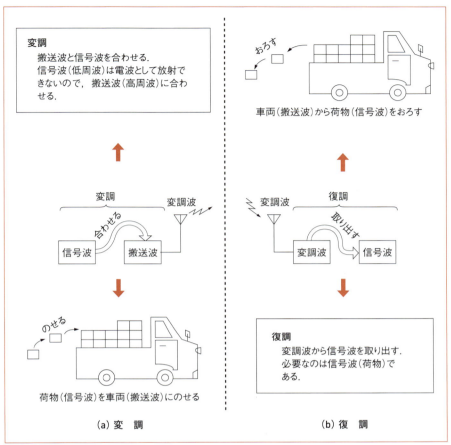

図15-3 変調・復調のモデル
(絵ときでわかる電子回路, オーム社, 2003より改変)

きたことや, アンテナの長さを短くするために, 年々高い周波数帯域の使用が増えてきていることも電気通信の特徴である (**付録3**). 変調の目的は, 伝送路に適した変調を行うことで, 情報を伝送しやすくすることにある.

私たちが利用しているテレビや携帯電話などの電波は, 高周波の搬送波に信号波成分をのせたもので, これを**変調波**とよんでいる. これらテレビや携帯電話で用いている電波 (変調波) を受信するときには, アンテナでこの変調波を受け, 変調波から元の信号波 (音声など) を取り出す必要がある. このように, 変調波から元の信号に戻すことを**復調** (または**検波**) という. 図15-2と同様に, 荷物運搬を例に変調・復調をモデル化すると図15-3のようになる.

> **TOPICS**
> **アンテナの長さ**
> アンテナの長さは, 送受信する電磁波の波長の1/2, または1/4に設定する (p253参照).

変調・復調とは　　201

表15-3　変調方式分類

搬送波種類	変調対象		変調方式	
			アナログ変調	ディジタル変調
正弦波	振幅		振幅変調 (AM：**A**mplitude **M**odulation)	振幅偏移変調 (ASK：**A**mplitude **S**hift **K**eying)
	角度	周波数	周波数変調 (FM：**F**requency **M**odulation)	周波数偏移変調 (FSK：**F**requency **S**hift **K**eying)
		位相	位相変調 (PM：**P**hase **M**odulation)	位相偏移変調 (PSK：**P**hase **S**hift **K**eying)
	振幅と位相			直交振幅変調 (QAM：**Q**uadrature **A**mplitude **M**odulation)
パルス	振幅		パルス振幅変調 (PAM：**P**ulse-**A**mplitude **M**odulation)	
	時間	幅	パルス幅変調 (PWM：**P**ulse-**W**idth **M**odulation)	
		位置	パルス位置変調 (PPM：**P**ulse-**P**osition **M**odulation)	
	符号化			パルス符号変調 (PCM：**P**ulse-**C**ode **M**odulation)

1. 変調方式の種類 （表15-3）

　変調方式は，元の信号（信号波）の形態で区別すると，
・アナログ情報　→　**アナログ変調**
・ディジタル情報　→　**ディジタル変調**
に分けられる．また，搬送波（キャリア）の種類で区別すると，
・連続波（正弦波）→　**連続波（正弦波）変調**
・パルス列　→　**パルス変調**
に分けられる．

　変調方式の分類で紛らわしいのは，パルス変調とディジタル変調の違いである．アナログ変調とディジタル変調の違いは，変調信号が時間的に連続的なアナログ信号であるか，離散的なディジタル信号であるか，である．**表15-3**に示した変調方式のなかで，代表的な変調方式の特徴について次節以降で概説する．なお，本書では“○○変調方式”のなかに，復調の概念も一部含めて説明していく．

2. アナログ変調方式

　現在用いられているアナログ変調には，振幅変調（AM：amplitude modulation）と周波数変調（FM：frequency modulation）の2つの方式がある．まず**振幅変調**とは，搬送波と元の信号波を合成して，信号波の変化によって**搬送波振幅**を変化させる方式である（**図15-4(a)**）（ディジタル信号の場合は，後述するASK：amplitude shift keying）．一方，

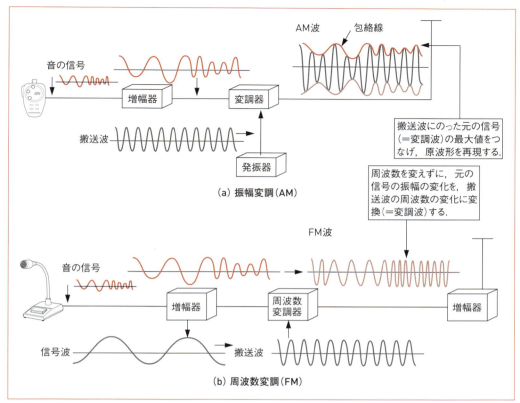

図15-4　アナログ変調方式の仕組み
(通信のしくみ，新星出版社，2008より改変)

周波数変調とは，正弦波に対して情報をのせる正弦波位置変調の1つで，ある情報を含む信号の強さに応じて**搬送波周波数**を変化させる方式である（図15-4(b)）．そこで，変調・復調の基礎を理解するため，これら振幅変調と周波数変調の特徴を比較していく．

3. 振幅変調の仕組み

振幅変調は，私たちが日常利用している**中波帯ラジオ放送**（AM）に使われている．そのため，このラジオ放送を一般に**AMラジオ**または**AM**とよんでいる．振幅変調の変復調回路は簡単な回路で構成できる反面，一般に信号に含まれるノイズは信号の振幅を変化させるためノイズに弱いという弱点もある．振幅変調された被変調波は，元の信号の頂点をつないだようになっているため，変調された波形を**包絡線**とよぶ．搬送波の周波数が高いため，実際に包絡線があるように映る．包絡線の波形は，音声など元の信号（信号波）とほぼ同じになることから，振幅変調が搬送波の振幅を，送りたい信号波の振幅に応じて大きさを変化させていることがわかる（図15-4(a)）．

それでは，振幅変調された被変調波の振幅について考えてみる（図

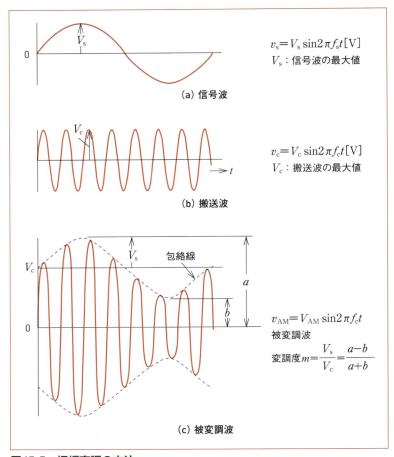

図 15-5　振幅変調の方法
（図解でわかるはじめての電子回路，技術評論社より）

15-5)．送りたい元の**信号波**（signal）の電圧を v_s，**搬送波**（carrier）の電圧 v_c から振幅被変調波 v_{AM} を合成すると，

$$信号波の電圧\quad v_s = V_s \sin\omega_s t = V_s \sin 2\pi f_s t \tag{15-1}$$

$$[f_s：信号波の周波数,\ \omega_s：信号波の角周波数(=2\pi f_s)]$$

$$搬送波の電圧\quad v_c = V_c \sin\omega_c t = V_c \sin 2\pi f_c t \tag{15-2}$$

$$[f_c：搬送波の周波数,\ \omega_c：搬送波の角周波数(=2\pi f_c)]$$

$$振幅変調波の電圧\quad v_{AM} = V_{AM} \sin 2\pi f_c t \tag{15-3}$$

となる．V_{AM} は振幅変調波の**最大値**（振幅）を表している．振幅変調では，式（15-2）に示した搬送波の振幅を，信号波に応じて変化させることから，

$$V_{AM} = V_c + V_s \sin 2\pi f_s t \tag{15-4}$$

となる．したがって，振幅変調波の電圧 v_{AM} は，式（15-4）を式（15-3）に代入して求められ，

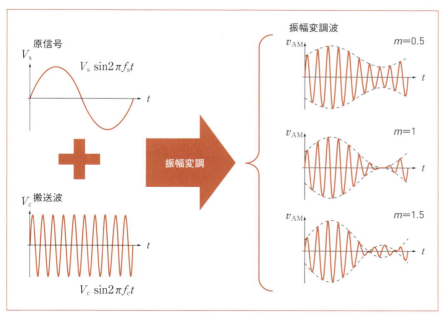

図15-6 変調度（m）による振幅変調波の変化

$$v_{AM} = (V_c + V_s \sin 2\pi f_s t) \sin 2\pi f_c t$$
$$= V_c \left(1 + \frac{V_s}{V_c} \sin 2\pi f_s t\right) \sin 2\pi f_c t \tag{15-5}$$

と表すことができる．ここで式（15-5）中の信号波の振幅V_sと搬送波の振幅V_cの比を，

$$m = \frac{V_s}{V_c} \tag{15-6}$$

とおき，式（15-5）に代入すると，

$$v_{AM} = V_c(1 + m \cdot \sin 2\pi f_s t) \sin 2\pi f_c t \tag{15-7}$$

となる．このmを**変調度**（modulation factor）または**変調指数**といい，信号波の振幅V_sによる搬送波の振幅の変化率を表している．変調度mが1のときを**完全変調**，1より大きい場合を**過変調**といい，包絡線ができなくなる（図15-6）．オシロスコープなどで波形を観測したとき，振幅変調波の電圧v_{AM}の最大振幅をa，最小振幅をbとすれば（図15-5(c)），

$$\begin{aligned} a &= (1+m)v_C \\ b &= (1-m)v_C \end{aligned} \tag{15-8}$$

となる．この式（15-8）からv_Cを消去してmを求めると，

$$m = \frac{a-b}{a+b} \tag{15-9}$$

として表すことができる．

次に，振幅変調された被変調波の周波数成分について考えてみる．
式（15-7）に三角関数の公式，$(\sin\alpha \sin\beta = -\frac{1}{2}\cos(\alpha+\beta) + \frac{1}{2}\cos(\alpha-\beta))$

および$\omega = 2\pi f$の関係を用いると,

$$v_{AM} = V_c(1 + m \cdot \sin 2\pi f_s t)\sin 2\pi f_c t$$

$$= V_c \sin 2\pi f_c t + mV_c \sin 2\pi f_c t \cdot \sin 2\pi f_s t$$

$$= V_c \sin 2\pi f_c t - \frac{mV_c}{2}\cos(2\pi f_c + 2\pi f_s)t + \frac{mV_c}{2}\cos(2\pi f_c - 2\pi f_s)t$$

$$= V_c \sin \omega_c t - \frac{mV_c}{2}\cos(\omega_c + \omega_s)t + \frac{mV_c}{2}\cos(\omega_c - \omega_s)t \tag{15-10}$$

となる.この式(15-10)は,信号波が角周波数ω_sの正弦波のとき,振幅変調されたv_{AM}はω_c,$\omega_c + \omega_s$,$\omega_c - \omega_s$,の3種類の角周波数の正弦波成分を含んでいることになる.ω_cは変調に用いた搬送波そのものであり,残りの2つの正弦波成分は,振幅変調により信号波が変換された結果であることがわかる.これは,式(15-10)の角周波数を周波数,および変調度mを式(15-6)を用いて表してみると,

$$v_{AM} = \underbrace{V_c \sin 2\pi f_c t}_{① \text{搬送波}} \underbrace{- \frac{1}{2}V_s \cos 2\pi(f_c + f_s)t}_{② \text{上側帯}} + \underbrace{\frac{1}{2}V_s \cos 2\pi(f_c - f_s)t}_{③ \text{下側帯}} \tag{15-11}$$

となり,3つの成分が加えられていることが確認できる.式(15-11)の②項は,振幅がV_sの半分(1/2)であり,周波数はf_cにf_sを加えた状態を表している.したがって,f_cよりf_sだけ高い周波数となっているため,**上側帯**とよばれている.一方,③項も振幅がV_sの半分(1/2)となっているが,周波数はf_cの周波数から信号波の周波数f_sを引いた状態を表している.したがって,f_cよりf_sだけ低い周波数となっているため,**下側帯**とよばれている.上・下側帯は,周波数f_cを中心にf_sだけ高低にずれているが,同じ成分の信号が含まれている.この式(15-11)の信号のように,複数の周波数成分の信号を表した図を周波数スペクトラムという(図15-7(a)).一般に音声などの信号は多くの周波数成分を含むため,図15-7(b)のような**スペクトル分布**となる.

最後に,振幅変調における被変調波がもつ電力について考えてみる.被変調波の電力とは,AMラジオなどの電波の強さによって,送受信される感度が変化することである.

式(15-11)で表される被変調波を抵抗Rの負荷に加えたときの搬送波電力P_cは,

$$P_c = \frac{\left(\dfrac{V_c}{\sqrt{2}}\right)^2}{R} = \frac{V_c^2}{2R} \tag{15-12}$$

となる.ここで,V_cを$\sqrt{2}$で除しているのは,V_cの実効値を求めるためである.

次に,上側波帯電力をP_u,下側波帯電力をP_lとすると,図15-7(a)より上側波・下側波の振幅は$V_s/2$となるので,

206　　第15章　通信

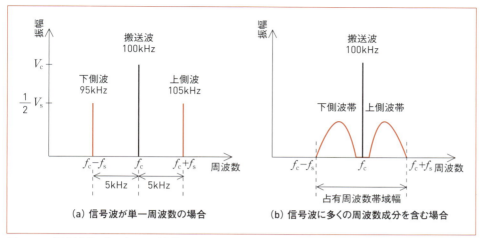

図15-7 振幅変調（AM）の周波数スペクトラム

$$P_u = P_l = \frac{\left(\frac{V_s}{2\sqrt{2}}\right)^2}{R} = \frac{V_s^2}{8R} \tag{15-13}$$

となり，この式（15-13）に $V_s = mV_c$（変調度 m の式（15-6）を変形）と $V_c^2 = 2R \cdot P_c$（式（15-12）の変形）を代入すると，

$$P_u = P_l = \frac{V_s^2}{8R} = \frac{m^2 \cdot V_c^2}{8R} = \frac{m^2 \cdot 2R \cdot P_c}{8R} = \frac{m^2}{4}P_c \tag{15-14}$$

となる．被変調波の総電力 P_t は，搬送波電力 P_c と上側波帯電力 P_u，下側波帯電力 P_l の和になるため，式（15-14）より，

$$\begin{aligned}P_t &= P_c + P_u + P_l = P_c + 2 \times \frac{m^2}{4}P_c \\ &= P_c + \frac{m^2}{2}P_c = P_c\left(1 + \frac{m^2}{2}\right) \text{[W]}\end{aligned} \tag{15-15}$$

となる．したがって，上・下側波帯の電力は m によって変化し，情報を含んでいない搬送波電力 P_c が，被変調波の総電力 P_t の大部分を占めていることがわかる．

4. 周波数変調の仕組み

　周波数変調（FM）は，**FMラジオ放送**や**衛星放送**などのVHF帯以上の周波数帯域で使われている．振幅変調（AM）との違いは，振幅変調が周波数を変化させずに振幅の幅を変えて情報を伝えるのに対し，周波数変調は振幅が同じままで，基準の周波数を中心として，元の信号波の変化に比例し搬送周波数を変化させて情報を伝えるところにある（図15-8）．また，ノイズに対する影響では，振幅の幅（大小）と変調方法（周波数を変化）とは無関係なことから，音質などに影響を与えないため，周波数変調はノイズに強いとされている．変調の種類から分類すると**角**

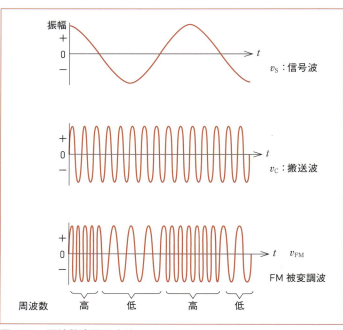

図15-8　周波数変調の方法
（図解でわかるはじめての電子回路，技術評論社より）

keyword
位相変調

搬送波の位相（信号波の波が通る時刻）を信号波の変化に比例して変化させて変調する方式．主にディジタル方式のPSK（phase shift keying）に応用されている．特徴として，基準信号（基準位相）を別に伝送しないかぎり直流を伝送できないため，PSKは基準位相をそのつど算出するという手法を用いて使用されるが，アナログ変調としてのPMの実用例はほとんどない．

度変調の1つであり，位相変調とは信号波を微分してから周波数変調するかどうかの違いによる（図15-9）．

周波数変調では，搬送波の瞬時周波数$f_c(t)$を信号波$f_s(t)$に応じて変化させる．送りたい元の信号波の電圧をv_s（式15-1），搬送波の電圧をV_c（式15-2）として周波数被変調波v_{FM}を合成すると，

$$v_{FM} = V_c \sin(2\pi f_c t + m_f \sin 2\pi f_s t) \tag{15-16}$$

となる．ここで，m_fを**周波数変調指数**といい，

$$m_f = \frac{\Delta f}{f_s} \tag{15-17}$$

で表される．m_fは，変調がどのくらいの大きさでかけられたかを表すもので，Δfを**最大周波数偏移**といい，v_{FM}の周波数がV_cの周波数よりどのくらいずれているかを表している．すなわち，被変調波の瞬時周波

スペクトラム（spectrum）とは

フランス語からきた"スペクトル"とよぶことも多い．英語の語源も，ラテン語のspectrum（スペクトルム）からきており，"像"を意味している．一般に，ある量を振動数（周波数）ごとに分解して表したものを指し，光学ではプリズムなどによる分光で得られる色の列を指す．スペクトルはその形により，連続スペクトル，線スペクトル，放射スペクトルなどがあり，物質による吸収を調べる吸収スペクトルにより，ある物質に含まれている元素の種類を同定することができる（分光分析）．

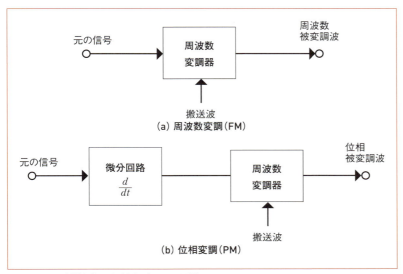

図15-9　周波数変調と位相変調の関係

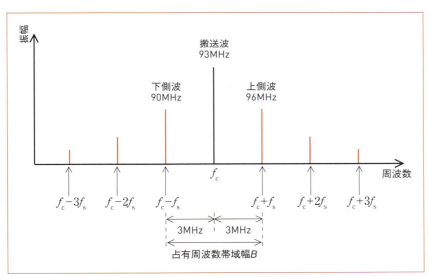

図15-10　周波数変調（FM）の周波数スペクトラム

数は，$f_c - f_s \sim f_c + f_s$ の間で変化することがわかる．したがって，最大周波数偏移 Δf を用いて v_{FM} の周波数を表すと，

$$f_{FM} = f_c + \Delta f \cos 2\pi f_s t \ [\text{Hz}] \tag{15-18}$$

となる．

　周波数変調の周波数スペクトラムは，式（15-16）を**周波数解析**していくと，搬送波 V_c の周波数 f_c を中心に，上・下側帯が $\pm f_s$，$\pm 2f_s$，$\pm 3f_s$，…となる（図15-10）．周波数変調を用いているテレビ放送（FMラジオを含む）では，各チャネルの周波数帯域幅として6MHzが割り当てられている（表15-4，FMラジオを除く）．表15-4に示した**占有周波数帯**

keyword

周波数解析
スペクトル分析ともいい，代表的な手法としてFFT（fast fourier transform）がある．

表15-4 チャネルと周波数帯域幅

	チャネル番 号	占有周波数帯域幅※	中 心周波数	映 像周波数	音 声周波数
FMラジオ （VHF）	—	76〜90	—	—	—
VHF Low バンド （地上波アナログ VHF用）	1 2 3	90〜96 96〜102 102〜108	93 99 105	91.25 97.25 103.25	95.75 101.75 107.75
VHF Mid バンド （ケーブルテレビ 伝送用）	C13 〜 C22	108〜114 〜 164〜170	111 〜 167	109.25 〜 165.25	113.75 〜 169.75
VHF Hi バンド （地上波アナログ VHF用）	4 〜 12	170〜176 〜 216〜222	173 〜 219	171.25 〜 217.25	175.5 〜 221.75
VHF Super Hi バンド （ケーブルテレビ 伝送用）	C23 〜 C35	222〜228 〜 294〜300	225 〜 297	223.25 〜 295.25	227.75 〜 299.75
UHF バンド （ケーブルテレビ 伝送用）	C36 〜 C63	300〜306 〜 462〜468	303 〜 465	301.25 〜 463.25	305.75 〜 467.75
UHF バンド （地上波ディジタル／ 地上波アナログUHF）	13 〜 62	470〜476 〜 764〜770	473 〜 767	471.25 〜 765.25	475.75 〜 769.75

※各チャネル＝6 MHz   （MHz）

　域幅Bとは，振幅変調や周波数変調における変調の周波数スペクトラムにおいて，搬送波周波数を中心に下側波（搬送波より周波数が低い側）から上側波（搬送波より周波数が高い側）までの幅を指す．この占有周波数帯域幅Bが1つの被変調波がもつ**周波数帯域幅**となる．たとえば，チャネル1（東京地区では物理チャネル1としてNHK総合）の場合，3 MHzの信号波f_sを93 MHzの搬送波f_cで周波数変調すると，**図15-10**のように搬送波周波数93 MHzを中心に，±3 MHzに上・下側帯が存在し，占有周波数帯域幅Bは6 MHzとなる（**図15-10**）．上・下側帯に存在する信号の振幅は，搬送波周波数f_cから離れていくにしたがいだんだん小さくなっていくため，搬送波周波数f_cより非常に離れた周波数成分は無視できる．一般に，周波数変調指数m_fの大きさにより，占有周波数帯域幅Bは，

$$m_f \geq 1$$

$$\therefore B = 2f_s(1 + m_f)$$
$$= 2(f_s + \Delta f) \tag{15-19}$$

$$1 \geq m_f$$

$$\therefore B = 2\Delta f \quad \text{or} \quad B = 2f_s \tag{15-20}$$

となり，m_fが1より大きい場合を**広帯域周波数変調**，m_fが1より十分小さく2番目以降の側波帯を無視できるような場合を**狭帯域周波数変調**という．

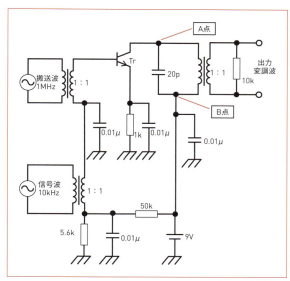

図15-11　ベース変調回路例

以上から周波数変調では，
・振幅変調の振幅の大きさの変化　→　被変調波の周波数の偏移
・信号波周波数の高低　→　被変調波の周波数偏移の速さ
に対応していることがわかる．

現在の地上通信では周波数変調が主流だが，航空無線や船舶無線などの救難信号（SOS）が用いられる通信手段としては振幅変調が用いられている．これは周波数変調の場合，2つ以上の電波が混ざったときは電波の強いほうしか聞こえないため，SOSを発信しても送信電力が弱い場合は受信側で無視されてしまう可能性がある．これに対して振幅変調では，たとえ信号が弱くても混信として聞こえるため，SOSに対応する可能性が増える．一方，陸上で用いられている業務用無線（アマチュア無線など）では，ノイズはないほうが望ましいため，周波数変調が使われている．その他，ノイズや信号減衰に強い反面，振幅変調に比べて広い周波数帯域幅が必要になるという特徴をもっている．

5. 変調回路

前節まで述べてきたような変調を行うには，トランジスタなどを用いた変調回路によって信号波を搬送波にのせることが必要となる．ここでは，基本となる振幅変調回路・復調回路について考える．

AMラジオなどで用いられている，搬送波の振幅を信号波の振幅によって変化させるための回路を**振幅変調回路**という．振幅変調回路にはいろいろな回路が実用化されており，アマチュア無線用機器などに用いられているが，トランジスタを用いた変調回路が基本となる．

図15-11にベース変調回路例，図15-12にその入出力波形を示す．Tr

TOPICS
上下側波帯振幅変調（DSB）と単側波振幅変調（SSB）
振幅変調による通信方式は，上下（両）側波帯振幅変調（DSB：double side band）と単側波振幅変調（SSB：single side band）に大きく分類される．

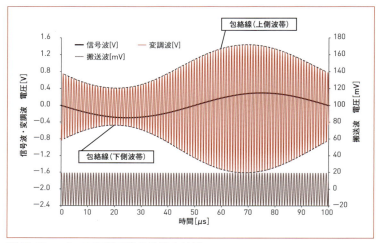

図15-12　ベース変調回路の入出力波形

のベースに1MHzの搬送波を入力させ（図15-12の茶色い波形），Trから出力された搬送波（A点）に，回路図左下から入力された10kHzの信号波（図15-12の黒い波形）が加えられて（B点）変調が行われる（図15-12のオレンジ色の波形）．この変調回路により得られた被変調波の包絡線（上下側波帯）において，一方の側波帯を取り除くと単側波振幅変調となる．

6. 復調回路

次に，復調回路について考える．

搬送波から信号波を取り出すことを，**復調**（demodulation）または**検波**（detection）という．復調にもいくつかの方法があり，振幅変調では被変調波の包絡線の部分を取り出すことになる．また，周波数変調や位相変調では，周波数の変化を振幅の変化に変換し，それを振幅復調することになる．SSB波では，復調の前に取り除かれた搬送波を発振回路から補うことで，振幅変調の復調と同様に取り出すことができる．この復調とは，日常私たちが利用しているラジオやテレビ，携帯電話などの通信に当てはめれば，"目的（使用されるチャネル）の周波数を選択すること"に相当し，復調（周波数を選択するため）に必要な回路が**並列共振回路**になる．共振回路は，一般的にコンデンサCとコイルLによって構成される（図15-13(a)）．共振とは，図15-13(b)に示したように，ある周波数において回路の誘導リアクタンス成分X_L［Ω］と容量リアクタンス成分X_C［Ω］の大きさが一致することを指す．これら2つのリアクタンス成分の大きさは，

誘導リアクタンス　　$X_L = \omega L = 2\pi f L$　［Ω］　　　　　(15-21)

keyword

包絡線
振幅変調（AM）の変調波波形の頂点（＋振幅の頂点，－振幅の頂点）を結んだ線．実際の波形にはないが，信号波形と同じ周期になっている．

共振回路
直列・並列共振回路の動作原理については，「医用電気工学1第5章交流回路」を参照のこと．

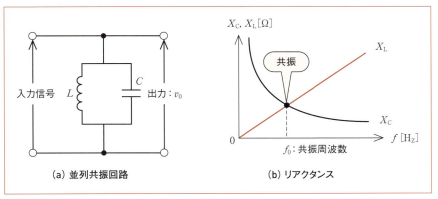

図15-13 並列共振回路とコイル・コンデンサのリアクタンス
（図解でわかるはじめての電子回路, 技術評論社, 2002より改変）

容量リアクタンス　$X_C = \dfrac{1}{\omega C} = \dfrac{1}{2\pi f C} [\Omega]$　　　　(15-22)

となる．この2つのリアクタンス成分の大きさが等しいときに共振となり，コンデンサ C とコイル L に流れる電流は大きさが等しく流れる方向が逆方向で打ち消し合い，回路に流れる電流は最小になる．つまり，回路全体のインピーダンスは最大となり，その**共振周波数** f_0 は，

$X_L = X_C$　より

$\therefore 2\pi f L = \dfrac{1}{2\pi f C}$

$f^2 = \dfrac{1}{4\pi^2 LC}$　→　$f = \dfrac{1}{2\pi\sqrt{LC}} [\text{Hz}]$

$\therefore f_0 = \dfrac{1}{2\pi\sqrt{LC}} [\text{Hz}]$　　　　(15-23)

となる．

　実際のテレビやラジオなどの通信では，複数の信号周波数が復調回路に入力されているため，目的の周波数（チャネル）を選択する，つまり，共振周波数 $f_0 = f_n$ となるように，図15-13の並列共振回路における L と C の値を調節（回路のインピーダンスを最大に）している（図15-14）．

　復調の意味を学んだところで，振幅被変調波から元の信号波を取り出すため，ダイオードを用いた復調回路について考える（図15-15）．

　振幅変調された被変調波の電流が，トランス T を介してダイオード D に流れる．ここでダイオードの特性を考えてみると，ダイオードは信号の順方向成分（正の電流）は通過させるが，逆方向成分（負の電流）は通過させないため，ダイオードを流れる電流は順方向のみ片側だけの波形となる（図15-15②）．ダイオードで整流された信号は，並列に接続されたコンデンサ C と負荷抵抗 R_L の充放電作用により平滑される．コンデンサ C は，ダイオードを通過した信号（搬送波の正の半サイクル期間）により徐々に充電され，充電電圧が低下していくと（搬送波がダイ

TOPICS

検波用ダイオード
復調回路で用いられるダイオードを一般に，検波用ダイオードとよぶ．昔はゲルマニウムダイオード（1N34，1N60など）が用いられてきたが，近年の通信事情において，高周波検波などにはショットキーバリアダイオードが多用されている．

ダイオードの整流作用
第2章3節で学んだダイオードの整流作用（一方方向のみの信号を通過）の特性を利用．

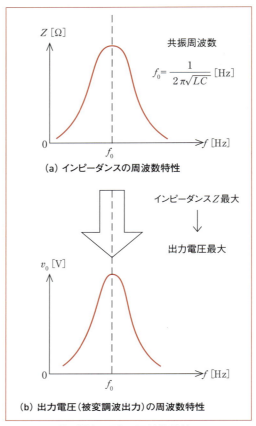

図15-14　並列共振回路の周波数特性
(図解でわかるはじめての電子回路，技術評論社より改変)

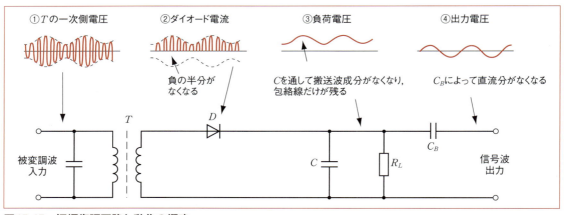

図15-15　振幅復調回路と動作の概略

オードを通過せず途切れた半サイクル期間），負荷抵抗R_Lを通して放電を行う．したがって，負荷抵抗R_Lの両端電圧は，被変調波の包絡線の形に近い電圧波形となる（図15-15③）．さらに，平滑された信号に含まれている直流分を取り除き交流分だけを取り出すため，直列にコンデ

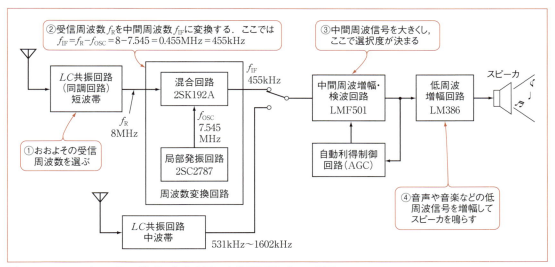

図15-16　スーパーヘテロダイン方式を用いた復調回路ブロック図
（エレキジャック，2007年11月号，CQ出版社より改変）

ンサ C_B（バイパスコンデンサ）を接続する．直流分がコンデンサによって取り除かれる原理は，コンデンサの周波数特性による．式（15-22）で示したコンデンサのリアクタンス成分より，直流信号（周波数 $f = 0$ [Hz]）は，

$$X_C = \frac{1}{2\pi fC} = \frac{1}{2\pi \times 0 \times C} = \infty \, [\Omega] \qquad (15\text{-}24)$$

となり，電流の流しにくさを表す容量リアクタンス成分 X_C は直流信号に対して∞，つまりほとんど直流分が流れない仕組みになっている．このようにして取り出された交流成分が信号波出力となり（図15-15④），振幅被変調波の復調が成功したことになる．

実際のテレビやラジオ，携帯電話などの受信部に用いられている復調方式を，**スーパーヘテロダイン方式**という（図15-16）．現在のアマチュア無線などの通信で多用されているSSB波は，搬送波が取り除かれてい

keyword
直線検波

図15-15に示したような復調回路で行う方法を直線検波（またはストレート方式）といい，受信した高周波信号を周波数変化なしに復調回路にて元の信号波を得る方法である．現在の受信器では用いられていない．

スーパーヘテロダイン方式

スーパーヘテロダイン方式の特徴は，受信した信号をいったん別の周波数の信号に変換して増幅するところにある（図15-16）．短波帯受信では，LC共振回路で受信周波数のうちおよそ数百kHzの周波数帯域が通過する．したがって，受信信号をそのまま検波（復調）すると，一度に多くの放送が聞こえてしまう混信現象が起こる．逆にそれ以外の周波数はフィルタされ，入ってこない．周波数変換回路の中身は，局部発振回路と混合回路である．混合回路では，受信周波数 f_R と局部発振回路で発振した f_{OSC} を混合して，その差の f_{IF} を取り出す．中間周波増幅器の特徴として，入力信号の強弱によって増幅率を可変し，復調器への入力信号レベルを一定に保つ自動利得制御（AGC）機能などがあげられる．

るため，被変調波の包絡線は信号波の波形と相似していない．したがってSSB波は，これまで説明してきた復調回路では元の信号を取り出すことができない．

　実際には，アンテナで受信した信号波（振幅被変調波）を図15-13で示したようなLC並列共振回路を用いて周波数を選択する（図15-16①）．次に，取り除かれている搬送波を発振回路で作り出して信号波と合成し，ある周波数（中間周波数：AMラジオでは455 kHzが多用されている）に変換する（図15-16②）．この合成波はアンテナで受信した振幅被変調波と相似であるため，この信号を増幅し搬送波を取り除くための復調回路を用いれば（図15-16③），元の信号波が得られるという仕組み（図15-16④）になっている．

7. ディジタル変調方式

　前節までは，入力や出力の信号が時間とともに連続して変化するアナログ信号の変調・復調を考えてきたが，本節では，入力や出力の信号が

表15-5　ディジタル変調方式の原理と特徴

変調の種類	変調の原理と特徴
振幅偏移変調 （ASK：Amplitude Shift Keying） （図15-19 (a)）	・変調波形は搬送波の振幅を入力ディジタル信号に対応させて変化させる（AMのディジタル版）． ・最も簡単な2値信号の場合（2ASK），1，0に対応して出力 $A(t)$ が1，0になる． ・図15-19 (a) のように搬送波が on, off される． ・近接型ICカードやETC，車のキーレスエントリシステムに利用．
周波数偏移変調 （FSK：Frequency Shift Keying） （図15-19 (b)）	・ディジタル値（1，0）に応じて搬送波の周波数を切り替えて伝送する，つまりディジタル値の1，0に対応させた2つの周波数を決め，入力ディジタル信号に応じてそれぞれの周波数の正弦波を交互に送出する方式． ・振幅変化を一定に保ちながら変調をかけることが可能． ・雑音や信号減衰に強いアナログ周波数変調と同じ特徴をもつ． ・アナログ信号処理だけで回路を構成できる利点があり，ディジタル通信の初期に多用されてきた． ・現在高速通信では広い周波数帯域幅が必要になるという欠点があり，データ量の比較的少ない通信（ポケットベル，カセットテープへの記録など）で使用されている．
位相偏移変調 （PSK：Phase Shift Keying） （図15-19 (c)）	・ディジタル値を正弦波の位相に対応させて伝送する方式． ・基準になる正弦波に対して0，$\pi/2$，π，$3\pi/2$位相がずれた正弦波を用意し，ディジタル信号に応じてこれらの正弦波を送出すれば一度に4パターンの情報（00，01，10，11），つまり2ビットの情報を伝送することができる（4相PSK（QPSK））． ・同様に8つの位相を用いれば，1回の変調で8パターンの情報（000，001，010，011，100，101，110，111），つまり3ビットの情報が伝送可能となる（8相PSK（8PSK））． ・位相を細かく分けるほど符号化率は上がるが，受信側での位相識別の際にノイズの影響を受けやすくなるため，実用上は8相〜16相までが限界となる． ・電力や周波数利用効率がASK，FSKより優れている． ・衛星通信，移動体通信など広く用いられている※．
	※差動位相偏移（Differential PSK：DPSK） 　アナログ変調の位相変調と同様，位相を識別するための基準信号を伝送しない限り，受信側ではどの位相が0度なのかわからない．そこで，現在の信号の1つ前に伝送されてきた正弦波の位相を，その都度0度（基準）と解釈して位相を判別する方法が用いられ，これを差動位相偏移（DPSK）という．現在用いられているPSKは，ほとんどDPSKとして用いられている．

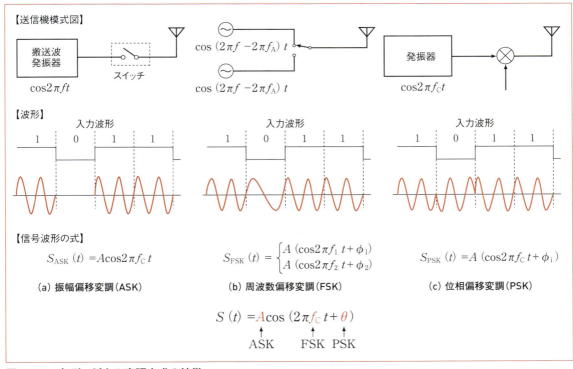

図15-17 各ディジタル変調方式の特徴

1（ある），0（ない）の2つの状態（値）しかとらないディジタル信号の変調方式について学ぶ（ディジタルの基本は「第10章 ディジタルの基礎」を参照）．

ディジタル信号を用いた通信の目的は，1と0の情報をいかに正確かつ迅速に相手に伝えるか，というところにある．ディジタル変調・復調方式の通信理論は専門書[3,4]に譲り，表15-3に示した**各ディジタル変調方式**の原理と特徴を表15-5，図15-17に示した．

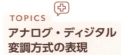

TOPICS
アナログ・ディジタル変調方式の表現
アナログ変調ではmodulation，ディジタル変調ではkeyingという用語が，どちらも「変調」という意味で使われている．

8. パルス変調方式

搬送波として周期的なパルス波（時間的には不連続な信号）を用いる変調を，**パルス変調**という（表15-3）．情報をのせる方法は，正弦波の場合に対応する（図15-18，表15-6）．表15-6および図15-18の(a)〜(c)は，搬送波がパルスであり，各々パルスの振幅，幅，位置を信号波の振幅に応じて変化させる変調方式である．

現在の，インターネットや有線放送，光ファイバを用いたディジタルデータ通信・ディジタル放送や，音声・映像のディジタル記録（CDやDVD-Videoなど）に利用されている変調方式が**パルス符号変調**（PCM）である（表15-6(d)，図15-19）．これは表15-3で述べたように，搬送波としてパルスを用いる**パルス符号変調**の一種として一般的には分類されているが，基本はアナログ信号を，標本化（サンプリング）→ 量子

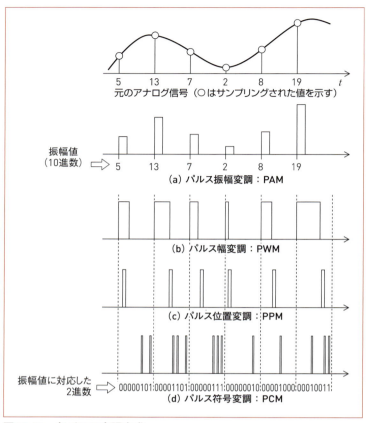

図15-18 各パルス変調方式

表15-6 パルス変調方式の原理と特徴

変調の種類	変調の原理と特徴
(a) パルス振幅変調： （PAM：pulse-amplitude modulation）	・パルス波の振幅を信号波の振幅に応じて変化させる変調方式． ・アナログ時分割多重伝送などに用いられる．
(b) パルス幅変調： （PWM：pulse-width modulation）	・パルス波の幅（Duty比）を信号波の振幅に応じて変化させる変調方式．
(c) パルス位置変調： （PPM：pulse-position modulation）	・パルスの時間的位置を信号波振幅に応じて変化させる変調方式． ・パルス位相変調（pulse phase modulation）ともいう．
(d) パルス符号変調： （PCM：pulse-code modulation）	・信号波の振幅に応じた，パルス符号信号に変換させる変調方式．
その他の種類	パルス数変調（PNM：pulse-number modulation） ・信号波の振幅に応じてパルスの数を変化させる変調方式． パルス密度変調（PDM：pulse-density modulation） ・信号波の振幅に応じて，パルスの密度が変化する方式．符号化にΔΣ変調器を使う． （super audio CDの符号化に用いられている．） パルス周波数変調（PFM：pulse-frequency modulation） ・信号波の振幅に応じてパルスの周波数を変化させる変調方式．

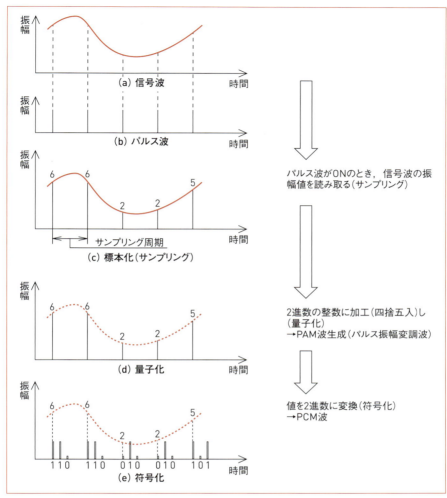

図15-19　PCM変調の原理

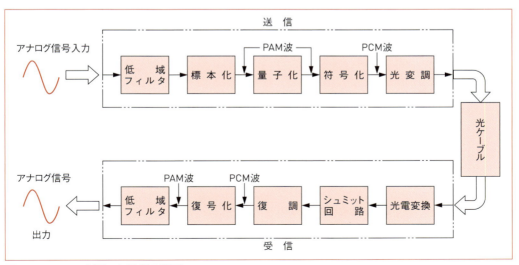

図15-20　PCMを用いた通信の概要

変調・復調とは　219

AD変換
AD変換時に用いられる，サンプリング（サンプリング定理），量子化（量子化誤差），符号化（分解能）などの方法については，「第13章 AD変換，DA変換」を参照．

化 → 符号化（図15-19(c) → (d) → (e)），という3段階の処理により，**ディジタル符号**に変換する操作（アナログ→ディジタル，**AD変換**）のことを指している（図15-20）．したがって，これまで述べてきた搬送波（正弦波，パルス波）に信号をのせる変調とは異なる．最終的に符号化された信号（ディジタル信号）で，光信号などの搬送波を変調し（ディジタル変調），時間的に順次送り出している．

4 伝送路

電気信号を伝える情報の通り道を伝送路とよぶ．「2 電気通信の手段と歴史」でも述べたように，伝送路の仕組みには，ケーブルを使う有線通信と，空中に電波を飛ばす無線通信（図15-2）がある．

有線での伝送には，信号の種類が電気信号の場合は**メタル（銅線）ケーブル**（図15-21），光信号の場合は**光ファイバケーブル**が用いられている（図15-22）．

メタルケーブルでの伝送は，当初電話回線で2本の銅線を使ったフラットケーブルから始まった．インターネットが普及した現在，建物内の

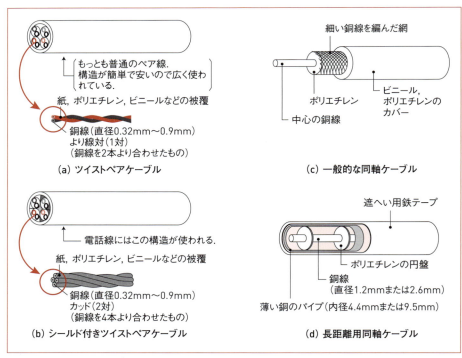

図15-21　メタルケーブルの種類と構造
（徹底図解通信のしくみ，新星出版社，2007，通信のしくみ，日本実業出版社，2005より改変）

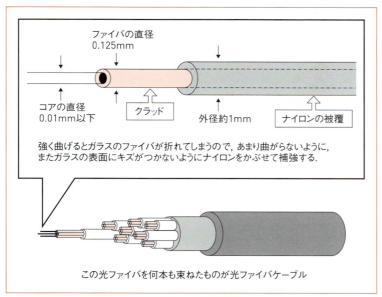

図15-22　光ファイバと光ファイバケーブルの構造
（通信のしくみ，日本実業出版社，2005 より）

　LANには**ツイストペアケーブル**やシールド付きツイストペアケーブルが，長距離用には**同軸ケーブル**が用いられている．いずれも，信号の高周波数化に伴い，ノイズや抵抗を減らすために改良が重ねられ，シールド構造をとっている．ツイストペアケーブルは，信号電流で発生する磁束が，隣どうしで反転することにより打ち消し合うため，外部にノイズを出しにくい構造となっている．また，ツイストペアケーブルを貫通する磁束により発生する電流の向きは，隣どうしのケーブルで反転して流れており，互いに打ち消し合うため，伝送する信号が外部からのノイズの影響を受けにくくなっている．

　一方，通信速度や伝送時の減衰に限界が生じるメタルケーブルに代わって登場したのが**光ファイバケーブル**である．通信用光ファイバケーブルに用いられる光ファイバは，直径100〜125μm程度の**石英ガラス**系

 海底ケーブルの概要

　日本近海の海底ケーブルは，1964年に敷設された同軸ケーブルのTCP-1（第1太平洋横断ケーブル）に始まり，米国方面，ロシア・韓国方面，アジア・欧州方面に複数の光ファイバケーブルが敷設されている．光ファイバケーブルの運用は，敷設距離の全長の延長や伝送容量の高速化が図られている．最初1989年から運用されたTCP-3（Trans Pacific Cable-3：日本（千倉）→グアム・ハワイ・米国）が全長13,300 km，伝送容量560 Mbps（bit per second：データ転送速度の単位．1 bpsは1秒間に1 bitのデータを転送できる．1 Mbps＝100万bps）だったが，2000年から運用された最新のPC-1（Pacific Crossing-1：日本（阿字ヶ浦・志摩）→米国）では，全長21,000 km，伝送容量80 Gbps（最大640 Gbps）となっている．

伝送路　221

keyword

APD
アバランシェ・フォトダイオードといい，逆バイアスを印加することで，光電流が増幅されるフォトダイオード．

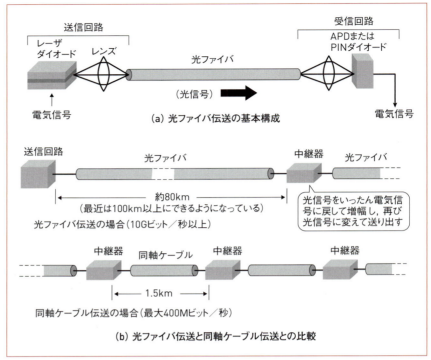

図15-23　光ファイバの伝送の原理

やプラスチック素材で作られている（図15-22）．光ファイバでの信号伝送用の光源には，波長1.5μmの赤外レーザ光である半導体レーザ（レーザダイオード）を用いている．光ファイバケーブルによる信号伝送は，同軸ケーブルと比較して，電気的なノイズの影響や信号の減衰が少なく，かつ途中の中継器なしに100km程度の距離を伝送できるようになっている（図15-23）．現在，日本と世界を結ぶ通信網は，日本の近海海底に敷設された光ファイバケーブルで成り立っている．光ファイバによる通信は，多重化技術により，1Gビット/秒以上の高速通信を可能にしている．

一方，無線を使った伝送には，送受信用にさまざまな種類のアンテナが用いられている（図15-24）．アンテナの形状は，電波の周波数と指

LAN用ケーブルの発展

イーサネットの利用が始まった当初，10BASE-2や10BASE-5という規格の同軸ケーブルが用いられていたが，カテゴリ3のツイストペアケーブル10BASE-T（10 MHzまで対応）に移行していった．その後100BASE-TX（100 MHzまで対応）の登場に伴いカテゴリ5のケーブルが用いられ，現在は，シールド付きツイストペアケーブルであるカテゴリ6の1000BASE-CX（250 MHzまで対応），カテゴリ6Aの10GBASE-T（500 MHzまで対応）など，高速伝送用ケーブルが用いられている．

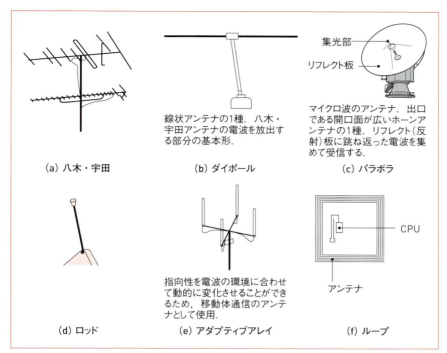

図15-24 各種アンテナの種類
(徹底図解通信のしくみ,新星出版社,2007より改変)

向性によって決まる.テレビ用VHFやUHF,アマチュア無線には,八木・宇田アンテナやダイポールアンテナが用いられている(図15-24(a,b)).衛星を用いたマイクロ波帯域以上の電磁波には,おわん型のパラボラアンテナが用いられ(図15-24(c)),反射(リフレクト)板に跳ね返った電波を集光部で集めて受信している.これら八木・宇田アンテナやパラボラアンテナは,決まった方向からの電波をとらえるのに適して(指向性に優れて)いるが,携帯電話や車などの移動中の通信では,電波はあらゆる方向(360°)からきて,あらゆる方向へ発信するため,棒タイプのロッドアンテナが用いられている.その他,移動体通信(携帯電話の基地局など)で用いられているアダプティブアレイや,RFIDシステムで用いられているループ状アンテナなどがある.

最後に,アンテナの長さと波長の関係について考える.

基本的にアンテナの長さは,テレビや携帯電話などに用いられている電波(搬送波)の波長の4分の1(1/4),半分(1/2),4分の3(3/4)など(およびその整数倍)が用いられている.たとえば,76〜90 MHz(中心周波数:$f_c = 83$ MHz)の場合,波長の半分(1/2 λ)で約1.8 mとなる.この長さは,一般のラジカセについているFM用アンテナの長さに相当していることから確認できる.同様に,周波数2 GHz帯を用いている第3世代携帯電話の波長を計算すると15 cmとなるので,その1/4 λは3.75 cmとなる(現在の携帯電話は,コイル状の内蔵アンテナが用いら

---

keyword

RFID (radio frequency identification)

微小な無線チップが埋めこまれたカードやシールにより人やモノを識別・管理する仕組み.流通業界における商品識別・管理技術に用いられている他,各種接触ICカードに埋めこまれて日常生活に用いられている.

TOPICS

アンテナの長さと波長の関係

FM放送の場合 (f_c=83 MHz),波長

$$\lambda = \frac{3 \times 10^8 \,[\text{m/s}]}{8^3 \times 10^6 \,[\text{Hz}]}$$
$$= 3.61\,[\text{m}]$$

となるので1/2 λは1.8 mとなる.800 MHzや2 GHzなどの周波数を用いている携帯電話の場合も計算してみるとよい.

伝送路 223

れているのでロッドタイプのアンテナは外部にはみあたらない．ただし，ワンセグ用には別途専用のロッドアンテナがついている）．

5 保健医療分野における通信の応用

　現在の医療においても，通信とそのシステムはなくてはならない技術として，インフラストラクチャ（インフラ）として活用され，日々進歩を続けている．このような通信技術の進歩に伴い，規格や指針などもたびたび変更されている．その一例として，第3世代の携帯電話端末から発射された電波が植込み型医療機器に及ぼす影響を調査した結果について，総務省より平成25年3月に報告されている[5]．また総務省では，スマートフォンやセンサなどから集まる多種多量のデータ（ビッグデータ）が利活用される時代に備え，柔軟なネットワーク設定・運用を可能とするネットワーク基盤技術に関する研究開発や国際標準化等を実施するため，平成25年度に約60億円の予算を申請している[6]（図15-25）．

　このように医療における通信は，他産業や日常生活と同様にさまざまな通信システムや機器などが導入され利用されてきているが，他分野と大きく異なることは，患者の安全環境が確保されたなかで使用されなければならないところにある．とくに無線通信のシステムを用いる場合は，植込み型医療機器（植込み型ペースメーカやICDなど）への電磁環境問題，または他医療機器が発する妨害電磁波に対する混信対策などを考慮して，システムの構築や利用を行わなければならない．

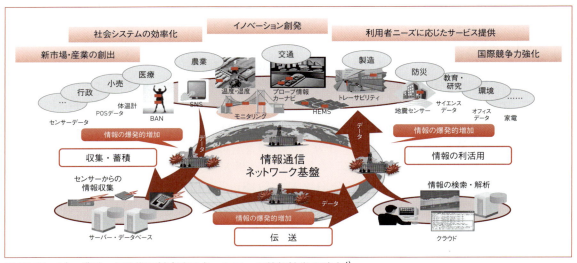

図15-25　ビッグデータ時代に対応するネットワーク基盤技術の確立[6]

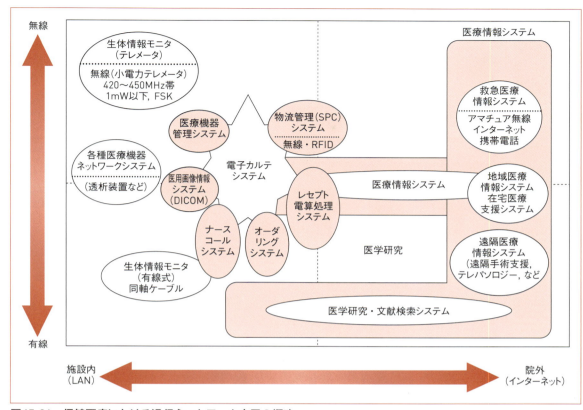

図 15-26　保健医療における通信ネットワーク応用の概略

　保健医療分野における通信の利用は，院内のみならず，インターネットを介して多岐にわたる通信形態やシステムに広がってきている（図15-26）．たとえば，平成25年版情報通信白書（ICT白書：「スマートICT」の戦略的活用でいかに日本に元気と成長をもたらすか）で発表された「保健医療分野におけるICT利活用の推進」によると，広域共同利用型の医療情報連携ネットワークの確立を目的として，処方情報の電子化や医薬連携，医療・介護連携，共通診察券の活用，在宅医療・介護連携，災害に強い医療情報連携ネットワークについての実証事業を実施した「健康情報活用基盤構築事業における取組事例」や，「東北地域医療情報連携基盤構築事業における取組事例」，「遠隔医療の推進」に取り組んでいる（図15-27）．これらの取り組みは，医療機関等の保有する患者・住民の医療・健康情報を，クラウド技術を活用して，安全かつ円滑に記録・蓄積・閲覧することを可能とする医療情報連携ネットワークが，患者や医療機関等の負担を軽減するとともに，地域医療の安定的供給，医療の質の向上，さらには医療費の適正化にも寄与するものである，という医療情報連携ネットワークの意義の下で行われている．

　今後さらに発展していく通信技術を，安全にかつ効率よく保健医療の

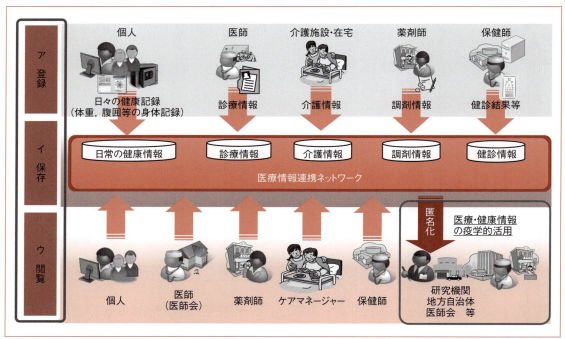

図15-27　医療情報連携ネットワークの概要[7]

分野で利用していくためには，本章で学んできた通信の基礎のみならず，関連する情報処理技術の知識を深めていくことが必要になる．

電波の医療機器等への影響に関する調査研究[6]

近年，携帯電話をはじめとするさまざまな無線システムが日常生活のなかで重要な役割を果たすようになっており，電波を発射する機器が身近なところで利用される機会が増大している．このような電波を発射する機器（電波利用機器）には，携帯情報端末（PHS端末，携帯電話，スマートフォン，iPadなど）のほかに，ワイヤレスカード（非接触ICカード）システム，電子商品監視（EAS）機器，電子タグ（RFID）機器，無線LAN機器などが含まれるが，これらと電気・電子機器（医療機器）が近接すると，電波利用機器から発射される電波により電気・電子機器に誤動作等の影響が発生する場合がある．医療機器のなかでも，体内に植え込んで使用する心臓ペースメーカなどの植込み型医療機器については，電波利用機器からの電波により誤動作が発生した場合，健康に悪影響が生じる可能性があることから，電波利用機器の利用者，植込み型医療機器の装着者，双方の機器の製造者等が影響の発生・防止に関する情報を共有し，影響の防止に努めていくことが重要である．

植込み型医療機器への影響の発生・防止に関する情報としては，平成9年に不要電波問題対策協議会により，医療機関の医用電気機器をも対象とした「医用電気機器への電波の影響を防止するための携帯電話端末等の使用に関する指針」が策定されているが，その後，新たな方式（第3世代，第4世代）による携帯情報端末が使用されるようになったことや，新たな電波利用機器の利用が拡大してきたことなどをふまえ，各種の電波利用機器から発射される電波が植込み型医療機器へ及ぼす影響についての調査が実施された．調査結果として，現在「22cm程度以上離すこと」とされている携帯情報端末と植込み型医療機器の装着部位との距離について，「15cm」という距離指針が明示された．

参考文献

1) 有線テレビジョン放送法，昭和47年7月1日法律第114号.

2) http://www.soumu.go.jp/hakusyo/tsushin/h13/index.htm，総務省 情報通信白書（平成13年版）.

3) 西村芳一：無線によるデータ変復調技術．CQ出版社，2002.

4) 谷口功：通信技術が一番わかる．技術評論社，2012.

5) 総務省 電波の医療機器等への影響に関する調査研究.
   http://www.tele.soumu.go.jp/j/sys/ele/seitai/chis/

6) 総務省 平成25年度特別重点要求・重点要求概要資料.
   http://www.soumu.go.jp/main_content/000192430.pdf，平成24年9月

7) http://www.soumu.go.jp/johotsusintokei/whitepaper/ja/h25/pdf/25hon
   pen.pdf
   総務省情報通信白書（PDF版）（平成25年版）.

🎓 章末問題

問題1 図15-5（c）において，$a=15\,\mathrm{V}$，$b=5\,\mathrm{V}$のときの変調度mを求めよ.

問題2 振幅変調において，搬送波の電力が$10\,\mathrm{W}$のとき，変調度0.5，および1（変調率50%，および100%）のときの上・下側波帯と被変調波全体の電力を求めよ.

問題3 信号波の最高周波数が$f_S=10\,\mathrm{kHz}$，搬送波の周波数が$f_C=80\,\mathrm{MHz}$，最大周波数偏移$\Delta f=50\,\mathrm{kHz}$のFM放送波電波における周波数変調指数$m_f$，および実用的な占有周波数帯域幅$B$を求めよ.

問題4 上側波帯方式のSSB波の周波数帯域が，$455\,\mathrm{kHz}\pm5\,\mathrm{kHz}$のとき，復調回路で加えるべき搬送波の周波数を求めよ.

（解答は249-250頁）

付 録 1　電気・電子に関する単位（物理量）と図記号

表1　SI単位表

量		時間	長さ	質量	電流	熱力学温度	物質量	光度
基本単位	名称	秒	メートル	キログラム	アンペア	ケルビン	モル	カンデラ
	記号	s	m	kg	A	K	mol	cd

表2　電気工学・電子工学に関係する単位（組立て単位）

量	記号	名称	SI単位系で表した単位
周波数	Hz	ヘルツ	s^{-1}
起電力	V	ボルト	$m^2kg\,s^{-3}\,A^{-1}$
電気抵抗	Ω	オーム	$m^2kg\,s^{-3}\,A^{-2}$
コンダクタンス	S	ジーメンス	$m^{-2}kg^{-1}s^3A^2\ (=\Omega^{-1})$
電気量（電荷）	C	クーロン	$A\,s$
電気容量（静電容量）	F	ファラド	$m^{-2}kg^{-1}s^4A^2$
電界の強さ	V/m	ボルト/メートル	$m\,kg\,s^{-3}A^{-1}$
電束密度	C/m²	クーロン/平方メートル	$A\,s\,m^{-2}$
誘電率	F/m	ファラド/メートル	$m^{-3}kg^{-1}s^4A^2$
磁界の強さ	A/m	アンペア/メートル	$A\,m^{-2}$
磁束	Wb	ウェーバー	$m^2kg\,s^{-2}A^{-1}$
磁束密度	T	テスラ	$kg\,s^{-2}A^{-1}$
インダクタンス	H	ヘンリー	$m^2kg\,s^{-2}A^{-2}$
透磁率	H/m	ヘンリー/メートル	$m\,kg\,s^{-2}A^{-2}$
力	N	ニュートン	$m\,kg\,s^{-2}$
圧力・応力	Pa	パスカル	$m^{-1}kg\,s^{-2}$
エネルギー	J	ジュール	$m^2kg\,s^{-2}$
電力・仕事率	W	ワット	$m^2kg\,s^{-3}$
熱容量	J/K	ジュール/ケルビン	$m^2kg\,s^{-2}K^{-1}$
比熱	J/kg/K	ジュール/（キログラム・ケルビン）	$m^2s^{-2}K^{-1}$

表3　SI接頭辞

10^n	接頭辞	記号	漢数字表記	十進数表記
10^{15}	ペタ（peta）	P	千兆	1 000 000 000 000 000
10^{12}	テラ（tera）	T	一兆	1 000 000 000 000
10^9	ギガ（giga）	G	十億	1 000 000 000
10^6	メガ（mega）	M	百万	1 000 000
10^3	キロ（kilo）	k	千	1 000
10^2	ヘクト（hecto）	h	百	100
10^1	デカ（deca, deka）	da	十	10
10^0			一	1
10^{-1}	デシ（deci）	d	十分の一（分）	0.1
10^{-2}	センチ（centi）	c	百分の一（厘）	0.01
10^{-3}	ミリ（milli）	m	千分の一（毛）	0.001
10^{-6}	マイクロ（micro）	μ	百万分の一	0.000 001
10^{-9}	ナノ（nano）	n	十億分の一	0.000 000 001
10^{-12}	ピコ（pico）	p	一兆分の一	0.000 000 000 001
10^{-15}	フェムト（femto）	f	千兆分の一	0.000 000 000 000 001

表4　電気工学・電子工学で用いられるギリシャ文字

（用途に☆印がついている文字は必須．用途が空欄の文字はあまり用いられない）

ギリシャ文字		綴り	読み方	主な用途（単位など）
小文字	大文字			
α	A	alpha	アルファ	角度，係数，一般定数
β	B	beta	ベータ	角度，位相，係数，一般定数
γ	Γ	gamma	ガンマ	角度，比重，伝搬定数，一般定数
δ	Δ $\mathit{\Delta}$	delta	デルタ	角度，変化分，密度，デルタ関数
ε	E	epsilon	エプシロン，イプシロン	誤差，誘電率（☆）
ζ	Z	zeta	ゼータ	
η	H	eta	エータ，イータ	効率，損失，ヒステリシス係数
θ	Θ	theta	シータ，テータ	角度（☆）
ι	I	iota	イオタ	
κ	K	kappa	カッパ	
λ	Λ	lambda	ラムダ	波長（☆）
μ	M	mu	ミュー	透磁率（☆），摩擦係数，接頭辞：マイクロ（☆）
ν	N	nu	ニュー	振動数
ξ	Ξ	xi	クシー，クサイ	
o	O	omicron	オミクロン	
π	Π	pi	パイ	円周率（☆）
ρ	P	rho	ロー	電気抵抗率（☆），気体密度
σ	Σ $\mathit{\Sigma}$	sigma	シグマ	導電率（☆），標準偏差，総和
τ	T	tau	タウ	時定数（☆）
υ	Y	upsilon	ウプシロン，イプシロン	
ϕ	Φ $\mathit{\Phi}$	phi	ファイ，フィー	角度，直径（☆），空集合，周回積分
χ	X	chi	カイ，キー	χ^2乗検定
ψ	Ψ	psi	プサイ，プシー	
ω	Ω	omega	オメガ	電気抵抗の単位（☆），角速度（☆）

230　付　録

表5　電気用図記号新旧の比較（JIS C 0617と旧JISとの比較）

	形状	新図記号	旧図記号	関連の図記号
固定抵抗				可変抵抗　　摺動抵抗
電解コンデンサ	⊖短い方　⊕長い方		+　-	可変コンデンサ
マイラコンデンサ セラミックコンデンサ	100			
インダクタ				
トランス （変圧器）				
ダイオード	白帯　黒地 K　A カソード　アノード 電流方向			ツェナーダイオード　フォトダイオード
LED （発光ダイオード）	K　A カソード　アノード （短い方）（長い方）			光電池
トランジスタ pnp形 npn形	E C　B			G→ D S　Nチャネル FET G→ D S　Pチャネル FET
ランプ	摺	（豆球, 白熱灯）（蛍光灯） ⊗NI　⊗FL		
スイッチ		または		
理想電流源 （交流）	形状なし			電池, 直流電源
理想電圧源 （交流）				
増幅器	形状なし		▷ または ▷	三角形の向きは信号の流れを表す

その他（新図記号）

モーター 発電機 電圧計 電流計 検流計	電圧および電流の種類	接続点
Ⓜ Ⓖ Ⓥ Ⓐ ↑ 直流, 交流の違いを示すために, 文字の下に ⚊ または〜の記号をつけてもよい. 例 直流電流計 Ⓐ	直流　交流 --- 〜	

ヒューズ	アース 一般 ケース接地 等電位	ヘッドホン スピーカー

電気・電子に関する単位（物理量）と図記号　　231

付 録 2　電気通信の歴史

表　電気通信の歴史（国名記載のないものはわが国での出来事を指す）

年代	発展の内容
1837年	電信の発明（米国：モールス）
1844年	電信業務開始（米国：ワシントン–ボルチモア間）
1876年	電話の発明（米国：ベル）
1878年	電話局製機所で国産電話機第一号官製［ベル電話機模造］
1883年	白熱電球の発明（米国：エジソン，信号増幅に必要な真空管の発明のスタート）
1887年	東京–熱海間で最初の商用電話実験実施［イギリスのガワーベル電話機使用］
1895年	無線通信装置の発明（イタリア：マルコーニ）
1897年	無線電信業務開始（ロンドン：マルコーニ無線電信会社）
	ブラウン管を発明（ドイツ：電気信号を光に変える）
1900年	無線電信成功，自動電話（公衆電話）登場
1915年	4極真空管の発明（ドイツ：シーメンス社　ショットキー）
1920年	ラジオ放送開始（米国：KDKA）
1925年	テレビジョン実験に成功（米国：チャールズ・F・ジェンキンス）
1926年	ブラウン管テレビの開発（高柳健次郎）
	電話の自動交換方式採用（1923年関東大震災による電話壊滅の復旧）
1928年	カラーテレビジョンの開発（米国：フランソワース）
	八木・宇田アンテナの発明
1929年	テレビジョン放送開始（米国：BBC放送）
1934年	初の国際電話通信成功（東京↔マニラ，1935年には東京↔ベルリン・ロンドン）
1939年	テレビ放送公開実験（NHK技研）
1945年	電話機普及46.8万台
1951年	民放ラジオ局誕生（1950年の電波法改正による）
1953年	テレビ放送開始（NHK，地上波テレビ放送：帯域幅6MHz）
1954年	カラーテレビジョン放送開始（米国NBC，NTSC方式）
1958年	米国防総省傘下に高等研究計画局（Advanced Research Projects Agency：ARPA）発足
1967年	テレビ電話実演（米国：AT&T）
1968年	ポケットベルサービス開始
1969年	FM放送開始（NHK：実験放送局は1957年から開始，1963年にステレオ化）
1974年	イーサネットの公開実験に成功（ゼロックス社）
1979年	電話ダイヤル交換機自動化100%完了
	携帯電話アナログサービス開始（東京地区：セルラー方式自動車電話）
1983年	インターネット誕生（欧州MINETと米国ARPANETが接続）
1984年	INSモデル実験開始（NTT，→1994年には30万回線を超える）
1991年	インターネットで商業用電子メール（e-mail）使用可
1993年	超小型携帯電話発売（NTTムーバサービス開始）
1997年	PDCディジタル（800 MHz）サービス開始（→1994年に1.5 GHzサービス開始）
1999年	電話ネットワークディジタル化完了
2001年	携帯インターネット接続サービス開始（アナログ方式サービス終了）
	第3世代携帯電話（3G）サービス開始（W-CDMA方式）
2003年	地上デジタルテレビ放送開始
2010年	第4世代携帯電話（4G）サービス開始

付録 3　電波の利用形態

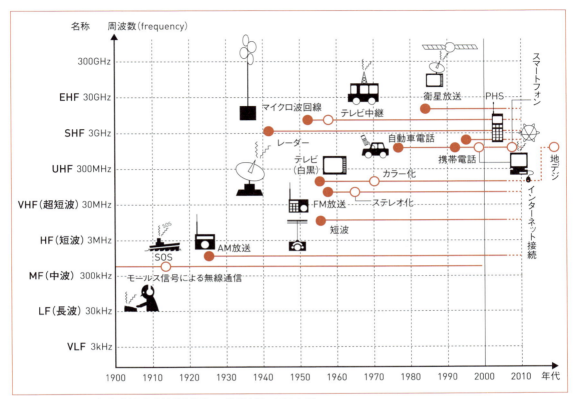

周波数と通信機器の推移（改訂版高等学校物理Ⅰ．数研出版，2007より）

付録 3　電波の利用形態

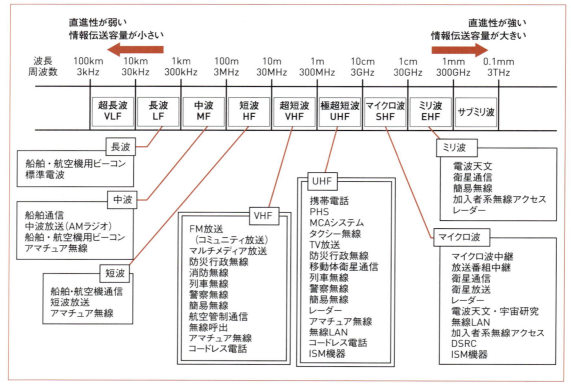

周波数帯域ごとの主な用途と電波の特徴（総務省Web：http://www.tele.soumu.go.jp/j/adm/freq/search/myuse/summary/）

付　録　4　令和3年版　臨床工学技士 国家試験出題基準（医用電気電子工学）

Ⅱ. 医用電気電子工学

【現行】臨床工学に必要な理工学的基礎
　　　　臨床工学に必要な医療情報技術とシステム工学の基礎
【旧】電気工学，電子工学，医用工学概論，応用数学，システム工学，情報処理工学，システム・情報処理実習

（1）電気工学

大 項 目	中 項 目	小 項 目
1. 電磁気学	（1）電荷と電界	①静電気
		②クーロンの法則
		③電界
		④ポテンシャルエネルギー
		⑤電圧と電位
		⑥導体・絶縁体
		⑦静電誘導
		⑧静電シールド
		⑨分極
		⑩誘電率と比誘電率
		⑪キャパシタと静電容量
		⑫誘電体
	（2）磁気と磁界	①磁石と磁界
		②透磁率と比透磁率
		③磁束と磁束密度
		④磁気シールド
		⑤電流と磁界
		⑥ローレンツ力
		⑦電磁誘導
		⑧インダクタとインダクタンス
		⑨自己誘導と相互誘導
		⑩電磁力（電磁気力）
	（3）電磁波	①反射，屈折，透過，回折
		②放射と伝搬
		③周波数による分類，性質
		④電磁波障害と雑音対策
2. 電気回路	（1）受動回路素子	①抵抗器
		②コンデンサ（キャパシタ）
		③コイル（インダクタ）
	（2）電圧・電流・電力	①直流と交流
		②電流，電流密度
		③抵抗
		④コンダクタンス
		⑤電圧降下（電位差）
		⑥電池（起電力，内部抵抗）
		⑦ジュールの法則
		⑧電力と電力量
	（3）直流回路	①抵抗・抵抗器
		②オームの法則
		③キルヒホッフの法則
		④重ねの理
		⑤テブナンの定理
		⑥分圧と分流
		⑦ブリッジ回路
		⑧電圧降下（電位差）
		⑨電圧源と電流源
	（4）交流回路	①正弦波交流　　a. 周波数　　b. 角周波数　　c. 振幅　　d. 位相　　e. 実効値　　f. 平均値
		②複素数
		③ベクトル表示・ベクトル軌跡
		④キャパシタとインダクタ

大 項 目	中 項 目	小 項 目
2. 電気回路	(4) 交流回路	⑤インピーダンスとアドミタンス
		⑥RC直列・並列回路
		⑦RL直列・並列回路
		⑧RLC直列・並列回路
		⑨共振回路
		⑩有効電力と皮相電力
	(5) 過渡現象	①時定数と遮断周波数
		②充放電
		③過渡応答
3. 電力装置	(1) 変換器	①変圧器（トランス）
		②相互誘導
		③直流と交流の交換 　a. コンバータ　　　b. インバータ
	(2) 電動機	①直流電動機
		②交流電動機
	(3) 発電機	①直流発電機
		②交流発電機

（2）電子工学

大 項 目	中 項 目	小 項 目
1. 電子回路	(1) 回路素子	①半導体 　a. 真性半導体　　　　　　b. p形半導体，n形半導体 　c. キャリア
		②ダイオード 　a. pn接合
		③トランジスタ 　a. バイポーラトランジスタ 　b. 電界効果トランジスタ（FET）
		④集積回路
		⑤光デバイス 　a. 受光素子　　　　　　　b. 発光素子 　c. イメージング素子　　　d. フォトカプラ
		⑥センサデバイス 　a. 温度センサ　　　　　　b. 磁気センサ 　c. 機械量センサ　　　　　d. 圧電センサ 　e. 化学センサ　　　　　　f. 静電容量センサ
	(2) 電子回路要素	①表示器 　a. 液晶ディスプレイ　　　b. プラズマディスプレイ 　c. 有機ELディスプレイ 　d. LEDディスプレイ，7セグメントLED 　e. CRTディスプレイ
		②電源装置 　a. 整流・平滑回路　　　　b. 安定化電源
		③電池 　a. 一次電池　　　　　　　b. 二次電池
	(3) アナログ回路	①差動増幅器 　a. 差動利得と同相利得　　b. 同相除去比（CMRR） 　c. 理想演算増幅器
		②演算増幅器回路 　a. 非反転増幅回路　　　　b. 反転増幅回路 　c. 加算回路　　　　　　　d. 差動増幅回路
		③応用電子回路 　a. 積分回路　　　　　　　b. 微分回路 　c. 波形整形回路　　　　　d. フィルタ回路 　e. コンパレータ
		④計測回路 　a. 電流電圧変換回路　　　b. 計装増幅回路
	(4) ディジタル回路	①組合せ論理回路
		②フリップフロップ，カウンタ回路
		③AD変換回路
		④DA変換回路
2. 通信工学	(1) 通信理論	①情報量
		②符号化
	(2) 通信方式	①アナログ通信，ディジタル通信
		②シリアル通信，パラレル通信
		③変調方式
		④伝送誤り，誤り検出，誤り訂正
		⑤多重化方式
		⑥アンテナ
	(3) 通信システム	①移動通信システム

章末問題 解答

第2章・問題1

入力振幅は $100\times\sqrt{2}$ V，周期は $T=1/50=0.02=20$ ms となる．その電圧波形がダイオードにより半波整流される．

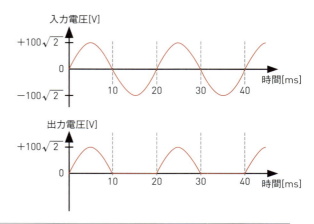

第2章・問題2

$$I = \frac{電源電圧-ツェナー電圧}{抵抗} = \frac{9\mathrm{V}-6\mathrm{V}}{60\,\Omega} = 50\,\mathrm{mA}$$

第3章・問題1

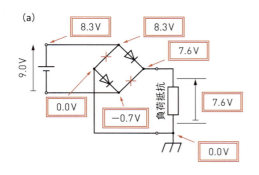
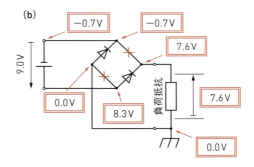

第4章・問題1

時定数 τ は

$\tau = CR$
$\quad = 2\times 10^{-6} \times 5\times 10^{3}$
$\quad = 10\times 10^{-3}$
$\quad = 10\ [\mathrm{ms}]$

したがって出力波形 V_o は下図のようになる．

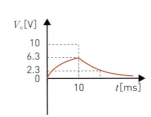

第4章・問題2

時定数とパルス幅が等しい（10 μs）ので，出力波形 V_o は図 (a) のようになる．

また，時定数が1/10，10倍になったときの出力波形 V_o は図 (b) のようになる．

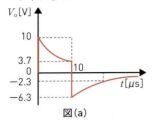

図(a)

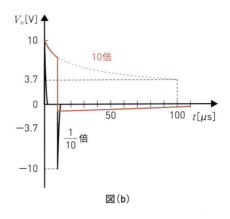

図(b)

第4章・問題3

入力された矩形波が正の場合，ダイオードに順方向電圧が加わるため，このときの等価回路は図 (a) のようになる．このときの時定数は 0 s であるため，瞬時にコンデンサに電荷が蓄えられる．このときの出力電圧 V_o は 0 V となる．

入力された矩形波が負の場合，ダイオードに逆方向電圧が加わるため，このときの等価回路は図 (b) のようになる．このときの時定数 τ は

$$\begin{aligned}
\tau &= CR \\
&= 5 \times 10^{-6} \times 1 \times 10^{3} \\
&= 5 \times 10^{-3} \\
&= 5\,\mathrm{ms}
\end{aligned}$$

となる．また，図 (c) の矩形波の周期 T は

$$\begin{aligned}
T &= \frac{1}{f} \\
&= \frac{1}{100} \\
&= 1 \times 10^{-2} \\
&= 10\,\mathrm{ms}
\end{aligned}$$

となり，時定数 τ は矩形波の周期 T の 1/2 となる．したがって，矩形波の半周期（5 ms）で入力電圧 $-2.5\,\mathrm{V}$ とコンデンサに蓄えられた電荷 $-2.5\,\mathrm{V}$（合計 $-5.0\,\mathrm{V}$）の約 37 % となる．よって，入力された矩形波が負になってから 5 ms 後の出力電圧 V_o は $-5.0\,\mathrm{V} \times 0.37 \fallingdotseq -1.85\,\mathrm{V}$ となる．

以上より，出力波形は図 (d) のようになる．

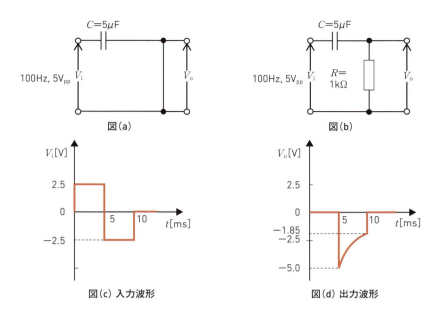

図(a)　　　　　　　　　図(b)

図(c) 入力波形　　　　　　図(d) 出力波形

第4章・問題4

入力された矩形波が +1 V 以下のとき，ダイオードに順方向電圧が加わるため，このときの等価回路は図 (a) のようになる．このときの時定数は 0 であるため，瞬時にコンデンサに $-2.5\,\mathrm{V} + (-1\,\mathrm{V}) = -3.5\,\mathrm{V}$ だけ充電される．また出力電圧 V_o はバイアス電源電圧の $+1\,\mathrm{V}$ となる．

入力された矩形波が +1 V より大きいとき，ダイオードに逆方向電圧が加わるため，このときの等価回路は図 (b) のようになる．このときの時定数 τ は

$$\tau = CR$$
$$= 0.1 \times 10^{-3} \times 10 \times 10^{3}$$
$$= 1\,\mathrm{s}$$

となる．また，図 (c) の矩形波の周期 T は

$$T = \frac{1}{f}$$
$$= \frac{1}{1 \times 10^{3}}$$
$$= 1 \times 10^{-3}$$
$$= 1\,\mathrm{ms}$$

となり，時定数 τ が矩形波の周期 T よりも十分に大きいため，コンデンサの端子電圧 $-3.5\,\mathrm{V}$ はほとんど放電されない．したがって，出力電圧 V_o は $+2.5\,\mathrm{V} - (-3.5\,\mathrm{V}) = 6\,\mathrm{V}$ となる．

以上より，出力波形は図 (d) のようになる．

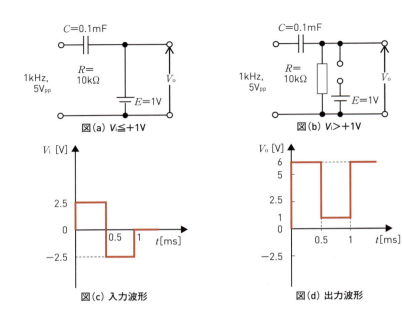

第4章・問題5

ダイオード D にはバイアス電源 E によって3Vの逆方向電圧が加わっている．したがって入力電圧が+3Vより大きいとき順方向電圧が加わる．このときの等価回路は図（a）のようになる．この回路において入力電圧は抵抗 R ですべて降下するため，出力電圧 V_o は入力電圧と等しくなる．

また，入力電圧が+3V以下のとき，ダイオードには逆方向電圧が加わる．このときの等価回路は図（b）のようになる．したがって，出力電圧 V_o はバイアス電源 E = +3Vとなる．

以上より，出力波形は図（d）のようになる．

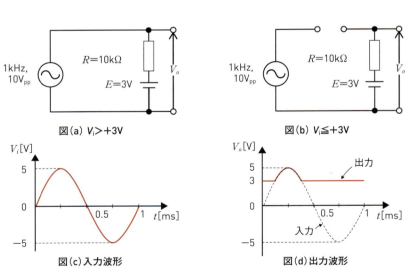

第4章・問題6

ダイオード D_1, D_2 にはそれぞれ $E_1 = 2$ V, $E_2 = 4$ V の逆バイアスが加わっている．ダイオード D_1 は入力電圧が $+2$ V より大きく，またダイオード D_2 は入力電圧が -4 V より小さいときに順方向電圧が加わることになる．入力電圧が $+2$ V より大きいときの等価回路は図 (a) のようになる．したがって，出力電圧 V_o はバイアス電源 $E_1 = +2$ V となる．次に入力電圧が -4 V より小さいときの等価回路は図 (b) のようになる．したがって，出力電圧 V_o はバイアス電源 $E_2 = -4$ V となる．また，入力電圧が -4 V 以上 $+2$ V 以下はダイオード D_1, D_2 に逆方向電圧が加わっているため，ともに電流が流れない．このときの等価回路は図 (c) のようになり，入力電圧がそのまま出力電圧 V_o として表れる．

以上より，出力波形は図 (d) のようになる．

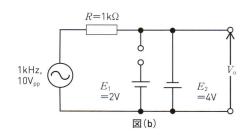

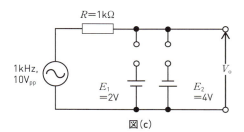

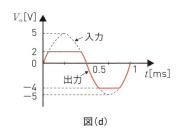

第5章・問題1

2 倍：$(\sqrt{2})^2$ なので $3.0 \times 2 = 6.0$ dB
4 倍：2^2 なので 12 dB
5 倍：10×2^{-1} なので $20 - 6.0 = 14$ dB
6 倍：3×2 なので $9.5 + 6.0 = 15.5 \doteqdot 16$ dB
7 倍：$7 = \sqrt{49} \doteqdot 50^{1/2}$，50 倍は 10×5 より 34 dB．したがって $34/2 = 17$ dB
100 倍：10^2 なので 40 dB
$1/\sqrt{2}$ 倍：$(\sqrt{2})^{-1}$ なので -3.0 dB
$1/10$ 倍：10^{-1} なので -20 dB

第6章・問題1

$V_{BE} \doteqdot 0.6$ V と近似する．$V_{RE} = V_{BE} \times 2 = R_E \times I_E = 1.2$ V となるための R_E は，

$$R_E = \frac{1.2}{2 \times 10^{-3}} = 0.6 \text{ k}\Omega$$

となる．また，R_C の両端電圧 $V_{RC} = V_{CC} - (V_{CE} + V_{RE}) = 5.8$ V となる R_C の大きさは，

$$R_C = \frac{5.8}{2 \times 10^{-3}} = 2.9 \text{ k}\Omega$$

となる．次に，ベース端子の電位 $V_B = 0.6 + 1.2 = 1.8$ V となるようにバイアスを設計する．h_{FE} が 160 よりベース電流は，

$$I_B = \frac{2 \times 10^{-3}}{160} = 12.5 \,\mu\text{A}$$

となるので，R_1 を流れる電流が $125 \,\mu$A 以上となるように抵抗値を選択すればよい．

例えば $R_1 = 81.6$ kΩ，$R_2 = 16$ kΩ となる．実際は，手

に入る抵抗器の値に合わせて微調整する必要がある．

第6章・問題2

npn と pnp を入れ替える場合は，それぞれの pn 接合に必要となるバイアスを考えれば，回路を容易に組み替えることができる．

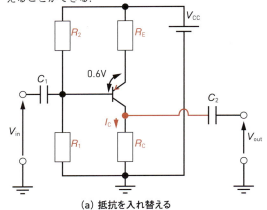

(a) 抵抗を入れ替える

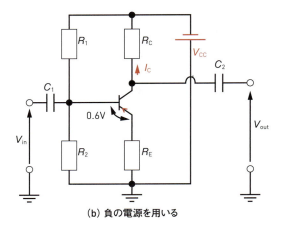

(b) 負の電源を用いる

第6章・問題3

回路に含まれる R と C によってつくられるハイパスフィルタの遮断周波数を求める問題である．

C_1 の影響

交流信号に対するベース端子からみたトランジスタの抵抗を $r_B ≒ h_{FE}·R_E$ とすると，C_1 と合成抵抗 $R_{in} = R_1 \| R_2 \| r_B$ のハイパスフィルタと考えることができる．遮断周波数は

$$f_{LC1} = \frac{1}{2\pi C_1 R_{in}} = \frac{1}{2\pi \times 10\mu F \times 15.7 k\Omega} ≒ 1.0\,Hz$$

となる．

C_2 の影響

出力端子からみた交流的な等価回路は，C_2 と $R_{out} = R_C + R_L$ によるハイパス回路となる．したがって遮断周波数は，

$$f_{LC2} = \frac{1}{2\pi C_3 R_{out}} ≒ 0.6\,Hz$$

となる．

C_3 の影響

エミッタ端子に接続された RE は交流的に無視できるので，C_3 と $R_{bypass} = r_e + R_3$ によるハイパス回路となる．ここで r_e は，エミッタ端子からみた交流信号に対するトランジスタの抵抗で，熱電圧 V_T を 26 mV とすると $r_e = V_T/I_E = 26\,mV/1\,mA = 26\,\Omega$ である．したがって遮断周波数は，

$$f_{LC3} = \frac{1}{2\pi C_3 R_{bypass}} ≒ 9\,Hz$$

となる．

したがって，C_1, C_2 を 10 μF としたときの回路の低域遮断周波数は，約 9 Hz となる．

C の大きさの影響 ($C_1 = C_2 = 0.1\,\mu F$)

$f_{LC1} ≒ 100\,Hz$

$f_{LC2} ≒ 64\,Hz$

となり，回路の低域遮断周波数は約 100 Hz となる．

第7章・問題1

　回路は，直流モータの回転方向を切り替える回路である．FET_1 と FET_2 はインバータを構成しており，入力パルスを反転させる．まず，入力がゼロのときを考える．入力パルスが直接入る FET_3 と FET_6 はオフ，インバータを経由した FET_4 と FET_5 はオンとなり，モータには FET_5 から FET_4 の向きに電流が流れる．次にパルスが FET の $V_{GS,th}$ 以上となると，FET_3 と FET_6 はオン，FET_4 と FET_5 はオフとなり，モータには FET_3 から FET_6 の向きに電流が流れる．

第8章・問題1　（p.95〜97参照）

　理想的なオペアンプの特徴として，以下の項目があげられる．
①電圧増幅率が非常に大きい
②入力インピーダンスが非常に大きい
③出力インピーダンスが小さい
④直流（DC）から増幅できる
⑤差動増幅器である

第8章・問題2

両電源使用時：図8-4（a）より，±15V
単電源使用時：図8-4（b）より，＋30V（＝|＋15V|＋|－15V|）
となる．

第8章・問題3　（p.101，式（8-2）参照）

$$A_d = \frac{差動出力[V]}{差動入力[V]} = \frac{1.0V}{1 \times 10^{-3}V} = 1000[倍]$$

$$A_d = \frac{同相出力[V]}{同相入力[V]} = \frac{10 \times 10^{-3}V}{100 \times 10^{-3}V} = 0.1[倍]$$

$$CMRR = 20\log_{10}\frac{A_d}{A_c} = 20\log_{10}\frac{1000}{0.1} = 20\log_{10}10000$$

$$= 20\log_{10}10^4 = 20 \times 4 = 80dB$$

第8章・問題4　（p.106，式（8-4）参照）

　入力電圧の実効値は，$v_i = 0.282V_{pp}$（peak to peak 値）より，

$$v_{iRMS} = \frac{0.282}{2} \times \frac{1}{\sqrt{2}} \approx 0.1V$$

$$v_{oRMS} = -\frac{R_f}{R_i} \cdot v_{iRMS} = -\frac{10k\Omega}{1k\Omega} \cdot 0.1V = -10 \cdot 0.1V$$

$$= -1.0V$$

第8章・問題5

　図の回路では，オペアンプに供給される電源の大きさが，正電源が 18V，負電源が 12 である．オペアンプの出力電圧は，非反転増幅回路なので式（8-9）より，

$$v_o = \left(1 + \frac{R_f}{R_i}\right) \cdot v_i = \left(1 + \frac{10k}{1k}\right) \cdot 1V_{rms}[V]$$

$$= 11 \times 1V_{rms} = 11V_{rms} = (11 \times \sqrt{2})V_{max} \approx 15.5V_{max}$$

となり，出力電圧の振幅（最大値）は約 15.5V となる．よって，正電源側は最大値まで出力できるが，負電源側は，－12V 以上は出力されないため，－12V でカットされた波形となる．なお，入出力波形の位相は，非反転増幅回路のため同位相となる．

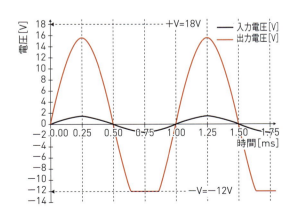

第8章・問題6

加算回路の問題である．反転増幅回路の加算であり，各入力の電圧の和が増幅され，出力は入力と逆位相となる．

$R_1 = R_2 = R_3 = R = 1\text{k}\Omega$ より，式 (8-27) を応用して，

$$V_o = -\frac{R_f}{R}(V_{i1} + V_{i2} + V_{i3})$$
$$= -\frac{10\text{k}}{1\text{k}} \times (0.1\text{V} + 0.1\text{V} + 0.2\text{V})$$
$$= -10 \times 0.4\text{V} = -4\text{V}$$

となる．

第10章・問題1

どのように解いてもよい．ここでは著者の解き方を紹介する．

AA (HEX)

十六進数の A (HEX) は 9 の次の記号なので，十進数の 10 とわかる．

10 の二進数は $2^3 + 2^1 = 8 + 2 = 10$ なので 1010 (BIN) である．

十六進数の 1 桁と二進数の 4 桁は対応関係にあるので

AA (HEX) = 10101010 (BIN)

010_101_010 と 3 桁ずつに分けて八進数に変換すると

252 (OCT)

最後に $2^1 + 2^3 + 2^5 + 2^7 = 2 + 8 + 32 + 128 = 170$ (DEC)

55 (OCT)

5 (OCT) は 101 (BIN) である．

八進数の 1 桁と二進数の 3 桁は対応関係にあるので

55 (OCT) = 101101 (BIN)

0010_1101 と考えると 2D (HEX)

$2^0 + 2^2 + 2^3 + 2^5 = 1 + 4 + 8 + 32 = 45$ (DEC)

第11章・問題1

(1) $Y = A \cdot \overline{B} + B + A \cdot C$ の回路図

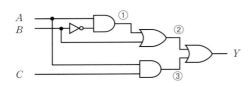

出力①の論理式
　　$A \cdot \overline{B}$
出力②の論理式
　　(出力①) + B
　　$= A \cdot \overline{B} + B$
出力③の論理式
　　$A \cdot C$
出力 Y の論理式
　　(出力②) + (出力③)
　　$= A \cdot \overline{B} + B + A \cdot C$

(2) 論理演算による簡単化

$Y = A \cdot \overline{B} + B + A \cdot C$
　　$= (A + B) \cdot (B + \overline{B}) + A \cdot C$　　◁公理⑤
　　$= (A + B) \cdot 1 + A \cdot C$　　◁公理⑦
　　$= (A + B) + A \cdot C$　　◁公理②

$(A + B)$ を X とおく
　　$= X + A \cdot C$
　　$= (X + A) \cdot (X + C)$　　◁公理⑤

X に $(A + B)$ を代入
　　$= (A + B + A) \cdot (A + B + C)$　　◁定理①
　　$= (A + B) \cdot (A + B + C)$　　◁公理⑥
　　$= (A + B) \cdot (1 + C)$　　◁定理③
　　$= (A + B) \cdot 1$　　◁公理②
　　$= A + B$

(3) 簡単化された論理式の回路図

第11章・問題2

(1) 回路図の論理式

出力①の論理式
$\overline{A \cdot B}$

出力②の論理式
$\overline{A}$

出力 Y の論理式
$Y = \overline{(出力①) + (出力②)}$
$ = \overline{\overline{(A \cdot B)} + \overline{A}}$

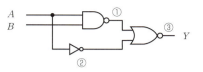

(2) 論理演算による簡単化
$Y = \overline{\overline{(A \cdot B)} + \overline{A}}$
$Y = \overline{\overline{(A \cdot B)}} \cdot \overline{\overline{A}}$ ← 定理⑫
$Y = (A \cdot B) \cdot A$ ← 定理⑦
$Y = A \cdot B$ ← 定理②

第11章・問題3

① 3変数のカルノー図を用意する．
② この論理式の各項は，各変数の論理積のかたちで表されている．出力 Y が1になるのは，1つ以上の項が1のときである．これをカルノー図で表す．
③ 行または列において共通する変数でグループ化する．
④ グループ1は変数 $\overline{A}$ および変数 $\overline{B}$，グループ2は変数 C が共通しており，グループ1は $\overline{A} \cdot \overline{B}$，グループ2は C となる．
⑤ 最後にグループ1の $\overline{A} \cdot \overline{B}$ と，グループ2の C の論理和 $Y = \overline{A} \cdot \overline{B} + C$ が解となる．

A\BC	$\overline{B}\overline{C}$	$\overline{B}C$	BC	$B\overline{C}$
$\overline{A}$	$\overline{A}\overline{B}\overline{C}$	$\overline{A}\overline{B}C$	$\overline{A}BC$	
A		$A\overline{B}C$	ABC	

グループ1 ↑　　　　　　↑ グループ2

第11章・問題4

① 4変数のカルノー図を用意する．
② この論理式の各項は，各変数の論理積のかたちで表されている．出力 Y が1になるのは，1つ以上の項が1のときである．これをカルノー図で表す．
③ 行または列において共通する変数でグループ化する．
④ グループ1は変数 $\overline{A}$，変数 B，変数 $\overline{C}$，グループ2は変数 A，変数 $\overline{B}$，変数 C が共通しており，グループ1は $\overline{A} \cdot B \cdot \overline{C}$，グループ2は $A \cdot \overline{B} \cdot C$ となる．
⑥ 最後にグループ1の $\overline{A} \cdot B \cdot \overline{C}$ と，グループ2の $A \cdot \overline{B} \cdot C$ の論理和 $Y = \overline{A} \cdot B \cdot \overline{C} + A \cdot \overline{B} \cdot C$ が解となる．

AB\CD	$\overline{C}\overline{D}$	$\overline{C}D$	CD	$C\overline{D}$
$\overline{A}\overline{B}$				
$\overline{A}B$	$\overline{A}B\overline{C}\overline{D}$	$\overline{A}B\overline{C}D$		
AB				
$A\overline{B}$			$A\overline{B}CD$	$A\overline{B}C\overline{D}$

グループ1 ↑　　　　　　↑ グループ2

第11章・問題5

Ex-OR ゲートを用いた半加算回路の出力 S を論理式で表すと，$S = A \oplus B = \overline{A} \cdot B + A \cdot \overline{B}$ のようになる．したがって，Ex-OR ゲートを使わない半加算回路は下図のようになる．

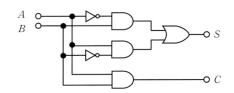

第11章・問題6

2進数3桁の数字をそれぞれ $A(A_3A_2A_1)$，$B(B_3B_2B_1)$ とすると，このときの計算過程は次のようになる．

```
       (C₂)    (C₁)←桁上がり
         A₃     A₂     A₁
   +     B₃     B₂     B₁
       ─────────────────────
         C₃     S₃     S₂     S₁
```

これより，3桁目の加算 $S_3 = A_3 + B_3 + C_2$ を行うには，2進数2桁の加算回路に，全加算回路をもう1つ接続すればよいことがわかる．したがって，2進数3桁の加算回路は下図のようになる．

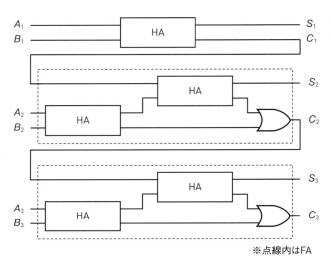

※点線内はFA

第12章・問題1

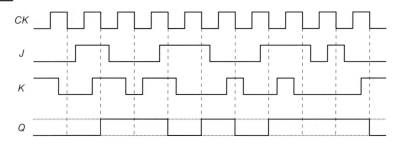

第12章・問題2

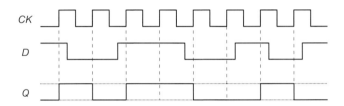

第12章・問題3

タイムチャートは以下のようになる．この図から，Tフリップフロップ回路と同様なはたらきをすることがわかる．すなわち，CK 信号が入力されるたびに出力が反転する．

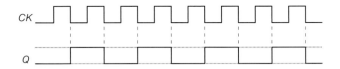

第12章・問題4

タイムチャートは以下のようになる．出力 Q_1 および Q_2 に着目すると，この回路は非同期式4進ダウンカウンタであることがわかる．

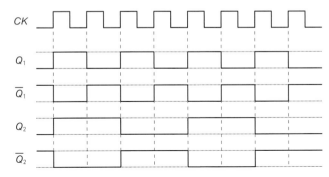

第12章・問題5

Tフリップフロップを4段接続すると$2^4 = 16$進カウンタができる。この16進カウンタを利用して12進カウンタを設計する。12進カウンタは，CK信号が11個入力されると出力が$(11)_{10}$となり，次のCK信号が入力されると再び出力が0に戻るように設計すればよい。10進数の12を2進数で表すと1100となる。すなわち，CK信号が12個入力されると，出力はそれぞれ$Q_4 = 1$, $Q_3 = 1$, $Q_2 = 0$, $Q_1 = 0$となる。これより，NANDの2つの入力端子にQ_4とQ_3を接続しておくと，$(12)_{10}$すなわち$(1100)_2$となったと同時にNANDの出力が0となり，その先に接続されているそれぞれのTフリップフロップのCLR端子に0が入力される。CLR端子の○印は負論理を表しているので，CLR端子に0が入力されるとすべてのTフリップフロップの出力が0になり，再び0からカウントを始める。

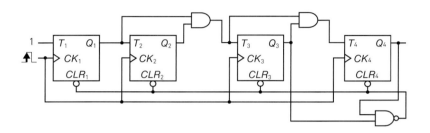

第13章・問題1

設問の心電図の最高周波数f_mが100Hzなので，標本化定理より復元できるサンプリング周波数f_sは200Hz以上である。同様に筋電図では20kHz以上である。

第13章・問題2

① LSBは区別できる最小の振幅のことである。
$$\text{LSB} = \frac{\text{FSR}}{2^4} = 0.625\text{V}$$

② アナログ信号は，LSBの整数倍を中心に±LSB/2の幅で区切られて量子化される。

$0.625 \times 9 = 5.625$V なので，ディジタル値1001（十進法の9）に相当するアナログ信号は5.3125〜5.9375Vである。したがって，出力は1001である。このとき，量子化誤差は，$5.625 - 5.5 = 0.125$V である。

第13章・問題3

$D = 011$のとき，図13-11のSW_0とSW_1がV_{ref}側に接続される。オペアンプの仮想短絡により反転端子の電位を0Vすると，オペアンプと3kΩの抵抗を無視して電圧と電流を解析することができる。キルヒホッフの法則や重ねの理で回路を解くと，反転端子につながる2kΩに流れる電流は
$$\frac{6}{3 \times 10^3} \times \left(\frac{1}{4} + \frac{1}{8}\right) = 750\mu\text{A}$$

この電流が反転増幅回路の3kΩの抵抗に流れるので，出力は
$$-750 \times 10^{-6} \times 3 \times 10^3 = -2.25\text{V}$$
となる。

入力D	000	001	010	011
出力V_{OUT} [V]	0.00	−0.75	−1.50	−2.25
入力D	100	101	110	111
出力V_{OUT} [V]	−3.00	−3.75	−4.50	−5.25

第14章・問題1

　無安定マルチバイブレータから出力されるパルス周期は，図 14-12 で示したように，2 つのトランジスタに接続されている 2 つの時定数回路（C_1 と R_{B2}，C_2 と R_{B1}）の時定数で決まる.

　単安定マルチバイブレータから出力されるパルス周期は，図 14-13 で示したように，トリガパルスと時定数回路（C_2 と R_2）の時定数で決まる.

　双安定マルチバイブレータから出力されるパルスの周期は，図 14-14 で示したように，トリガパルスのタイミングで決まる.

第14章・問題2

　フリップフロップは双安定回路，あるいは 2 値記憶回路ともいわれ，クロックパルス（トリガパルス）が入力されるまで出力を 0 または 1 の状態を保持（記憶）する.

したがって，双安定マルチバイブレータである.

第15章・問題1

　変調度 m は，式（15-9）より，

$$m = \frac{a-b}{a+b} = \frac{15-5}{15+5} = \frac{10}{20} = 0.5$$

第15章・問題2

　変調度 0.5（変調率 50 ％）の被変調波の総電力 $P_{0.5T}$ は，式（15-15）より

$$P_{0.5T} = P_C\left(1 + \frac{m^2}{2}\right) = 10 \times \left(1 + \frac{0.5^2}{2}\right) = 11.25\,[\mathrm{W}]$$

同様に変調度 1（変調率 100 ％）の被変調波の総電力 $P_{1.0T}$ は，

$$P_{1.0T} = P_C\left(1 + \frac{m^2}{2}\right) = 10 \times \left(1 + \frac{1^2}{2}\right) = 15\,[\mathrm{W}]$$

　変調度 0.5（変調率 50 ％）の上・下側波帯電力 $P_{0.5U}$・$P_{0.5L}$ は，式（15-14）より

$$P_{0.5U} = P_{0.5L} = \frac{m^2}{4}P_C = \frac{0.5^2}{4} \times 10 \approx 0.63\,[\mathrm{W}]$$

同様に変調度 1（変調率 100 ％）の上・下側波帯電力 $P_{1.0U}$・$P_{1.0L}$ は，

$$P_{1.0U} = P_{1.0L} = \frac{m^2}{4}P_C = \frac{1^2}{4} \times 10 = 2.5\,[\mathrm{W}]$$

第15章・問題3

　周波数変調指数 m_f は式（15-17）より，

$$m_f = \frac{\Delta f}{f_S} = \frac{50}{10} = 5$$

　実用的な占有周波数帯域幅 B は，式（15-19）より，
$$B = 2(f_S + \Delta f) = 2(50 + 10) = 120\,\mathrm{kHz}$$

章末問題 解答　　249

第15章・問題4

復調するSSB波の周波数スペクトルは，図のようになる．したがって，搬送波の周波数は，中心周波数455kHzより5kHz低い値となるので，455 − 5 = 450［kHz］

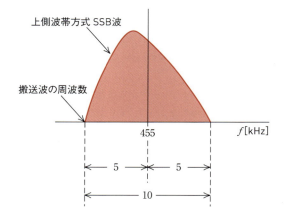

索　引

和文索引

あ
アクセプタ ……………11, 13, 41
アップカウンタ …………………166
アナログ ……………………………133
アナログ変調 ……………………202
アノード ……………………………13
アパーチャ効果 …………………180
アルミニウム ……………………11
アンチモン …………………………10
圧電効果 ……………………………187
圧電素子 ……………………………129
圧力センサ ………………………129
安定状態 ……………………………189

い
インジウム ………………………11
インターネット …………195, 198
インバータ …………………………89
インピーダンス変換 ……………69
位相特性 ……………………………120
一致回路 ……………………………157

え
エイリアシング …………………173
エネルギー準位 ……………………7
エミッタ ……………………………43
エミッタフォロア回路 …………56
エミッタ共通増幅回路 …………55
エミッタ接地回路 ………………56
エンハンスメント型 ……………48
衛星放送 ……………………………207
液体……………………………………2

お
オーバーサンプリング周波数 …178
オープンループ …………………120
オペアンプ …………………………91
オン抵抗 ……………………………86
折り返し雑音 ……………………173
音声通信 ……………………………196

か
カウンタ ……………………………166
カソード ……………………………14
カップリングキャパシタ ………60
カルノー図 ………………146, 147
ガリウム ……………………………11
下側帯 ………………………………206
加算回路 ……………………………117
加速度センサ ……………………130
仮想接地 ……………………………103
仮想短絡 ……………………………103
価電子 …………………………5, 9
過変調 ………………………………205
画像 …………………………………196
画像通信 ……………………………196
開ループゲイン …………………98
角度変調 ……………………………207
拡散電流 ……………………………41
完全微分回路 ……………………114
完全変調 ……………………………205
感圧素子 ……………………………129

き
キャリア ……………………………10
気体……………………………………2
帰還型発振回路 …………………184
機構部品 ……………………………123
逆方向バイアス …………………14
逆方向抵抗値 ……………………17
逆方向電圧 ………………14, 32, 34
逆方向電流 ………………………14
許容損失 ……………………………96
共振周波数 ………………………213
共有結合 …………………………3, 6
狭帯域周波数変調 ………………210

く
クランプ回路 ………………29, 31
クリッパ回路 ………………36, 37
クローズドループ ………………120
クロスオーバひずみ ……………73
クロックパルス …………162, 183

こ
矩形波 ………………………………183
空乏層 …………………………13, 41

け
ゲート ………………………………44
ゲート・ソース間遮断電圧 ……81
ゲート漏れ電流 …………………80
ゲルマニウム ………………1, 5
桁上がり ……………………………154
結合コンデンサ …………………60
検波…………………………201, 212
検波器 ………………………………1

こ
コレクタ ……………………………43
コレクタ接地回路 ………………56
コレクタ損失 ……………………54
コンパレータ ……………118, 176
コンプリメンタリ ………………73
固体……………………………………2
固定バイアス回路 ………………67
広帯域周波数変調 ………………210
光導電効果 ………………………127
光導電素子 ………………………127
降伏現象 ……………………………16
降伏電圧 …………………………16, 19

さ
サーミスタ ………………………131
サイリスタ ………………………88
サブレンジング型 ………………178
サンプリング周期 ………………172
サンプリング周波数 ……………172
サンプリング定理 ………………173
差動増幅 ……………………………115
差動増幅回路 ……………71, 115
差動利得 ……………………………71
再結合 ………………………………13
最外殻電子 …………………………5
最大周波数偏移 …………………208
最大値 ………………………………204
最大定格 ……………………………95

索　引　　251

三態 ……………………… 3
三端子レギュレータ ………… 128

し

シリコン ……………………… 5
弛張型発振回路 ……………… 184
自己バイアス ………………… 83
自己バイアス回路 …………… 67
自走マルチバイブレータ …… 191
自由電子 ……………………… 8
時定数 ………………………… 30
質量数 ………………………… 3
十進法 ……………………… 136
実効インダクタンス ………… 186
遮断領域 ……………………… 53
受動素子 …………………… 184
受動部品 …………………… 123
周波数スペクトラム ………… 206
周波数解析 ………………… 216
周波数帯域幅 …………… 62, 210
周波数特性 …………………… 62
周波数変調 …………… 203, 208
周波数変調指数 …………… 208
集積回路 ……………………… 2
出力インピーダンス ……… 64, 95
出力特性 ……………… 53, 81, 86
順方向バイアス ……………… 14
順方向抵抗値 ………………… 16
順方向電圧 …………………… 14
順方向電流 …………………… 14
消費電流 ……………………… 99
消費電力 ……………………… 96
上側帯 ……………………… 206
信号波 ……………… 200, 204
真空管 ………………………… 1
真性半導体 …………………… 10
真理値表 …………………… 139
振動センサ ………………… 130
振幅変調 …………………… 202
振幅変調回路 ……………… 211

す

スーパーヘテロダイン方式 … 215
スペクトラム ……………… 208
スペクトル分布 …………… 206
スルーレート ………………… 99

スレーブラッチ …………… 163
水晶振動子 …………… 184, 187
水晶発振回路 ……………… 187

せ

セット ……………………… 161
センサ ……………………… 171
ゼーベック効果 …………… 131
正帰還 ……………………… 185
正帰還増幅回路 …………… 185
正弦波変調 ………………… 202
正孔 ………………………… 8
静止画 ……………………… 196
静電容量検出方式 ………… 130
静特性 ……………… 15, 16, 51
整流 ………………………… 21
整流回路 …………………… 21
整流作用 …………………… 16
整流素子 …………………… 13
整流平滑化回路 …………… 24
石英ガラス ………………… 221
積分回路 …………… 29, 30, 109
接合形FET ………………… 44
絶縁体 ………………………… 4
絶縁物 ………………………… 4
絶対最大定格 …………… 54, 96
占有周波数帯域幅 ………… 209
全加算回路 ………………… 155
全波整流方式 ……………… 18

そ

ソース ……………………… 44
素粒子 ………………………… 2
双安定マルチバイブレータ … 193
双安定回路 ………… 159, 189
相 ………………………… 3
相互コンダクタンス ………… 81
増幅器 ……………………… 49
増幅度 ……………………… 49

た

タイムチャート …………… 161
ダーリントン接続 …………… 70
ダイオード ………………… 13
ダイオードブリッジ型全波整流回路
 ……………………………… 22

ダウンカウンタ …………… 166
多数キャリア ………………… 14
多入力論理ゲート記号 ……… 147
立ち上がり ………………… 159
立ち下がり ………………… 159
単安定マルチバイブレータ … 191
単安定回路 ………………… 189
単電源 ……………………… 93
弾性振動 …………………… 187

ち

チャネル …………………… 44
チャネル抵抗 ………………… 79
チャネル幅 …………………… 79
逐次比較型AD変換器 …… 175, 176
中継器 ……………………… 197
中性子 ………………………… 2
中点タップ式トランス型全波整流回
 路 ………………………… 23
中波帯ラジオ放送 ………… 203
直流結合 …………………… 191
直流電流増幅率 ……………… 51

つ

ツイストペアケーブル ……… 221
ツェナーダイオード ……… 16, 19
ツェナー電圧 ………………… 19
通過帯域幅 …………………… 62
通信 ……………………… 195

て

ディジタル ………………… 133
ディジタル信号 …………… 134
ディジタル符号 …………… 220
ディジタル変調 …………… 202
ディジタル変調方式 ……… 216
デシベル …………………… 49
デプレッション型 …………… 48
デルタシグマ型AD変換器
 ……………………… 175, 177
低周波 ……………………… 200
抵抗ラダー型DA変換器 …… 180
抵抗結合増幅回路 ………… 189
抵抗領域 ……………… 81, 87
定電圧ダイオード ……… 16, 19
定電流特性 ………………… 54

252　索　引

点接触型トランジスタ …………… 1
伝送路 ………………………… 220
伝達特性 ………………… 80, 86
電圧制御素子 …………………… 48
電圧増幅度 ……………………… 93
電位障壁 ………………………… 41
電界効果トランジスタ ……… 1, 44
電源電圧除去比 ………………… 99
電子 ……………………………… 2
電子殻 …………………………… 5
電信 …………………………… 197
電流帰還バイアス ……………… 59
電流制御素子 …………………… 48
電流伝達特性 …………………… 51
電力増幅回路 …………………… 74

と

トランジション周波数 ………… 63
トランジスタ ………………… 1, 41
トリガパルス ………………… 189
ドナー ………………… 11, 13, 41
ド・モルガンの定理 ………… 141
ドリフト電流 …………………… 41
ドレイン ………………………… 44
ドレイン飽和電流 ……………… 80
同位相 ………………………… 185
同軸ケーブル ………………… 221
同相除去比 ……………………… 99
同相入力電圧 …………………… 98
同相利得 ………………………… 71
動画 …………………………… 196
銅線ケーブル ………………… 220
導体 ……………………………… 4

な

ナイキスト周波数 …………… 173

に

二酸化ケイ素 ………………… 187
二進数 ………………………… 136
二進法 ………………………… 136
入力インピーダンス …………… 94
入力オフセット電圧 …………… 97
入力オフセット電流 …………… 97
入力バイアス電流 ……………… 97
入力換算雑音電圧 ……………… 99

入力特性 ………………………… 51

ね

熱検知方式 …………………… 130
熱電対 ………………………… 131
熱暴走 …………………………… 64

の

能動素子 ……………………… 184
能動部品 ……………………… 123
能動領域 ………………………… 53

は

ハーフ・フラッシュ型 ……… 178
バーチャルアース …………… 103
バーチャルショート ………… 103
バイパスキャパシタ …………… 67
バイポーラトランジスタ … 43, 48
パイプライン型 AD 変換器
………………………… 175, 178
パルス ………………………… 183
パルス波 ……………………… 183
パルス符号通信方式 ………… 198
パルス符号変調 ……………… 217
パルス変調 ………………… 202, 217
波形整形回路 …………………… 29
排他的論理和 ………………… 146
発光ダイオード ……………… 123
発振 …………………………… 184
発振回路 …………………… 184, 186
発振現象 ……………………… 121
反転増幅回路 ………………… 102
半加算回路 …………………… 154
半導体 …………………………… 1
半波整流回路 ……………… 17, 21
半波整流波形 …………………… 18
半波整流方式 …………………… 16
搬送波 …………………… 200, 204
搬送波周波数 ………………… 203
搬送波振幅 …………………… 202

ひ

ヒステリシス特性 …………… 119
ヒ素 …………………………… 10
ピアス BE 発振回路 ………… 189
ピアス CB 発振回路 ………… 189

ピエゾ素子 …………………… 129
ピエゾ抵抗方式 ……………… 130
ピンチオフ ……………… 44, 79, 86
ピンチオフ電圧 …………… 79, 86
ひずみゲージ ………………… 129
比較回路 ……………………… 118
比較器 ………………………… 118
非反転増幅回路 ……………… 105
微分回路 …………………… 29, 112
光ファイバケーブル … 198, 220, 221
標本化 ………………………… 172
標本化定理 …………………… 173
標本化保持回路 ……………… 174

ふ

フィードバック ……………… 104
フォトカプラ ………………… 127
フォトダイオード …………… 125
フォトトランジスタ ………… 125
フラッシュ型 AD 変換器 …… 175, 178
フリップフロップ …… 159, 160, 194
ブール代数 ………………… 140, 146
ブレークダウン ………………… 16
プッシュプル …………………… 73
不一致回路 …………………… 146
不純物半導体 …………………… 10
負帰還 …………………………… 64
負帰還回路 …………………… 120
符号化 …………………… 172, 175
復号化 ………………………… 179
復調 ……………………… 201, 212
復調回路 ……………………… 212
沸点 ……………………………… 3
分解能 ………………………… 174

へ

ベース …………………………… 43
ベース接地回路 ………………… 57
ベル …………………………… 49, 197
ベン図 …………………… 146, 152
平滑化 …………………………… 21
並列共振回路 ………………… 212
変調 …………………………… 200
変調回路 ……………………… 211
変調指数 ……………………… 205
変調度 ………………………… 205

索 引　253

変調波 ··············· 201

ほ
ホイートストンブリッジ ········22
ホウ素 ················11
ホール ·················8
ボルテージフォロワ ·········107
保持 ················194
補間 ················179
方鉛鉱 ················1
方形波 ················183
方形波・三角波変換回路 ······111
包絡線 ···············203
放送 ················195
飽和領域 ···········53, 82, 87

ま
マスタスレーブ型JKフリップフ
　ロップ ···············163
マスタラッチ ············163
マルチバイブレータ ·········189

む
ムーアの法則 ·············2
無安定マルチバイブレータ ·····190
無安定回路 ·············189

め
メタルケーブル ···········220

も
モールス ··············197
モールス符号 ············197
モデム ················198

ゆ
ユニティゲイン ···········120
ユニポーラトランジスタ ·······48

よ
陽子 ·················2

り
リセット ··············161
リップル ··············25
リップル含有率 ···········25

リップル率 ··············25
リミッタ回路 ·········29, 34
リン ················10
利得 ················49
利得帯域幅積 ············100
理想オペアンプ ···········93
理想ダイオード ···········16
理想的な整流特性 ··········16
両電源 ···············93
量子化 ············172, 174
量子化誤差 ·············174
量子化単位 ·············174

る
ループ利得 ·············185

れ
連続波変調 ·············202

ろ
論理ゲート ·········142, 154
論理演算 ··············146
論理回路 ··············139
論理関数 ··············139
論理式の双対性 ···········141
論理積 ············139, 143
論理代数 ············139, 140
論理否定 ············140, 145
論理和 ············139, 144

わ
和 ·················154

欧文索引

2
2値記憶回路 ············159
2^n進カウンタ ··········166

3
3価原子 ··············13

5
5価原子 ··············13

6
6進アップカウンタ ·········169

7
8進アップカウンタ ······166, 169

Δ
$\Delta\Sigma$型AD変換器 ·······175, 177

A
A級シングル電力増幅回路 ·····74
active region ···········53
AD変換 ···········171, 220
aliasing ··············173
AM ·················203
AMラジオ ·············203
amplifier ·············49
analog ···············133
AND ············139, 143
ANDゲート ·············142
aperture effect ·········180

B
B級プッシュプル電力増幅回路 ···75
base ················43
binary number system ·······136
bipolar transistor ··········43
bypass capacitor ··········67

C
CdSセル ··············127
CdSeセル ·············127
channel ··············44

*CLR*端子 ·· 169
CMOS ·· 89
CMRR ·· 99
coding ·· 172
collector ··· 43
common mode gain ······················· 71
comparator ···································· 176
complementary metal oxide
　semiconductor ···························· 89
complementary-symmetry ········ 73
coupling capacitor ····················· 60
cutoff region ·································· 53

D

D フリップフロップ ················· 164
DA 変換 ··· 171
Darlington接続 ····························· 70
decimal number system ········· 136
decoding ·· 179
depletion ··· 48
differential amplifier ················· 71
differential mode gain ·············· 71
digital ··· 133
drain ·· 44
drain-source saturation current ··· 80

E

emitter ··· 43
enhancement ································· 48
Exclusive OR ······························ 146
Ex-OR ゲート ······························ 146

F

FA ·· 155
FET ··· 44
field-effect transistor ················ 44
FMラジオ放送 ····························· 207
FSR ·· 174
full scale range ···························· 174

G

gate ·· 44
gate-source cut-off voltage ······· 81
GB積 ·· 100

H

*h*パラメータ ································ 58
HA ·· 154
h_{FE} ··· 51

I

IC ··· 2
internet ·· 198
interpolation ······························· 179

J

JFET ·· 44
JK フリップフロップ ······· 161, 162
junction FET ································· 44

L

LC 発振回路 ································· 186
least significant bit ·················· 174
LED ·· 123
light emitting diode ················· 123
loop gain ······································ 185
LSB ·· 174

M

MIL 規格 ······································· 142
modem ·· 198
MOSFET ································· 44, 85

N

nチャネルMOSFET ················· 85
n型半導体 ······························ 10, 11
n進カウンタ ······························· 168
NANDゲート ······························ 145
negative feedback ····················· 64
NORゲート ························· 145, 160

NOT ····································· 140, 145
NOT ゲート ································· 144
NTCサーミスタ ························· 131
Nyquist frequency ···················· 173

O

ohmic region ······························· 82
OPアンプ ·· 91
OR ······································· 139, 144
OR ゲート ···································· 143
output characteristics ·············· 81

P

p型半導体 ······························ 10, 11
PCM 通信 ····································· 198
pinch-off ·· 44
pn接合ダイオード ······················ 13
PTCサーミスタ ·························· 131
push-pull ·· 73

Q

quantizing ···································· 172

R

*RC*積分回路 ······························· 109
*RC*微分回路 ······························· 112
RSフリップフロップ ··············· 160

S

sample and hold circuits ········ 174
sampling ······································· 172
saturation region ················· 53, 82
Siフォトダイオード ·················· 125
source ·· 44

T

T フリップフロップ ················· 165
transconductance ······················ 81
transfer characteristics ············ 80
transition frequency ·················· 63

【編者略歴】

中 島 章 夫
　1991 年　慶應義塾大学理工学部電気工学科卒業
　1993 年　慶應義塾大学大学院理工学研究科電気工学専攻前期
　　　　　博士課程修了
　1993 年　防衛医科大学校医用電子工学講座助手
　1999 年　日本工学院専門学校臨床工学科科長
　2006 年　東京女子医科大学大学院医学研究科先端生命医科学系
　　　　　専攻後期博士課程修了
　2006 年　杏林大学保健学部臨床工学科助教授（先端臨床工学研究室）
　2007 年　杏林大学保健学部臨床工学科准教授
　2020 年　杏林大学保健学部臨床工学科教授
　　　　　現在に至る　博士（医学）

福 長 一 義
　1995 年　日本工学院専門学校臨床工学科卒業（臨床工学技士）
　1998 年　東京電機大学工学部電子工学科（飛び級）
　2000 年　東京電機大学理工学部博士前期課程修了（応用電子工学専攻）
　2003 年　東京電機大学理工学部博士後期課程修了（応用システム工学専攻）
　2003 年　東京電機大学フロンティア共同研究センター助手
　2006 年　杏林大学保健学部臨床工学科助手
　2008 年　杏林大学保健学部臨床工学科講師
　2012 年　杏林大学保健学部臨床工学科准教授
　2018 年　杏林大学保健学部臨床工学科教授
　　　　　現在に至る　博士（工学）

佐 藤 秀 幸
　1998 年　新潟大学工学部情報工学科卒業
　2000 年　新潟大学大学院自然科学研究科情報・計算機工学専攻前期博士課程修了
　2000 年　新潟工科専門学校医療福祉工学部臨床工学技士科専任教員
　2007 年　国際メディカル専門学校臨床工学技士科学科長
　2010 年　国際メディカル専門学校教務部長
　2021 年　国際メディカル専門学校副校長
　　　　　現在に至る

最新臨床工学講座
医用電子工学

ISBN978-4-263-73470-4

2025 年 3 月 20 日　第 1 版第 1 刷発行

監　修	一般社団法人 日本臨床工学技士 教育施設協議会
編　集	中　島　章　夫
	福　長　一　義
	佐　藤　秀　幸
発行者	白　石　泰　夫

発行所　医歯薬出版株式会社

〒113-8612　東京都文京区本駒込 1–7–10
TEL.（03）5395-7620（編集）・7616（販売）
FAX.（03）5395-7603（編集）・8563（販売）
https://www.ishiyaku.co.jp/
郵便振替番号　00190-5-13816

乱丁，落丁の際はお取り替えいたします．　　　　　印刷・教文堂／製本・皆川製本所
Ⓒ Ishiyaku Publishers, Inc., 2025. Printed in Japan

本書の複製権・翻訳権・翻案権・上映権・譲渡権・貸与権・公衆送信権（送信可能化権を含む）・口述権は，医歯薬出版(株)が保有します．

本書を無断で複製する行為（コピー，スキャン，デジタルデータ化など）は，「私的使用のための複製」などの著作権法上の限られた例外を除き禁じられています．また私的使用に該当する場合であっても，請負業者等の第三者に依頼し上記の行為を行うことは違法となります．

JCOPY ＜出版者著作権管理機構　委託出版物＞

本書をコピーやスキャン等により複製される場合は，そのつど事前に出版者著作権管理機構（電話 03-5244-5088，FAX 03-5244-5089，e-mail : info@jcopy.or.jp）の許諾を得てください．